眼整形美容照相

Photography in blepharoplasty

实用眼整形照相诊断学

主　审　杨　军　靳小雷

主　编　张　诚　韩雪峰

北方联合出版传媒（集团）股份有限公司

辽宁科学技术出版社

沈阳

图书在版编目（CIP）数据

眼整形美容照相：实用眼整形照相诊断学 / 张诚，
韩雪峰主编 . — 沈阳：辽宁科学技术出版社，2022.6
ISBN 978-7-5591-2393-0

Ⅰ . ①眼… Ⅱ . ①张… ②韩… Ⅲ . ①眼－整形外科
学 Ⅳ . ① R779.6

中国版本图书馆 CIP 数据核字（2022）第 007538 号

出版发行：辽宁科学技术出版社
　　　　　　（地址：沈阳市和平区十一纬路 25 号 邮编：110003）
印 刷 者：辽宁新华印务有限公司
经 销 者：各地新华书店
幅面尺寸：210mm×285mm
印　　张：24.75
字　　数：500 千字
出版时间：2022 年 6 月第 1 版
印刷时间：2022 年 6 月第 1 次印刷
责任编辑：凌　敏
封面设计：魔杰设计
版式设计：李天恩
责任校对：黄跃成

书　　号：ISBN 978-7-5591-2393-0
定　　价：298.00 元

联系电话：024—23284363
邮购热线：024—23284502
E-mail:lingmin19@163.com
http://www.lnkj.com.cn

主编介绍

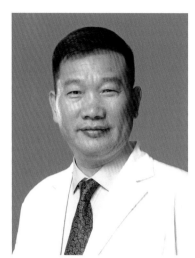

■ 张　诚

整形外科副主任医师，美容主诊医师，整形美容界称"眼痴"。中国眼整形专业团队——眼整形联盟（BPG）发起人。2018年荣获第一届中国眼整形技术大赛"金刀奖"。

2013年起在中国医学科学院整形外科医院国贸门诊部工作，曾供职于首都医科大学附属北京世纪坛医院整形美容科，现在南京睛禧医疗美容门诊部任职。

历任中华医学会整形外科分会体形雕塑与脂肪移植专业学组委员、中华医学会整形外科分会眼整形美容专业学组委员、中华医学会整形外科分会医美与艺术分会委员、中国医师协会美容与整形分会眼整形专业委员会委员、中国整形美容协会眼整形美容分会理事、中国整形美容协会医美与艺术分会理事、中国中西医结合学会医学美容专委会眼整形学组常委、中国非公立医疗机构协会整形与美容专业委员会眼整形专业委员会常委、中国非公立医疗机构协会整形与美容专业委员会体形雕塑与脂肪移植分委会常委等。

发表数篇关于眼整形手术和照相的文章。主编《我所放弃的重睑修复》，主译《眼睑与眶周整形美容手术图解》《亚洲人重睑成形术——原理与实践》，副主译《科尔曼脂肪注射——从填充到再生（第二版）》，参译、参编《精细体形雕塑术——艺术与高级脂肪整形技术》《美容外科精要》《面部透明质酸与肉毒毒素高阶注射》等书籍。

专注于各种整形美容手术和治疗，主张以眼睛为核心进行面部年轻化，以及全身状态的调整。尤其擅长失败眼整形的修复，包括内、外眦的修复，重睑的修复，睑外翻的修复。灵活运用脂肪，进行体形雕塑和面部、乳房、手部、臀部及身体其他各部位的填充和年轻化。主张塑造健康的美、功能的美、协调的美，在眼部生物力学的研究等方面有着深刻见解。对眼整形技术、原理、流程、制度、手术、器械、检查、影像等都痴迷般地热爱。对眼整形的学科建设、学科发展和产业发展有着积极的认知。

始终坚持照相和视频在眼整形中的应用，并不断地进行领域拓宽和加深。

主编介绍

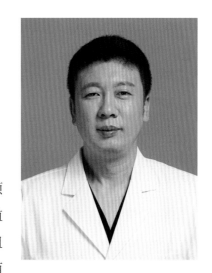

■ 韩雪峰

整形外科主任医师，教授，整形外科博士，博士后，硕士生导师。中国医学科学院整形外科医院形体雕塑与脂肪移植中心副主任，现任中华医学会整形外科学会脂肪移植学组副组长，中国中西医结合学会医学美容专业委员会委员，中国中西医结合学会医学美容专业委员会吸脂与脂肪移植分委会副主任委员，中国整形美容协会血管瘤与脉管畸形整形分会第一届理事会副会长，中国整形美容协会继续教育分会常务委员。

曾承担省部级课题项目2项。发表SCI检索文章和国内核心期刊文章60余篇，其中以第一作者和通讯作者发表25篇。主编《面部透明质酸与肉毒毒素高阶注射》，参编《东方注射美容学》《线技术面部年轻化与形体塑造（第二版）》。主译《科尔曼脂肪注射——从填充到再生（第二版）》《精细体形雕塑术——艺术与高级脂肪整形技术》《眼睑与眶周整形美容手术图解》，参译《亚洲人重睑成形术——原理与实践》《科尔曼脂肪注射——从填充到再生（第一版）》《美容整形外科学》等书籍。

擅长精细体形雕塑（吸脂），包括改善面颈部（婴儿肥及双下巴等）、腰腹（腰线塑造及"人鱼线""马甲线"雕刻）、大小腿、背部、上臂脂肪堆积，男性乳腺发育、副乳等。运用精细脂肪移植治疗面部年轻化、轮廓再塑，各部位精细化体形雕塑。擅长运用注射玻尿酸、胶原蛋白和肉毒素等非手术手段实施面部及全身年轻化美容治疗。

对面部医学摄影有一定的研究。从术前评估、术中操作到术后效果评价，全程运用照相和视频，取得良好效果并广泛推广。

为了便于探讨和推进眼整形照相工作，可通过以下方式和主编保持联系。

张诚微信二维码　　　　　韩雪峰微博二维码

编者名单

主　编

张　诚　韩雪峰

副主编

侯俊杰　刘　宝　蔡　薇　沈正洲　陈　军　王　乾

顾　问

邢　新（上海生命树医疗美容医院）　　李发成（中国医学科学院整形外科医院）

主　审

杨　军（上海交通大学附属第九人民医院）　　靳小雷（中国医学科学院整形外科医院）

编　者

蔡　薇（南京医科大学第二附属医院）

陈　军（沈阳和平元辰医疗美容门诊部）

成　铤（北京聚美汇医疗美容诊所）

淳　璞（大连医科大学）

狄文君（中国医学科学院整形外科医院）

韩雪峰（中国医学科学院整形外科医院）

何忠波（重庆百达丽医疗美容门诊部）

侯程山（锦州医科大学）

侯俊杰（首都医科大学附属北京世纪坛医院）

贾凤华（江苏省新沂市中医院）

李　敦［上海靖之霖（北京）律师事务所］

李　强（徐州医科大学附属医院）

李孝君（重庆好美医疗美容门诊部）

刘　宝（美奇总院医疗美容门诊部）

马希达（大连医科大学第一附属医院）

潘　贰（广州颜美荟医疗美容门诊部）

秦　涛（大连医科大学）

任　冲（北京中日友好医院）

沈正洲（南通沈美医疗美容诊所）

孙诗竹（中山大学医学院）

田　怡（重庆医科大学第二附属医院）

王德宇（大连市第四人民医院）

王　乾（陕西省榆林市第一医院）

王　梓（上海交通大学医学院附属第九人民医院）

夏小飞（江苏省新沂市人民医院）

张　诚（南京玄武晴禧医疗美容门诊部）

张可欣（天津医科大学临床医学院）

张向冰（南京地方志学会）

赵　云（南京鼓楼瑞邦医疗美容诊所）

制图

孙诗竹　张可欣　张　诚

前言

整形美容照相一直是整形美容界的一个薄弱点和"痛点"。看起来它并不那么重要，却又牵动着各方的某个"部位"；它时不时地成为各方不满意的焦点，似乎每个人都能"指指点点"，发现具体照片的不足，却又没有很好的解决办法；它似乎就是一个"鸡肋"一般的存在。纵观国内外大部分整形著作，照相内容通常只是全书的点缀，内容很少，且语焉不详，有些书上说的都是套话，并不深入，甚至是以讹传讹。这些书对于整形美容，尤其是对细分的眼部整形美容专业，基本上没有多少实质性指导意义。

当前，整形美容照相的现状并不乐观，存在着很多问题。主要存在诸如照片不清晰、照片拍摄不规范、前后对照不一致、照片没有体现重点等问题，还存在照相工作的管理问题、流程问题和理念问题。当医院出现客情而需要使用照片时，却发现很难筛选出质量过关的照片，甚至有些照片给自家医院帮了倒忙。并且，由于整形美容照相不能直接产出经济效益，各方对其也都缺乏足够的重视。

一些医院和相关工作人员，有心想做却不知道该怎么做，又怕做不好。于是，整形美容照相工作，就在各家医院、医美机构的摸索、忽略和将就中，有它无它般地运行着。

为了改变现状，让整形美容照相更加规范运行，我们很早就想写一本关于整形美容照相的小册子。为什么说是小册子？因为照相这件事情，在整形美容行业范畴内，显得太微不足道了，写个小册子都嫌大了；也许就是几个体位、几个动作的拍照图例和说明而已，感觉没什么内容可写。行业内大多数人员听说整形美容照相还能写成书，都觉得不可思议，都觉得太小题大做了，太拿鸡毛当令箭了。

可是，当我们真正落笔时才发现，这几乎是一项很难完成的工作。

虽然我已经做了大量的前期准备工作，报名参加照相培训班，和照相从业人员交朋友，广泛考察多家医美机构的照相工作，亲自做了大量的一线拍摄工作，大量阅读文献，大量做笔记，广泛涉猎关注点等，但是，到最后还是发现自己驾驭不了"整形美容照相"这个宏大的课题。一方面是对自己照相技术的不自信；另一方面，也是最主要的原因，整形美容涉及的范围太广泛了。我们对很多拍照部位的解剖、生理、功能、美学、疾病、手术、关注点等没有达到深刻地理解，很难拿出有深度的、令人满意的照相方法和体系。再加上近年来，我把大部分精力放在了眼整形美容和面部年轻化上，随着对眼整形美容的深入了解，我发现仅仅是写作眼整形美容照相相关内容就是一项巨大的工作。当前，眼整形美容手术及相关治疗又占据了整形美容操作的最大比例。基于以上原因，我们决定还是先写一本关于眼整形美容照相的书。

我们把自己在眼整形美容临床工作中行之有效的照相方法，予以分析、总结，呈现给大家。因为缺乏相应的文献指导，大部分内容都是我们一点一点地总结、规范下来的。希望这些经验，能够帮助到更多的医院相关主管、医生和具体工作人员。

本书共包含11章。对眼整形美容照相进行了概念上的厘清，分析了照相的发展阶段，提出了诊察性照相的重要理念，并给出了具体的照相技术方法，给出了照片分析方法，推进了照相的模块化和模板化，对眼整形美容照相做了展望和拓展应用介绍，对当前常见的不良照相状况也给出了改进方法。

本书可使眼整形美容照相的重要性得到凸显，简单化照相的方法和过程，且有模板可以直接提供使用。并且在照相的基础上，提出了视频拍摄的要求，提出了医院和医疗美容机构管理的智能化，提出了"照片流""影像流"和"照相指数"等概念。

由于眼整形美容学科发展的阶段性限制，我们没有把眼科已经很成熟的裂隙灯照相、眼底照相、影像检查等内容收录进来。随着人们对眼整形美容认知的增加，今后会有更多的眼科检查和照相内容受到眼整形美容行业的重视和吸收。本书对眼外伤、眼部肿物、眼部先天畸形等涉及较少，有机会再进行相应的补充。作者深入挖掘的一些特殊位置照相和比较繁复的照相方法，因当前不具备广泛适用性，也没有收录。

目前国内还没有针对眼整形美容照相的专著，希望经过我们的努力，通过本书给出良好的眼整形美容照相理念、方法和体系，达到抛砖引玉的作用，推动眼整形美容事业的发展。

很多人都希望自己的作品能够长存。对于这本书，我不是这么想的，我反倒认为这本书的"寿命"不要超过3年，3年内就要有新的方法和形式以及描述来取代它。因为，我相信会有更多医生和相关人员，一起推动眼整形美容照相的进一步发展。

本书对整形美容医生、眼科医生，尤其是从事眼整形美容的医生非常有用，对医疗机构管理者、有远见的投资人、照相人员、医美行业相关从业人员以及研究医学成像工作的人员，都有一定的帮助。

　　本书的目标是让热爱眼整形的读者愿意读，并且让读进去的人感觉过瘾。

　　特别声明，本书旨在展示良好的眼整形美容照相理念和方法，整形美容领域还存在诸多法律法规上未有明确的事项，所以并不能对使用者的相关法律行为负责。

　　由于作者知识结构上的缺陷、视野局限、经验和能力不足，以及本书规划承载内容的有限，书中的内容难免存在疏漏、谬误和不足，欢迎广大读者批评、指正。

眼痴　张诚

2021年1月22日　南京

序一

　　发表临床科研文章是整形外科医生职业生涯的一部分。对于我来说，在投稿过程中，时常会面临这样的困境：文章写得很漂亮，但是找不出令我满意的典型病例照片；要么是对照片质量不满意，要么是缺乏照片，要么是照片角度不合适等。每每碰到这种情况，我就非常懊悔自己在日常临床工作中存在惰性，如果在平时的工作中勤于拍照并能拍出好照片，那么在发表文章的过程中就不会陷入这种窘境了。当然，作为整形美容外科专业医师，照相的意义远远不局限于为了更好地发表专业文章，整形美容外科患者的影像资料对患者术前评估、手术方案的制订、保持病历完整性、患者术后随访、科学研究、学术交流、科普教育、临床教学等各个方面还有着非常重要的意义，理解这一点应该是每一名现代整形美容外科医生开展工作的基本要求。

　　眼整形是整形美容外科领域中非常重要的一部分，不论是眼部美容还是修复重建手术，都是我们整形美容外科医师日常遇到的最多的手术；尤其是重睑术，在我国一直是数量排在第一位的美容外科手术。但由于眼整形手术需要满足静态美和动态美的双重需求，容易出现一些不满意的手术效果和医疗纠纷，这就突显了眼整形美容照相的重要性。

　　最早了解到张诚医生痴迷于眼整形以及眼部专业摄影，源于2013年他在我们中国医学科学院整形外科医院国贸门诊部工作期间，那时我经常见到他拿着相机为患者术前术后拍照，有时术中他也会拍摄许多照片。我出于好奇就欣赏了他拍的一些照片，才发现这些眼部照片非常清晰逼真，而且拍摄的各种角度恰到好处，当时不禁对他拍摄技术的专业性由衷佩服。当他和我分享了一些眼部照相的经验和心得后，令我获益匪浅。基于他在这方面的敬业和专业，我觉得他的眼部拍摄方法应该在同行中广泛推广，鼓励他积极参加各种眼整形学术会议并发表相关论文以推广他的眼部照相方法。之后的岁月里，张诚医生一直醉心于眼整形手术与眼部照相及视频拍摄，在全国（包括中国台湾地区）各种眼整形会议上推广他的眼部照相技术与方法，并在国内核心期刊和SCI期刊上发表了相关论文，成绩斐然！更令我意想不到的是，经过几年积淀，张诚医生在总结多年的眼部照相经验的基础上，竟然写作完成了《眼整形美容照相：实用眼整形照相诊断学》一书。仔细阅读本书之后，我才发现自己尽管完成过上万例的眼整形手术，但是在照相方面却显得非常不专业。通读本书之后，我才有了一种豁然开朗的感觉，原来眼部照相技术蕴含着如此丰富的专业知识和技术细节。读完之后最大的收获和冲动就是促使我在以后的临床实践中可以完全按照此书介绍的各种要点进行照相，因为这部书已经非常翔实全面地为我们眼整形工作者解答了眼部照相的所有要点和细节。本书从内容编排、文字描述、技术要领介绍、临床实例照片展示等各个方面，无不彰显出作者在著书过程中的严谨与专业。我相信，这部专著的问世，对于广大的眼整形美容外科医师来说，一定会有很大的帮助。

在此，作为一名从事整形外科工作多年的医师，由衷感谢张诚医师为我们奉献出这部《眼整形美容照相：实用眼整形照相诊断学》。一部书的问世，包含了作者无数不眠之夜的巨大辛苦笔耕，抱着严肃认真的态度仔细阅读与学习是我们读者对作者呕心沥血创作的最大尊重与回报！

靳小雷

2021年2月于北京

序二

　　再好的手术，如果没有术前、术中以及术后随访的影像资料记录，其学术价值很容易荡然无存。作为医疗资料存储的最重要的手段和途径，医学摄影早已成为整形外科医生必备的基本技能之一。张诚医生专注于整形美容摄影领域并且持之以恒，做了很多工作。他不仅发表了相关文章，也真正将其落实到了实际工作中，并尽可能地带动他所到之处遇到的医生去践行规范且高质量的操作规程，这对整形美容这个行业的发展也是起到了积极的推动作用。

　　对于整形美容照相这件事，整形医生想做到客观、精准、完美并没有那么简单，因为其中包含摄影这个跨专业领域的技能。各种专业参数和指标的变化都会影响到最终照片的应用价值。这本书对整形美容相关的摄影知识做了详细的分析解读，并有针对性地描述了各个部位的整形美容手术对照片的要求，这对实际临床工作有很好的指导意义。

　　随着现代社会的发展，整形美容照相这件事已不仅仅是使用照相机拍照这么单一，人们随手使用的手机拍照和视频拍摄更是随处可见，可喜的是本书对于这些新晋事物也都做了指导性的描述，这对大家的日常工作都有一定的参考价值，值得推荐。

杨军

2021年3月13日

目录

第六章

眼整形美容照相的临床应用：部位、体征与项目 / 167

第一章

绪论

第一节 眼整形美容照相的概念、目的和意义

张诚　韩雪峰　田怡

- ▶ 眼整形美容照相的概念
  - ▶ 体检性照相
  - ▶ 留痕性照相
- ▶ 眼整形美容照相的目的
- ▶ 眼整形美容照相的意义

一　眼整形美容照相的概念

　　眼部及其周围相关组织结构，在静态上的表现千变万化，并包含很多细微的差别；在动态上的表现，则更是复杂多变。这些丰富的形态学表现和变化，通常很难仅凭肉眼就能完全看得到，也很难仅凭眼观就能完全记得住，更不太容易通过文字来进行完整、准确地表述和形象地再现。影像记录是目前唯一能够将眼部静态和动态情况客观、准确、形象记录下来的有效方法。

　　眼整形美容照相，简单地说，就是用照相机对眼部及其周围形态结构的相应情况进行拍照记录。

　　眼整形美容照相，准确地说，就是让被观察者处于某个体位，观察者用照相方法，在一定的取景范围内，从某一方位照相记录某一时刻眼部的眼球动作、眼睑动作、表情动作及生理防护动作等，用以观察和分析眼部及其周围结构在不同方位、状态下的形态表现、变化，以及眼部与面部、头颈、躯干、肢体的相互关系。通过照相，既可以完善病历记录，也可以完善医学检查，还可以完成相应的观察、评估。

　　眼整形美容照相是面部及全身整形美容照相的一部分，通常被理解为大整形美容照相的一个分支。但是，眼整形美容照相在很大程度上需要自成体系，原因如下：首先，眼整形美容手术的治疗数量巨大；其次，眼部形态、功能、动作、美学等都具有不同于其他部位的特殊性；再次，眼部数据，体量巨大且复杂，并且数据之间还有着众多关联关系；最后，眼部解剖和手术的细致入微也迥异于大整形，眼整形美容需要自成一体，需要专门的眼整形美容学科建设。所以，眼整形美容照相自成体系也是学科发展的一种需要。

随着眼整形美容学科的发展，眼整形美容照相的方法、时机以及内容等的认知和实践，都得到了极大的发展。从以往只进行简单的术前拍照记录和术后拍摄简单的对比照片，进展到有的医生用照相机进行拍照记录术中关注的各种现象。有条件的单位和个人对术后换药、拆线等也进行了拍照留影。再到现今，眼整形美容照相已经进展到检查性、诊察性照相阶段，在影像采集、数据测量，乃至数据分析方面都会起到重要的作用。

根据与患者的相关程度，眼整形美容照相还可以分为体检性照相和留痕性照相。体检性照相，主要是对患者本人的照相，包括患者的眼部、面部、身体的其他相关部位、既往照片等进行照相留取、分析，这也是本书的重点、核心内容。留痕性照相，主要是对诊疗活动中的相关行为、场所、物料、过程，以及既往病例等进行拍照留存。这些留痕性照相，多用于溯源，对具体诊疗活动基本没有直接影响，这部分内容仅仅是分散在一些章节内容中简单提及。

二　眼整形美容照相的目的

有不少机构和个人进行眼整形美容照相的目的就是把照片作为患者的影像资料留存，简单用于术前、术后效果对比，或者必要时作为法律证据出现。理论上讲是对医患双方有用，实际上，照片的最大用途是用作医方的防御性资料。这种目的和用途是非常狭隘的，对眼整形美容照相工作的顺利开展也是有阻碍作用的。

眼整形美容照相资料的实际地位，在病历书写规范中，处于体格检查和专科检查的位置。眼整形美容照相是患者体格检查的一部分，只不过是采用照相机拍照定格的方法加以记录。眼整形美容照相是诊疗活动的一个重要组成部分，是一个医疗行为。

所以，照相的主要目的是：用于医学诊疗，用于直接观察眼表情况；通过外形观察表面解剖、浅表标志，对深部结构情况进行推测；分析眼部动作和眼表结构变化的原因和内在联系；可以用于形态和美学评估，用于分析病情，用于诊断和鉴别诊断。

三　眼整形美容照相的意义

眼整形美容照相，根据临床需求可以按病种或按部位进行序列化照相，分为术前照相、术中照相、术后照相。术后照相包括换药、拆线照相，以及不同随访时期的照相。

眼整形美容照相为眼部整形手术、眼部美容手术、注射手术、激光治疗等眼部、面部相关的整形美容的治疗、操作提供记录工具和方法。

在术前评估、诊断上，提供了有用的工具和方法，有利于发现问题，提高了诊断的科学性、准确性，让医生和患者之间能够更好地进行沟通。

在术后效果的评估上，提供了更高水平的、更全面的评价标准，不但患方受益，也促进了医方眼整形美容技术水平的提升。

在手术效果的回溯中，提供了回溯的可能和材料，验证前期方案的效果，对手术与效果的因果关系和相关关系有了较好的对应评估方法。

在眼整形美容患者的大样本采集分析中，提供了更为全面、准确的信息。

眼整形美容照相的资料，可广泛应用于诊断、存档、研究、教学、交流、展示、法律关系处理等方面。

患者术前、术中、术后，每个过程的资料都有同等重要的意义，忽视或遗漏其中任何过程的图像收集，都有可能造成不可弥补的损失。每一个病例都要有一套系统、全面、完整的高质量照片资料。必须将照相视作与体格检查+辅助检查+书写完整病历同样重要的工作。

由此，眼整形美容照相首先是单个患者眼部及相关部位体征的记录，是单个患者诊断的需要，是为单个患者制订医疗方案的需要，是符合病历书写规范的需要；其次是整个医疗群体的研究需要；再次是改革、创新技术的需要，也是拓展学科边界和深度的需要。

眼整形美容照相，在肉眼和微观之间架设了桥梁，在影像化、数字化的进程中起到了推动作用，在眼整形的标准化、量化上起到了重要作用。眼整形美容照相，既是医生"手"的延伸，也是医生"眼"的拓展。

虽然"眼整形美容学科发展"这个命题看起来比较"虚"，甚至消失在很多"活下来"的借口里，甚至在"资本"眼里或者一些从业者眼里根本就不存在什么学科建设；但是，无论是对于机构还是医生等从业人员，眼整形美容都是医方安身立命的事业，不是"放一枪、抓一把"就跑的事情。对于患者，任何一次不确定或不理想，就有可能要经历很多波折，甚至有可能是一辈子的痛苦。技术的进步、行业的良性发展、患者的持续良好获得，才是眼整形美容乃至整个整形美容界真正地步入正轨的展现。

因此，无论是从医疗角度还是从眼整形美容的学科发展来说，眼整形美容照相都成了一项极其重要的工作。

| 第二节 | 眼整形美容照相的历史发展及现状 |

张诚　韩雪峰　田怡

- ▶ 眼整形美容照相的历史发展
  - ▶ 利己性照相、利他性照相
    - ○ 资料性照相
    - ○ 证据性照相
    - ○ 资料性和证据性照相结合
    - ○ 体检性照相
  - ▶ 智能诊断性照相
- ▶ 眼整形美容照相的现状

从现有的文献看，针对眼整形美容照相的文字表述比较零星，认识也比较初级，缺少成系统的眼整形美容照相认知和方法。针对眼部照相，张诚等发表了《正位6位照相法在眼部整形美容手术术前设计和术后效果评估中的应用价值》的文章，由于文章篇幅所限，也只能是局限在眼部照相的一个部分，还停留在方法学上，停留在用有限的几张照片去进行眼部记录的认知层次。目前来看，文献研究上对眼整形美容照相还没有进行更大视角的总结，也没有针对眼整形美容工作的临床实际应用提出适合不同层次的方法和体系。

一　眼整形美容照相的历史发展

眼整形美容照相是随着医学照相的发展、整形外科学的发展逐步分化而来的。到目前为止，眼整形美容照相还没有从大整形的照相中完全分离出来，只是作为大整形美容照相的一个组成部分，或者说只是作为其中的一个子项目存在。

眼整形美容照相可以归纳为两种类型：利己性照相与利他性照相。利己性照相主要是为医疗服务的一种照相，包括资料性照相、证据性照相、资料性照相和证据性照相结合。利他性照相主要是为患方检查、诊断服务的一种照相，常为体检性照相。从眼整形美容照相的最初产生、发展到现今，利己性照相是主要形式。

资料性照相，是相关医生出于技术兴趣或研究目的，进行拍照，收集资料。

证据性照相，是目前各家机构主要的照相形式，通常是手术操作前进行的程序性拍照，拍照存档，留作纠纷时的调用，完全作为一种医方规避责任的证据使用。从受益的角度来讲，资料性照相和证据性照相的受益方几乎完全局限于医生或医疗机构，或者说是有选择地利于医方；而对于患者来说，则看不到任何益处。在纠纷处理以及诉讼阶段，作为证据使用时，有可能是不利于患方的。这种证据性照相无助于患者，在诊疗活动的各个环节中也没有多少临床用处。医方在照相中是向患方索取的，是单向的，而不是医患双方共同参与的，更不是双向的。

有些机构和人员在眼整形美容照相的认知上，把证据性照相的照片也当作资料性照相来使用，稍微回归一些医疗用途，但是，还是处于利己阶段。

所以说，资料性照相和证据性照相，往往被认为是医方的利己性照相，不是用来帮助医生、患者发现问题，未能用于检查、评估、诊断，并制订诊疗计划。在证据性照相中，患方存在被诉讼之忧和肖像权之忧。证据性照相在推广应用的过程中，由于有些医方在照相中对患者利益发心不正，对患者进行照相时底气不足，所以难以说服患者配合照相，甚至会遇到患者反感、不配合与抵制的情况。

体检性照相，是在患者就诊前或就诊时进行拍照，并且对照片进行分析，医患双方可以共同参与。体检性照相的目的是为了更好地检查、评估患者的相关情况，最大限度地采集信息，做出最全面的检查，得出最准确的诊断，从而有利于制订出最优的方案。这是有利于患者的，照相是为患者服务的。从利益上分析，医方进行照相，只是分析、诊断的手段，而获益方是患者，所以说是"利他"的。在体检性照相中，患者参与度高，患者可以指示相关的关注点和抱怨点让医生拍照。患者没有被支配感，没有被迫感，并且可以参与照片分析，知晓照相的用途。从患者的角度看，这是一种"利己"（利于患者），从医方的角度看是"利他"（利于患者），实际上，从医疗活动过程分析，这是一种利他前提下的"互利"拍照，利于患者诉求，利于医生评估，始终利于患者。

在利己性照相阶段，照片的拍摄和临床诊疗工作是游离的、不相干的，比如拍摄照片和患者的检查、诊断是分离的，拍摄照片和手术是分离的。照片成为"死档"，没有在临床工作中起到应有的作用。

而利他性（或互利性）照相的照片，除了用于体检、评估、诊断，还可以在机构的手术室（治疗室）通过显示屏播放或打印出来，作为术中参考，利于医疗人员术中回顾与判断，用以指导手术。

总体来说，眼整形美容照相的发展可以分为以下4个历史阶段：

（1）自发性的资料性照相阶段；

（2）有目的的证据性照相阶段；

（3）证据性照相为主、资料性照相为辅阶段；

（4）体检性照相阶段。

当前，体检性照相是一个全新的提法，需要医方转变自身的观念和工作的流程，做出新的调整与推进。

当然，随着3D照相和人脸识别技术的成熟与广泛应用，眼整形美容照相会进入一个更加智能化、科学化的阶段。到时候照相不再需要像现在这样一张一张地拍，也不需要像现在这样另外拍摄视频，将会在一次指令下完成多张照片和多个视频的拍摄，并且会给出相应的测量数据和诊断方向，有条件的还可以给出方案模拟，会更加智能和方便，姑且称之为智能诊断性照相阶段。

二　眼整形美容照相的现状

在临床工作中，眼整形美容照相的发展在各个地区和各种类型的机构中表现参差不齐。有些公立医院和较大的民营医疗机构，专门设置了照相室，甚至还不止一个照相室，这是近些年来，医美行业难得的进步。但是其照相的流程、照相的具体部位和张数、照片的质量等方面还存在很多问题。对于大多数整形美容机构来说，照相室是最小的、也是最将就的一个部门，甚至在有的机构，整形美容照相还处在一个可有可无的阶段。一些有见地的医生有心重视照相，也努力去推动了，却因为种种原因，不能实现。

眼整形美容照相的现状主要存在以下一些问题：

其一，对眼整形美容照相的重要性认识不足。

很多机构的老板，认识不到照相的重要性。眼光还局限在手术刀上，或者局限在咨询师的"嘴巴"上。甚至认为只要能把患者收进来，手术时能够挥刀割下来就行，还费那么多事干吗？

有个别机构认为设置照相室，需要提供场地、需要人员、需要设备，这些都需要资金投入，而这些投入又看不到产出。

在有些机构的负责人和咨询人员看来，照相会浪费时间，会给"快刀斩乱麻"的营销过程造成时间拖延和环节障碍，如果因此影响了成交就亏大了。

"肖像权"意识过度强化和泛化。这个想法存在于很多人的意识里，而且都有不同程度的强化。医疗机构方面，有的人员认为肖像权是个麻烦，所以不能积极推进照相，能照就照，不能照就算了，更别谈去按什么标准执行了。

一部分医务人员也认识不到照相的重要性，在眼整形美容的面诊中，也是三言两语，睁眼、闭眼，摸一摸，模拟一下重睑，问一下患者需求，就下结论、定方案了。有时这个过程是在手术室的隔离墩旁边或清洁区的红线内外仓促面诊完成的。在这种情况下，很难做到细致面诊，更是难以做到良好拍照检查和良好评估。

这其中还有部分医务人员怕麻烦：拍照、拷贝、整理没时间；带着照相机等设备很麻烦；害怕因为拍照，在机构老板问询、患者咨询等环节引起不必要的麻烦；况且照不照相是老板的事，自己手术完事，潇洒下台，回家多轻松啊。我曾见到过有两家大的民营医疗机构老板，已经意识到照相的重要性，在诊室设置了影棚，购买了新款照相机，却没有医生愿意使用，最终闲置。

患者方面，最纠结的就是肖像权问题。本来有些人做个整形美容手术、治疗，就不想留下痕迹，不想被别人知道。尤其是一些自认为敏感的人物，把整容的照片放在别人手里，一万个不放心。还有一些患者担心医方把自己的术前、术后照片，拿去做广告宣传，侵犯其肖像权。另外有些患者存在其他的担忧，认为在发生医疗纠纷时，机构可能会拿着自己的照片来证明机构没有问题，就像把矛放在别人手里，最后还用来攻击自己。

其二，照相场地狭小，位置不合理，房间不规整。

这是对眼整形美容照相不重视的最直接体现。

有不少机构的照相室设置在过道里，共用茶水间、楼梯间，甚至在手术室入口的换鞋处，有的直接就在手术间挂一块有颜色的布或手术巾单，就当作照相室了。有的新开机构面积达到上万平方米，也就在一个角落找了个几平方米的房间当作照相室。大多数机构的照相室基本都是非常狭小、非常简陋的。当然，也有的机构，虽然给了较大的房间，但是，房间所处的位置不好，没有进行动线设计。照相室在诊疗过程这个链条中的位置，没有得到很好的考虑，给术前、术后等拍照造成了很多交叉和往返问题。在这种忽视和将就的情况下，更别提对照相室进行升级管理了。

其三，不重视人员配备，需要时随机抓"壮丁"。

有不少机构没有专职的拍照人员，随机抓人干活。今天是哪个护士值班或哪个医助值班，就抓过来兼职照相。在患者就医的流程中，办理病历时，进行照相工作，不能够遵循统一的照相条件进行照相。有的机构虽然设置了专职的照相人员，但却是非摄影专业的人员，受限于不会合理使用照相设备，存在照相技术障碍；专业学照相的人员，同时又受限于医学知识的匮乏，面临更大的医学屏障。

不少机构的照相人员还兼职病案的收集整理和存档工作。这完全是对病案管理和照相这两件各自都非常重要的事情的轻视和混淆。

其四，照相设施缺乏，设备陈旧、档次低，难以满足工作需要。

不少机构用的都是最入门的照相机，甚至是老旧过时的相机，再加上照相条件差、人员技术水平不足，很难拍出高质量的照片。更别说专门配置较好的机身、相应的定焦镜头和必要的光照设施了。有的机构仅有的一个赠品三脚架还是"缺胳膊少腿"的。基本没人考虑器材升级问题。

其五，缺乏良好的照相体系和范例。

眼整形美容照相中，很多机构相应部位照相的体位要求陈旧、不标准，并且仅有的标准也执行不到位。大多局限于从正面、左前斜、右前斜、左侧、右侧5个位置，分别拍睁眼、闭眼2张照片，共10张照片。方位的确定也没有规范。不知道头部摆位，对法兰克福平面的认知也是懵懵懂懂的。照片不能很好地反映眼部的情况。介绍完整的、简化的实用照相体系，也是本书的最重要内容，笔者力争提供最好用的照片体系、实用模板和操作方法给读者。

其六，照片质量不佳。

主要表现在：照片背景杂乱；患者转换照相角度靠扭脖子、扭腰部；体位角度前后对照不一致；照片模糊；构图不合理；患者身体、头部偏斜；照片拍摄不完整，"缺头少脚"；拍照没有重点，暴露不充分；不注意光线的处理，有时在窗户边拍出阴阳脸；拍摄者和患者之间位置关系不合理，致使照相机和患者拍摄部位不等高，经常出现俯拍、仰拍、斜拍等情况；应用了带有广角的镜头或者镜头离患者太近，导致拍摄对象在照片中表现为畸变。

其七，普遍缺乏岗位职责和管理规范。

岗位职责涉及照片的拍摄、整理、保存、上传、调阅、流程建设等各个方面。没有建立相应的数据库和保密权限。缺乏岗位人员的职业道路设计，缺乏继续教育，缺乏对与照相相关的法律关系和伦理关系的关注等。

有的机构给患者照相后，照片不整理，保存不合理，无人去利用，只有在发生医患纠纷时，才想起来去"翻"照片。

以上简单罗列了眼整形美容照相中一些常见的现状问题，并不能穷尽现在临床上会出现的所有问题。总的来说，眼整形美容照相的实际应用还是远远落后于临床一线的实际需求和发展的。眼整形美容照相的开展和照片的使用也普遍落后于口腔专业。虽然，医美机构眼整形美容做的是眼部手术，但一些相关的眼科检查甚至落后于有些配眼镜的公司，一些眼镜公司都知道先用相关仪器检查眼睛，排除眼病，然后才是根据处方配镜。

我们需要从思想上重视眼整形美容照相，从场地、人员、设备、流程等方面进行可行性建设，下大力气彻底改变当前的一些不良现状，才能更好地完成眼整形美容照相工作，促进眼整形美容专业诊断水平、治疗水平的提高，才能真正进入眼整形美容照相的全新阶段——诊断性照相阶段，促进眼整形美容及早进入影像化、智能化、数据化阶段，从而更好地服务于眼整形美容临床，服务于患者。

眼整形美容照相的分类

张诚　田怡　侯俊杰　韩雪峰　李强

▸ 按受益原则分类：利己性照相、利他性照相、互利性照相等

▸ 按时间节点分类：术前照相、术中照相、术后照相等

▸ 按场所分类：咨询室照相、诊室照相、照相室照相、手术室照相、换药室照相等

▸ 按部位分类：眉部照相、上睑照相、下睑照相、内眦照相、外眦照相等

▸ 按手术项目分类：重睑成形术照相、眼袋整复术照相、内眦赘皮矫正术照相等

▸ ……

眼整形美容照相具有重要的作用和意义，为了便于理解，在具体的操作过程中可根据具体情况进行照相分类，更加有利于厘清眼整形美容照相的作用，有利于可操作地推动眼整形美容照相的具体实施。

上一节描述了眼整形美容照相发展的历史阶段，从广阔的历史视角，对眼整形美容照相进行了分类，包括资料性照相（阶段）、证据性照相（阶段）、证据性照相和资料性照相相结合（阶段）、体检性照相（阶段）等4种类型或阶段，也提到了即将到来的智能诊断性照相阶段。这既是按眼整形美容发展的历史阶段分类，也是按眼整形美容照相的目的进行了分类。在具体的临床工作中，还有一些其他的分类方法。

根据受益原则，可以分为：利己性照相、利他性照相、互利性照相等。

根据照相的时间节点，可以分为：术前照相、术中照相、术后照相等。

根据照相的场所，可以分为：咨询室照相、诊室照相、照相室照相、手术室照相、换药室照相以及其他场所照相等。

根据照相的部位，可以分为：眉部照相、上睑照相、下睑照相、内眦照相、外眦照相、睑缘照相等多个部位照相。

根据手术项目名称，可以分为：重睑成形术照相、眼袋整复术照相、内眦赘皮矫正术照相、上睑凹陷矫正术照相、下睑泪沟填充术照相等。

根据拍照对象病情的轻重缓急情况，可分为：急诊照相、平诊照相等。

根据照相对象的不同，可以分为：手术照相和解剖照相等。

根据拍照工具的不同，还可以分为：手机照相、照相机照相、3D设备照相等。

甚至可以根据一些机构的照片使用目的不同，可以分为：普通患者照相和案例模特照相等。

随着眼整形美容手术、治疗门类的深入发展和广泛开展，可能还有一些我们不能涵盖、罗列进来的照相门类。

在医疗美容机构照相中，最重要的是照相室照相和诊室照相这两个环节，但是目前这两个环节都面临很多不足。其他更高层次的照相则更是亟待加强。本书着重就照相室照相和诊室照相进行阐述，兼顾其他场所和门类的照相，争取让读者深刻理解照相的作用和意义，转变照相认知，以体检性照相理念，本着对患者有利的原则，掌握在各个场所、环节的实用照相方法和体系。本书也给出了笔者在长期眼整形美容照相实践中总结的各项关键点和注意点，给出实用的精炼的照相模板，也为感兴趣、有能力的读者提供了创新发展的思路和动力。

第四节 对眼整形美容照相的认知转变

张诚　韩雪峰　侯俊杰

▸ 从证据性照相转变到体检性照相

▸ 照相促进医疗水平的提高

▸ 照相促进机构效能的提升

▸ 照相推动经济效益的提升

　　当前，在眼整形美容照相上之所以还存在诸多问题，主要表现为医生、咨询师及机构管理者等相关各方对眼整形美容照相的认识不够，甚至还存在不少偏见和误解。在前面的内容中，反复提到了照相的重要性，也指出了现存的各种不足。在这里将有针对性地把几个需要转变的认知进行相应的强化阐述。

一　把眼整形美容照相的认知，从证据性照相转变到体检性照相上来

　　一个时期以来，尤其是在一些资本主导的医美机构，眼整形美容照相，乃至整个整形美容照相的唯一目的，就是作为"证据"用于防范医疗纠纷。一旦有患者对手术或治疗效果提出异议，术前照片就是最好的证明，用来保护医方。所以导致了照片功能单一，照相、照片与诊疗活动割裂，医护人员没有机会和积极性去拍照。对于患者，从这个角度讲，更是抵触照相，再加上患者对肖像权存有顾虑，所以，在照相的过程中经常遇到患者的各种推脱、不配合，甚至拒绝。

　　要扭转这种情况，首先要从转变管理者和医生认知开始。要从根本上认识到，眼整形美容照相是体格检查的一部分，是专科检查情况的记录方式，是体检性照相。有了照相、照片，才有后续的病情分析、诊断和治疗方案。可以说，没有照相，就没有诊断。没有诊断，又哪来的诊疗计划和方案？拍照是医疗活动，在美容诊疗活动中具有极其重要的地位。从某种意义上讲，因为需求量大、应用广泛，每个患者都需要进行多方位照相，整形美容照相的地位等同于甚至高于MRI等影像学检查。

照片在治疗、手术的过程中还会被反复使用。眼部组织菲薄、疏松，在局部浸润麻醉后，组织肿胀、发白、变形，失去了术前的病理、生理特征，就需要参考术前的照片和标记来帮助医生进行识别、操作。尤其是复杂的眼整形美容病例，不可能让医生只凭记忆去操作，一定要根据术前照片的提示进行操作。

认识到这些重要性以后，所有人都要重视起来，消除不必要的排斥心理，树立正确的照相认知，从而自觉地遵从和推进照相的流程。

这就解决了有些人的疑问：为什么要照相？不照相行不行？从而，可以肯定地回答：照相很重要，一定要照相，不照相不行！

二　眼整形美容照相能够促进医疗水平的提高

通过眼整形美容照相，可以促进机构和人员的水平提高，包括技术水平的提高和服务水平的提高。

通过照相、视频采集眼整形美容相关信息，可用于咨询请教、术前评估、方案设计、术后评价、会议交流及文献发表等。科学、规范、全面的眼整形美容照相，避免了既往一睁一闭两张照片的低标准。例如，仅按照正位6张照相法采集眼部照片，就可以极大地提高眼部和相关部位的信息采集质量，术前充分显示存在问题，术后用于高标准评价手术效果。丰富的眼整形美容影像资料，可以用于单个患者的复盘，也可以用于同类患者的对比总结。大量的影像资料可以提炼出规律，也可以从中发现被忽略的信息，甚至用于倒推一些想法和技术的可靠性。

眼整形美容照相，有利于促进学科水平的提高，影像主线贯穿所有医疗技术、管理活动中，有利于提高机构的科技指标，使得机构脱颖而出。

2020年8月21日，由中国医学科学院主办、中国医学科学院信息研究所承办的"2019年度中国医院/中国医学院校科技量值（STEM）发布会"在北京协和医院壹号礼堂举办，发布会对"2019年度中国医院科技量值（STEM）"做了解读和发布。

该评价结果于2014—2020年连续发布7年，受到社会各界广泛关注。2019年度中国医院STEM沿用统一标准、统一来源、统一方法，从科技产出、学术影响和科技条件3个维度构建评价体系，其中：科技产出维度包括期刊论文及引用，专利、标准和指南；学术影响维度包括科技奖励、杰出人才和团队及学术任职等；科技条件维度包括科研项目和科研平台等。研究对象为1633家医院。评价结果分为两部分：一是综合科技量值；二是学科科技量值。

在整形外科领域，上海交通大学附属第九人民医院、中国医学科学院整形外科医院分别位列第一和第二。此结果属众望所归，这两家单位具有"势不可当"的优势。其中也有一些"黑马"单位，名次上升很高，甚至有的民营医疗机构的整形外科也能跻身前列。这既是对相关单位工作的肯定，也给医疗机构的发展指出了方向。

整形美容各级医疗机构，不仅仅是为了挣钱和"活着"，也可以做很多学术性、科技性工作。通过对眼整形美容的深入思考和研究，推动手术原理的认知，推动手术技术水平的提高，推动手术项目的革新，甚至可以有更深层次的认知和作用。在学术成功上，还能带来团队声誉、信心和凝聚力，从而也带来巨大的经济效益。

眼整形美容照相可广泛应用于整形美容医疗机构的各个场所、环节，充分发挥影像的直观、科学优势，使得从咨询开始，做事有条理、有规范、专业化。经过的各个患者环节在评估、流动、交接等方面都更加专业、更加流畅，尤其是在术前检查、评估和术后效果评价上，更是得到显著提高，从而有效提升机构和人员的服务水平和服务能力。

 # 眼整形美容照相促进机构效能的提升

当前，医美行业的生产、管理方式，大部分还停留在手工作业层面，各种提高生产效能的努力仅仅体现在网络电销环节聊得直接快速、现场咨询迅速成交、手术室内医生手术做得快一些，只能通过动作麻利一些来提高产能。几乎所有的现代化设备几乎都用不上或者直接没有。医美场所的装修，就是为了显得豪华一些，桌椅板凳弄得整洁一些，再抠上一些造型，就像做医美的了。办公桌上的电脑，有时都不能用于记录、不能用于开单、不能用于显示照片、不能用于部门间互相衔接，纯属摆设，还在桌面占用地方。

机构各场所内的各种显示屏也只是为了重复播放自卖自夸的广告。

纸媒信息存在很多缺点：不便于携带、保存；无法放大阅读、观看；手的距离达不到时，需要借助物流方式才能进行纸媒信息传递；纸媒的信息载有量有限；纸媒不能承载和播放视频等。纸媒有时就只是一种形式了，在使用中更多的是一种心理依赖。

实际上除了必要的病历材料打印以外，从硬件上讲，机构几乎可以完全实现无纸化办公了。进入新时代要充分利用社会发展中成熟的技术设备、信息传输、信息显示和信息内容表现的形式，决不能再停留在纸质时代的思维和工作程序上了。摒弃纸媒思维，进入无纸化办公阶段，能够带来工作流程、工作方式方法的改进，从而极大地促进机构效能上的提升。

所谓言之有物，不仅仅是指说话要有内容，当今，更是要有形象化的内容。有图有真相，无图即便说千遍，也还是不能完整、准确地描述。某些小视频的流行和增量，已经极大地冲击了传统的信息媒介方式。作为走在行业前沿的整形美容行业，对此一定不能忽视。

以眼整形美容照相为契机和抓手，加强信息源的影像化，形成照片流、影像流、数据流，充分利用PC电脑和移动智能设备，促进机构在运行中推进无纸化、智能化办公。实现各个环节交流内容的增加和丰富，并且实现高效传递，提高服务效率和准确度。眼整形的各项工作，在机构内实现数据驱动，而不仅仅是目前的流程驱动、货币驱动。通过信息传递的方便、顺畅，带来机构效能的巨大提升。

以眼整形美容照相为契机的办公智能化，会切实改变当前的一些流程，提升服务档次，从而带来更加高端和更专业化的体验。这也符合现今科技发展的趋势，可促进机构和客患关系的提升，提高黏客度，给患者提供更多的眼整形美容项目服务。

在机构照相和影像化的过程中，可以逐步推进，先从模仿做起，熟练后再形成适合自己的创新模式。在医美机构的影像化、智能化工作上，还存在极大空白，医美行业相对于大多数的医学临床科室、专业，仪器、设备的使用率很低，甚至远远不能满足临床实际工作的需求，存在很多忽视现象和将就现象，所以在机构效能的提升上，抓住先机，早期介入，会带来意想不到的效果。

在机构效能提升的过程中，可以引入"照相指数"这个概念。所谓照相指数，可以包含：初诊、复诊患者的照相率有多少，患者应照照片的完成度，影像的传输利用率，沟通效果的影像评估率，术后效果的影像评价率，营销环节的影像使用率，机构全流程的影像对应度等。通过简单的照相指数，来强化医疗机构的影像化工作，促进机构效能的切实提高。

科技的发展必将会改变我们所从事工作的理念和生态，把眼整形美容照相这件工作做好、做活，做到全程、全息、全员、全效，带来效能上的飞跃，使得传统医疗机构向先进的现代化机构迈进。

四 眼整形美容照相可以促进经济效益提升的认知

有些机构和从业人员，认为照相浪费时间，不应该照相，应该直接和患者面对面交流，迅速定方案，甚至有些机构想的是如何简单、粗暴地尽快把患者拉上手术台。这种认知是非常肤浅的，是不利于患者的，也是不利于眼整形美容行业发展的，这种错误认知和行为是必须要予以转变的。

作者在拍患者眼部的正位6张照片时，用时仅10余秒，加上调整体位、示范等，也就用时半分钟左右，并不多花多少时间。反而会因为对患者的眼部、面部通过照片进行仔细地的检查分析，增加了看诊的快速性和准确性，提升了诊疗活动的专业性和权威性。

照相看诊，避免了过去一些摸一摸、眨眨眼、画草图的原始粗糙的看诊方式。在以往的粗放式看诊模式下，医生费了很大的劲说不明白，患者看着医务人员在纸上画的"专业的"草图，也是一头雾水，看不懂、听不明。而且，这种沟通方式把大量时间浪费在低层次的说明、说服上，反而更加浪费时间，既不专业，效果也不好。

现在，通过照相，在患者刚刚拍摄的照片上进行分析，更加形象化，医患双方容易沟通。患者参与度高，患者的表达也更加充分、准确，医患双方平等讨论，患者也容易接受医生的分析、判断和方案，促进"成交"。

所以说，照相不会增加看诊的时间，相反会因为更加细致、客观、直观，患者可以更好地参与，提升了看诊的档次和专业度，反而促进了医患双方的信任和"订单的成交"。

眼整形美容照相这个检查、诊断、回溯工具，给医疗人员和机构，无论是从技术、流程到服务水平，还是经济效益，带来的提升不是一点点，带来的提升是系统性的、数量级的，也绝不是在增加百分之多少的层面。先行一步，效益巨大。

相反，由于忽视眼整形美容照相，可能会造成一些手术问题的出现，造成医患双方处理矛盾纠纷时的被动，甚至带来了一些未知的、隐藏的不良后果，产生较大数额的损失、赔偿。不良后果的避免，就是经济效益的提升；优良效果的增加，则更是经济效益的大幅度提升，而且对医患双方都是有益的。

眼整形美容照相的相关法律知识基础

李敦　张诚

- ▶ 照片的证据意义
- ▶ 《赫尔辛基宣言》的提示
- ▶ 肖像权与照相

　　在眼整形美容照相以及大整形美容的照相实践中，之所以会出现一些裹足不前的现象，除了各机构和人员在照相的认识上存在不足外，对相关的法律知识了解不够，也是很重要的一方面。我们主要从证据和肖像权等方面进行一些阐述。

一　照片的证据意义是双方的，医方负有更大的举证责任

　　当前，有些机构把患者的术前照片当作自家私藏的秘密武器，留待用于医患纠纷的处理。实际上，我国现行法律、法规的立法宗旨是更好地保护受害人（患者）。从2002年4月1日起正式施行的《最高人民法院关于民事诉讼证据的若干规定》第4条第8项规定："因医疗行为引起的侵权诉讼，由医疗机构就医疗行为与损害结果之间不存在因果关系及医疗过错承担举证责任。"这就是医疗纠纷举证责任倒置的规定。所谓医疗纠纷举证责任倒置，主要是指当医疗机构成为被告时，医疗机构要向法院出示证明自己的行为与损害结果之间不存在因果关系以及没有发生医疗过错的证据，如果医疗机构对此举不出证据，将要承担败诉的责任，并对患者的损失给予赔偿。而受害人（患者）在诉讼中不必举证证明因果关系和主观过错这两项侵权责任构成要件的成立，故此在诉讼中无须提供这样的证据。

　　术前拍摄的照片，既是相关法律、法规所规定的病案资料，又是民事诉讼中的证据种类之一（电子数据）。在医疗纠纷案件中，即使不构成医疗事故，该照片也是医疗机构应当向法院提供的证明医疗行为与损害结果之间不存在因果关系及医疗过错的重要证据。因此，其证据意义是双方的，并不仅仅是为医方所独享，医疗机构拍摄、保存照片，同时也是为患方保存证据。需要原图呈

现，不得对照片做任何修改处理。当然，可以进行细节分析和注解。要注意和相关医疗文件的一致性。

除非医方人员早有居心不良的想法，术前就从构图、拍摄角度、用光、眼部动作等方面做各种丑化的拍摄处理。比如在眼袋的突出程度上，有些机构就采用术前光线暗一些，采用顶光、眼睛往上看等来强化眼袋的突出程度；术后则采用正面硬光，提亮画面，以患者平视、略带微笑的方式拍照，来美化眼袋的减轻效果，为术前、术后效果人为制造反差。在PS技术几乎人人普及的今天，这样的操作反倒会引起别人的反感。

患者在生活、工作中会从各个方面去感受自己的眼睛，会在各种光线条件下，在各种头部姿势、角度和各种眼神动作下观察、拍摄自己的眼睛。假如一个专业眼整形机构和相关人员，还停留在正前方睁眼、闭眼的观察、照相阶段，那就很显然远远落后于患者的需求和发现了。一方面，简单的眼整形美容照相无助于深入了解和发现眼部问题，无助于诊断和制订方案，等于是给自己"埋雷"；另一方面，在发生纠纷时，眼整形美容照片方面就是"有胜于无，多胜于少，全胜于缺"。此时机构寥寥几张"标准照片"则是明显的弱势了。

在眼整形美容照相中，患者给医疗机构和医生开放的窗口可能就是那么一两次，如果不认真采集，后续几乎就没有机会了。而患者，眼睛在自己身上，随时都是照相窗口，可以无限配合自己。因此从证据角度讲，机构应当非常珍视难得的照相机会才对，绝不应轻易把机会给放弃掉、浪费掉。

也有一些机构不会拍照，把患者"拍美了"，照片显示的不是患者的真实情况，而是美化的影像。由于患者术前带妆、美瞳镜片、配合度好、补光灯美颜等，术前照片就被美化了。而术后，则由于患者懒于梳洗打扮、恢复期心情不佳、作息时间不规律、饮食不规律等，甚至都没有洗头、洗脸，此时拍照，显然很难比术前好看。有不少机构出现过患者术后照片比术前照片难看的现象，甚至有的机构在医疗纠纷的处理中，面对亲自拍摄的这样照片，自己都哑口无言。

综上所述，即便是从证据性照相这个单一的角度去看，医疗机构也一定要认真做好眼整形美容照相。

二　《赫尔辛基宣言》的提示

1964年6月，在芬兰赫尔辛基举办的第18届世界医学大会，通过《赫尔辛基宣言》中人体医学研究的伦理准则，并历经多届世界医学大会修订。

世界医学大会起草的《赫尔辛基宣言》，是人体医学研究伦理准则的声明，用以指导医生及其他参与者进行人体医学研究。人体医学研究包括对人体和相关数据或资料的研究。医学的进步是以研究为基础的，这些研究在一定程度上最终依赖于以人作为受试者的试验。医学伦理的国际准则宣告："只有在符合患者利益时，医生才能提供可能对患者的生理和心理产生不利影响的医疗措施。"医生要充分告知患者接受的治疗中的哪一部分与研究有关。患者拒绝参加研究绝不应该影响患者和医生的关系。

《赫尔辛基宣言》包含的内容较多，此处仅简略提起，达到提醒医生和机构在眼整形美容照相中的注意目的。

随着眼整形美容照相理念的更新，眼整形美容照相已经是医学检查和病历完善的重要部分，照相成为常规的、必备的看诊方式、体检方式和记录方式，与《赫尔辛基宣言》并不存在相应的明确冲突。

三　肖像权与照相的关系

自2021年1月1日起，《中华人民共和国民法典》（以下简称"《民法典》"）已正式施行，因此我们对之前的《民法通则》中涉及肖像权的部分不再做过多的阐述分析。

人格权独立成编是我国《民法典》的一大亮点，彰显了我国社会对于个人的尊重与保护。肖像权是自然人所享有的对自己的肖像上所体现的人格利益为内容的一种人格权。该编对于肖像权保护规范进行了极大的充实与丰富，首次针对肖像权的客体、内容、财产利益及合理使用等进行了明确。

《民法典》中肖像权保护之创新力度，从相关规范的沿革可见一斑。《民法通则》针对肖像权保护的专门规范见于第100条：公民享有肖像权，未经本人同意，不得以营利为目的使用公民的肖像。同时《最高人民法院关于贯彻执行〈中华人民共和国民法通则〉若干问题的意见（试行）》第139条载明：以营利为目的，未经公民同意利用其肖像做广告、商标、装饰橱窗等，应当认定为侵犯公民肖像权的行为。上述规范同时强调了肖像权侵权认定的两个要素——未经权利人同意以及以营利为目的，导致诉讼中被告常以行为的非营利性质主张不构成侵权。

相较于先前单薄的保护，《民法典》"人格权"编第四章就肖像权进行了系统性的安排与内容上的丰富。具体包含如下方面：

（一）肖像的定义与保护标准

《民法典》第1018条第2款将肖像定义为："通过影像、雕塑、绘画等方式在一定载体上所反映的特定自然人可以被识别的外部形象。"据此，首先，肖像需固定在一定的物质载体上，这也是肖像权区别于名誉权、荣誉权、隐私权等其他精神性人格权的重要特征；其次，肖像系外部形象，但不限于面部容貌，侧脸以及体貌、背影、局部特写乃至漫画在符合条件时均可获得肖像权保护；最后，肖像权保护建立在满足"可识别性"标准的基础上，即得以在外部形象与特定自然人之间建立对应联系，此种联系成立与否具体可综合该外部形象呈现的方式、场合、所附文字以及权利人的知名度、社会交往范围等因素予以认定。

（二）肖像权的双重属性与权利内容

因肖像具有固定于物质载体的属性，故肖像权除精神利益外还具有财产利益。权利人可通过许可合同等方式取得肖像权的商业化利益。目前世界范围内其他法域的肖像权财产利益保护，存在一元模式与二元模式的区别——前者承认肖像权兼具人身与财产的双重属性，从而将商业化利用纳入肖像权内涵予以保护，后者则将肖像权的财产利益与精神利益区分。我国《民法典》中采用的是一元模式，对肖像权的双重属性予以了肯定。

依据《民法典》第1018条第1款及第1019条第1款，肖像权的积极权能包括依法制作、使用、公开或者许可他人使用肖像，侵害肖像权的行为包括丑化、污损或利用信息技术手段伪造肖像等，以及未经肖像权人同意制作、使用、公开其肖像。上述规定取消了《民法通则》及《最高人民法院关于贯彻执行〈中华人民共和国民法通则〉若干问题的意见（试行）》中有关"以营利为目的"的表述，澄清了肖像权的内涵，为肖像权侵权行为的认定提供了清晰指引。

（三）肖像权的合理使用

现实生活中肖像的制作、使用、公开行为甚为普及，要求行为人无论在何种情况下均需取得肖像权人的同意将极大地增加社会成本。《民法典》第1020条增设了肖像权的合理使用规范，明确了可以不经肖像权人同意而实施的行为。该条规定合理使用限于个人学习欣赏或教学科研、新闻报道、国家机关依法履职、公共环境展示以及维护公共利益或肖像权人合法权益的其他行为等5种情形；同时，具体适用条件也有如下限制：个人学习欣赏或教学科研的合理使用限于在必要范围内使用已公开的肖像，因而不适用于制作、公开肖像以及使用未公开的肖像；新闻报道及公共环境展示的合理使用均应符合"不可避免"的条件；国家机关依法履职的合理使用应限于必要范围。由于合理使用多涉及社会公共利益与肖像权人利益的平衡，因而有必要结合行为目的、范围及程度以及肖像权人的身份、知名度等认定相关行为是否符合此例。例如，公共环境展示如使用的是突出肖像权人形象的照片，则不应援引合理使用；又如，商业性使用即便对社会公共利益有所贡献，也不应构成合理使用。

（四）肖像权与著作权的冲突协调

肖像固定于物质载体的过程中涉及人的智力创作，因此可能构成肖像作品从而纳入著作权的保护范畴。我国《民法典》第1019条第2款针对肖像作品上同时承载肖像权与著作权的情形做出规定：未经肖像权人同意，肖像作品权利人不得以发表、复制、发行、出租、展览等方式使用或公开肖像。据此著作权的行使需尊重肖像所承载的人格利益，不得侵害权利人的肖像权。

综上，在我国《民法典》正式施行之后，明确"未经肖像权人同意制作、使用、公开其肖像"构成肖像权侵权。也就是说除法律、法规另有规定的情形外，有目的性的拍摄行为应尽量征得肖像权人的书面同意，才能最大限度地避免侵权行为的发生。尤其是非诊疗目的的拍照或记录，机构或职员必须要获得患者的书面授权。

在医疗诊断过程中，医疗机构对整形美容照片的使用一旦超出诊疗辅助和与患者肖像权协议规定的范围，很容易被发现和管理，并受到相应的制裁和处罚。在各项法律制度逐步健全和完善、各个企业和个人倍加珍惜声誉和诚信的今天，患者几乎不用担心个人照片被不当使用而产生的肖像权侵权问题。

医疗服务者（机构、医生、相关工作人员）以诊疗为目的的拍摄和/或制作患者的音频和视频记录，无须患者书面授权。患者只需要安心地配合拍摄，跟随专业人员一起共同分析影像（照片、视频、音频等），从而得出最佳的诊断和治疗方案。

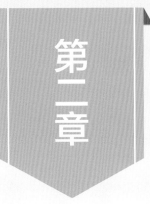

简明照相技术

摄影基础知识

张向冰　张诚

- ▸ 照相机镜头
  - ▸ 镜头分类
  - ▸ 镜头选择
  - ▸ 镜头基本标识
- ▸ 照相机机身及主流配置
  - ▸ 佳能方案
  - ▸ 尼康方案
  - ▸ 其他品牌与微单相机
  - ▸ 机身和镜头配置简易指南
- ▸ 摄影技巧与拓展
  - ▸ 熟悉照相术语
  - ▸ 熟悉照相模式
  - ▸ 掌握基本构图方法
- ▸ 眼整形美容照相与人像摄影的区别和联系
- ▸ 建设眼整形美容照相的照相室
  - ▸ 人员
  - ▸ 场地
  - ▸ 设施
  - ▸ 操作规范

　　摄影是人类的技术和信息积累到了一定程度并被融会贯通的结果，摄影是由几个互不相关的人同时发明、验证了的事实。现存最早的照片是法国人J. 尼塞福尔·尼埃普斯（1765—1833）在1826年拍摄的，但是现在全世界公认的摄影术的发明者却是法国的路易·达盖尔。

　　1839年8月19日，法国科学院常务秘书、下议院议员、物理学家和天文学家多米尼克·弗朗西斯·阿拉戈（1786—1853）在法国科学院、艺术院和下议院的联合会上，详细介绍了达盖尔摄影法，并将这个由法国政府购买了专利的、必将影响后世各种文化形态的伟大发明公之于众，此举被看作是摄影术正式诞生的象征。

1872年，英国摄影家埃德沃德·迈布里奇（Eadweard Muybridge）接受邀请，帮助解决马蹄在奔跑中的位置问题。1877年他研究出了一个机械系统，并用其拍摄了奔马的连续照片，以便让我们看清楚奔马四蹄离地的影像。摄影家的这一实验让人们认识到了摄影的重要特性——瞬间性。照片不仅能够看到真实，而且还能够滞留时间。

从人类拍摄第一张照片开始，对所面对事物的如实描述便成为摄影最根本的特征。因此，了解和认识照相机、镜头以及摄影的基本知识，做好照相器材的选配，对眼整形美容照相工作会大有裨益。

照相机镜头

（一）照相机镜头分类

照相机镜头是摄影师的眼睛。一个优质的镜头能将相机的性能发挥到极致，同样也是照片品质的保障。

镜头分类方法很多，此处仅根据变焦和焦距来介绍。按照是否变焦，通常可分为定焦镜头和变焦镜头。根据人们的习惯，又把镜头按焦距划分为广角镜头、标准镜头、中焦镜头、长焦镜头和望远镜头。

焦距固定的镜头，即为定焦镜头。

焦距可以调节变化的镜头，就是变焦镜头。

焦距主要反映镜头视角的大小，相对于传统135相机而言，50mm左右镜头的视角与人眼最接近，拍摄时影像不变形，称为标准镜头，一般涵盖40～70mm的范围。

18～40mm的镜头被称为短焦镜头，也叫广角镜头。

70～135mm的镜头称为中焦镜头。

135～500mm的镜头称为长焦镜头。

500mm以上的镜头称为望远镜头。

18mm以下的镜头则称为超广角镜头或鱼眼镜头。

在整形美容照相中，通常使用标准变焦镜头和定焦镜头。广角镜头容易造成拍摄对象的畸变，在使用变焦镜头的过程中，注意不要恣意通过变焦来取景，要避免误用广角。选用合适的焦距后，可以通过拍摄者站位的前后移动，来调整取景范围。

1. 标准变焦镜头

标准变焦镜头（简称"标变"）的变焦范围并没有严格的定义。标准变焦镜头的焦段通常从广角至中焦。相对于广角和长焦而言，以中焦为主要焦段的标准变焦镜头的视觉与人眼所见相近。据统计，世界上80%～90%的照片都是使用标准变焦镜头所处的焦段范围拍摄的。

A. 佳能标准变焦镜头

佳能EF 24～70mm f/2.8L USM。在顶级标准变焦镜头中，佳能的这款镜头历史最久远，最大光圈f/2.8的成像在70mm端很不错，但锐度在广角端也会有一定程度下降，使用中应尽量避免在广角端使用f/4以上的大光圈。该镜头受到市场和摄影师的普遍青睐，是目前水平最高的标准变焦镜头之一。

佳能EF 24～105mm f/4L IS USM。这款镜头最近对焦距离45mm，红圈镜头的优良素质和适中的焦距设计，让它在全画幅相机和APS-C相机上都能有所发挥。事实上，这款镜头非常适合那些只准备配备一个镜头的摄影师。

佳能EF-S 28～135mm f/3.5～5.6 IS USM。这款镜头不仅有着很实用的焦距范围，而且成像素质也很优秀。从广角到135mm长焦，都是理想的人像摄影焦距范围，而且IS防抖也对拍摄十分有利。镜头口径是常见的f/3.5～5.6，中规中矩。在广角端和中焦端成像素质不错，但在135mm端的锐度和分辨率较低，因此在使用时要注意避开最长焦段。与尼康24～120mm相比，该款镜头锐度略高。

B. 尼康标准变焦镜头

尼康标准变焦镜头系列大多具有成像锐利、细节丰富、实用等优点。

尼康AF-S 24～70mm f/2.8G ED作为尼康顶级标准变焦镜头，该镜头拍摄的画面干净通透，防尘防水能力好，秉承了尼康镜头的做工品质，非常适合在恶劣环境中使用。

尼康AF-S VR 24～120mm f/4G ED VR。这款镜头是焦距范围比较理想的镜头，从广角到120mm长焦，都是理想的人像摄影焦距范围，配有减震装置，成像细腻清晰。其弱点是在大光圈下边缘成像比较差，因此在拍摄时最好避免将人物放在画面边缘，并建议收小一挡光圈。

尼康AF-S DX 16～85mm。如果选择尼康中低端单反相机，并只想配备一个价格不太高的镜头，在人像摄影成像质量方面令人满意，那么这款镜头则是DX格式"狗头"中的首选。

2. 定焦镜头

入门的定焦镜头当然以50mm为首选。经典的三镜组合为：35mm、50mm、135mm。有的人像常用：35mm、85mm、180mm。

定焦镜头有着价格相对较低、畸变较小、较小的像场弯曲、成像锐利、暗光环境下适应能力强、眩光控制良好等优点。

3. 镜头选择的建议

广角镜头容易造成畸变，不建议在眼整形照相临床工作中使用。

标准变焦镜头，可以适应各种部位、类型的照相，从局部到"全身"。一般C画幅相机配套机的18～55mm或18～105mm（尼康）、18～135mm（佳能）镜头也行。

定焦镜头会有上佳表现。在眼整形美容照相中，定焦镜头通常可选用佳能50mm、佳能100mm、尼康50mm、尼康85mm、尼康105mm等。因为眼部结构细微，建议选用全画幅相机配微距镜头（佳能的100mm f/2.8镜头，或尼康的105mm f/2.8镜头）。

（二）照相机镜头基本标识

1. 佳能镜头标识

EF：全画幅镜头，配合佳能EOS系列相机使用的镜头，如无后缀则特指全画幅。

EF-S：佳能专为APS-C尺寸感应器设计的电子卡口镜头，只能安装在APS-C画幅的佳能DSLR上，而不能安装在全画幅相机上，俗称半幅或者残幅，传感器面积是全幅的40%，价格相对便宜。

TS-E：移轴镜头，可抵消透视和改变合焦范围，多用于建筑摄影等领域。

MP-E：微距镜头，专门为拍摄细节而生的镜头。

L：Luxury的缩写，即"奢侈、豪华"的意思，是佳能相机顶级专业镜头的象征，用红圈装饰。比如：F/2.8L。

FP（Focus Preset）：焦点预置。焦点预置功能可以让镜头记忆一定的对焦距离，设置距离以后，镜头即可自动回复到所设置的对焦距离，此对焦回复功能甚至在手动对焦模式下也有效，一般也用于高档镜头。

FT-M（Full-time Manual Focusing）：全时手动对焦。

IS（Image Stabilizer）：佳能影像稳定器，俗称"防抖"功能，与尼康VR一样。

SF（Soft Focus）：柔焦镜头，适合艺术人像摄影。

USM（Ultra- Sonic Motor）：超声波马达，镜头内采用超声波马达驱动对焦，对焦速度更快。

Zoom：变焦的意思，没有此标识的是定焦镜头。

Iens：代表透镜、镜头的意思。

2. 尼康镜头标识

AF（Auto Focus）：自动对焦。

AI（Automatic Indexing）：自动最大光圈传递技术，将镜头的最大光圈值传递给测光系统，以便进行正常曝光测量的过程和方法。

AI-S（Automatic Indexing Shutter）：自动快门指数传递技术。

AF-S：由超声波马达驱动的自动对焦，其中S代表超声波马达（SWM）。

AI-I：镜头内置马达，但不是超声波马达的镜头。

SWM：超声波马达，对焦安静而快速。

G：没有光圈环的镜头，在机身不能调光圈的尼康机身上不能实现光圈优先。

D：带距离测量信息的镜头，可以让测光和闪光更准确。

IF：内对焦，适合安装滤镜。

DC：尼康散焦影像控制技术，一般用于人像镜头，可以创造出焦点以外环状的朦胧效果。

VR：尼康的防抖功能。

M/A：手动/自动调焦切换，全时手动对焦。

照相机机身及其主流配置

随着摄影器材技术及制造工艺的日益成熟，产品类型涵盖了入门、中端、高端、微单等相机领域，传感器尺寸从1英寸（1in=2.54cm）到APS-C画幅，再到全画幅，应有尽有。从特性上划分，也有美颜自拍相机、智能相机、扫描全景拍摄、4K超高清、防水相机、VLOG拍摄、WIFI相机。摄影器材配置方案的选择十分丰富，对人像摄影来说，影像画质在很大程度上取决于镜头，一个品质优良的机身也必不可少。在镜头和机身选择上，摄影人一般有"轻机身，重镜头"的习惯。针对眼整形美容照相的拍摄需要，推荐以下配置，仅供参考。

（一）佳能照相机

方案一：佳能90D机身+18～55mm IS STM。中高级APS画幅单反数码照相机，约3250有效像素，4K短片拍摄，10张/秒连拍。

方案二：佳能5D Mark Ⅳ+24～70mm f/2.8L USM。全画幅专业单反照相机，有效像素3040万。

方案三：佳能EOS R。全画幅微单，有效像素3030万，高速自动对焦。

方案四：佳能G7 X Mark Ⅱ 1英寸卡片机，小巧时尚外观，触控操作。等效35mm焦距，可伸缩24～100mm。对焦方式可为单点自动对焦，面部+自动跟踪对焦。

方案五：佳能5D Mark Ⅳ+100mm f/2.8L USM。全画幅机身加微距镜头。

（二）尼康照相机

方案一：尼康D810或D850机身+AF-S 24～70mm f/2.8G ED，全画幅机身，有效像素约3663万。

方案二：尼康D610（或750）机身+24～85mm全画幅相机，有效像素约2426万。

方案三：尼康D800（或D810）机身+105mm f/2.8L USM，全画幅机身加微距镜头，对眼部照相比较好。这是笔者常用的方案。

方案四：尼康D7500机身+18～55mm（或18～140mm）f/3.5～5.6G ED VR。

（三）根据照相场所配备照相机和镜头的简易指南

■ 1. 尼康

照相室：全画幅机身（D810或D850等），镜头（24~70mm变焦和105mm定焦）。

诊室：全画幅机身（D810或D850等），镜头（105mm定焦）。

手术室：机身（5600或7200及以上），镜头（18~55mm变焦或18~105mm变焦等）。

换药室：同手术室。

■ 2. 佳能

照相室：全画幅机身（5DIV等），镜头（24~70mm变焦和100mm定焦）。

诊室：全画幅机身（5DIV等），镜头（100mm定焦）。

手术室：机身（70D及以上，或降低标准选用700D以上），镜头（18~55mm变焦或18~135mm变焦等）。

换药室：同手术室。

■ 3. 其他品牌与微单相机

索尼、佳能、尼康都有相应的微单相机可选。读者可根据自身的拍摄需求和预算进行选择。

照相机的选择，最好具有翻转屏（图2-1-1）和4K视频功能。

咨询室（师）：手机或平板电脑。配套背景布、凳子、大屏幕，不必用单反相机，会显得太正式、不亲切，有压迫感。注意调亮环境灯光。

目前已经有一些厂家在医美照相设备上做了一些集成工作，实用效果还都不是很理想。

在照相器材的选购上，无论是个人还是机构，从一开始就要注意器材体系建设，注意机身、镜头、电池、充电器、存储卡、读卡器、闪光灯、引闪器、三脚架及各种配件和设施的通用性和共享性。一定要避免：器材壁垒，各自为政，重复购买，管理混乱。

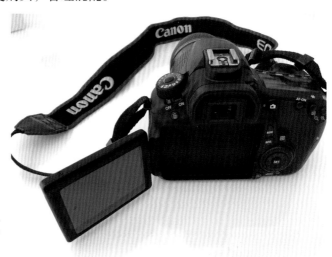

图 2-1-1　带翻转屏的照相机，有利于照相人员从照相机的非正后方观察、取景，增加了方便性，延伸了照相机的使用场景和拍摄角度

声明：①以上硬件知识借鉴了部分相关厂商的官方网站宣传内容，仅供参考。因数码照相技术发展日新月异，具体购买要以个人需求、实物和最新产品技术为准。②本人与任何厂商无任何利益关系和利益倾向。

三 摄影技巧与拓展训练

（一）熟悉照相机术语

液晶屏，用来显示图像或构图用。

光圈，是一个用来控制光线透过镜头，进入机身内感光面的光量的装置。光圈大小通常是用f值表示。

快门，是照相机用来控制感光的有效曝光时间的装置，通常是指用来拍照的按钮。快门速度越快，曝光时间越短，进光量也就越小。快门速度越慢，越容易出现抖动。快门速度建议不要低于1/60秒，也可以根据焦距选择，105mm焦距时，快门速度建议不要低于1/105秒。

感光度，又称为ISO值，衡量底片对于光的灵敏程度。高ISO值时，图像噪点增多，照片质量随之下降。

白平衡，字面上的理解是白色的平衡。白平衡是描述显示器中红、绿、蓝三基色混合生成后白色精确度的一项指标。在新的光线条件下建议校正白平衡。

画质，就是画面质量。包括清晰度、锐度、镜头畸变、色散度、解析度、色域范围、色彩纯度（色彩艳度）、色彩平衡等几方面指标。

像素，是指在由一个数字序列表示的图像中的一个最小单位。CCD是数码相机电子成像元件，CCD面积的大小影响像素大小。

储存卡，用来存储图像。存储卡内存越大，存储图像就越多。

（二）熟悉照相模式与一些相互关系

（1）照片格式：通常有JPEG和RAW+JPEG格式。眼整形照相通常选择JPEG格式，并选用最大像素值。

（2）曝光模式：自动曝光、程序自动曝光（P）、光圈优先（A）、快门优先（S）、手动曝光（M）。曝光数值要根据当时场景来进行判断，合适的数值才能拍出满意的照片。初学者可先后使用P挡、S挡和A挡，训练和熟悉光圈和快门的关系后，再进入M挡（手动）创作学习。

（3）变焦与聚焦：变焦指的是改变成像的大小，变焦有自动和手动之分，有推拉式和旋转式两种。一般都是手动变焦，通过改变焦距得到所需成像大小。数码相机可以自动聚焦，半按快门按钮开始自动聚焦，确定聚焦点后，即可按快门拍摄。

（4）光圈与快门：光圈控制通光量，光圈数值越小，通光量就越多。如果在光线相等条件下成像暗，说明光圈通光量小，此时适当加大光圈通光量即可。相反，成像过亮就是曝光过量，需要缩小光圈达到合适曝光值，从而获得最佳成像质量的照片。同样，快门越慢，进光量越大，反之亦然。手动照相中要选择合适的光圈和快门配合，或者选用相应自动模式，相机自动匹配。

（5）白平衡设置：包括自动，预设（日光、阴影、阴天、钨丝灯、白色荧光灯、闪光灯、水下等）和用户自定义模式。色温与白平衡是摄影领域非常重要的概念，通过它可以解决色彩还原和色调处理的一系列问题。

（三）掌握基本构图法

"Composition" 源自拉丁语，被中文译为"构图"。"构图"是造型艺术的术语。在西方，"构图"被称为"视觉选择性"。摄影构图即根据拍摄内容的主题要求而在主观意识上形成，是摄影者对事物感知能力的综合体现。

眼整形美容照相的核心是真实记录被拍摄者整形前后样貌及恢复过程，既要有全面部镜头，也要有整形部位不同角度的特写镜头。在构图方面，以中央构图为主，不需要强调摄影时常用的各种构图原则，要注重人物和背景的横平竖直原则（线条构图法），正位照片强调左右对称，均强调方位准确，对焦点为重点拍摄中心。应注重选择最佳拍摄角度，以能突出眼整形美容主体特征为准，以拍摄到有效图像元素为目的。

四 眼整形美容照相与人像摄影的区别和联系

（一）照相与摄影的区别

首先是取向不同。

照相是记录，强调客观真实性。照片具有史料价值、纪念价值和一定的科学鉴别价值。照相无类似摄影"神肖"的要求，只需把被拍摄对象"照"下来即可。

摄影是创作，表达拍摄者对于客观事物的主观感受，强调的是主观元素，不需要清楚、真实。摄影作品的史料价值和纪念价值退居次要地位，科学鉴别价值基本丧失，艺术欣赏价值则处于主要地位。

其次是方法不同。

照相一般是主体居于画面正中，而且要完整。照相不做或很少做后期处理，以防后期制作影响照片的客观真实性。

摄影没有固定的程式，拍照主体可以出现在画面中的任何地方，只要拍摄者认为合适就行，主体也不必完整，拍摄者甚至只选取主体中最具表现力的某一个局部。摄影用光也多种多样，拍摄者为了创作还经常根据需要增加或减少曝光量，以追求高调或低调的画面效果。摄影通常离不开后期处理。

（二）什么是人像摄影？

所谓人像摄影，就是以人物为主要创作对象的摄影形式。其照片分为照相室人像、室内特定环境人像和户外人像三大类。人像摄影的要求是"形神兼备"，以刻画与表现被摄者的具体相貌和神态为自身的首要任务，虽然有些人像摄影作品也包含一定的情节，但它仍以表现被照者的相貌为主。拍摄形式分为胸像、半身像、全身像。人像摄影可分为商业人像摄影和纪实人像摄影两大类。商业人像摄影追求唯美与浪漫；纪实人像摄影倡导摄影师采取一种个性化的独立视角，来面对和处理他所关注的对象和题材。

按拍摄方向，人像摄影大体上分为正面人像、七分面人像、三分面人像、侧面人像等4种，与眼整形照相的方位有一定联系，又相互区别。人像摄影选择的拍摄方向是为了扬长避短，选取拍摄对象的最佳角度，是为了拍摄对象更加美化；而眼整形美容照相则更强调准确的方位和可重复性，是为了客观真实。

人像摄影在调整体位和拍摄方向时，为了营造美感，面部朝向和身体朝向通常不在一个方向，并辅以各种肢体动作和摆位。这种摆位恰恰是眼整形美容照相中需要严格避免的。

（三）什么是眼整形美容照相？

眼整形美容照相是对眼整形美容患者的面部、眼部和其他部位进行照相，忠实记录，达到真实再现的目的，并可根据需要从多方位、进行多动作拍摄，达到全面留影，不能出现虚假、模糊、变形图像。从本质上说，它与人像证件照相同，在于"真实"显现事物的本来形态，用以向人们提供一种确凿无疑的图像证言，例如居民身份证照片、驾驶证照片、签证照片及护照照片等。

（注：文中通常使用"眼整形美容照相"，有时也会简化称呼为"眼整形照相"。）

 五 如何建设眼整形美容照相的照相室

■ 1. 人员

人，永远是第一位的。人员要求：热爱眼整形美容照相；有着良好的摄影基础；知晓眼整形美容照相的目的、意义；有良好的学习态度和能力；有着较好的开拓精神；有良好的协作能力等。

2. 选择场地

眼整形美容照相，需要搭建一个简单、易行操作的影棚。除了机构专门的照相室外，还可因地制宜，在诊室、咨询室、换药室等房间的墙壁上悬挂蓝色或黑色（中性色为主）的摄影背景布，放置可转动圆凳，地面贴上标志贴。这种自行搭建的小型影棚，灵活便利，成本低，效果好。图2-1-2为建设中的诊室照相影棚。

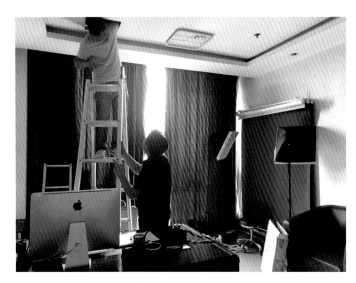

图2-1-2　建设中的诊室影棚。根据办公室条件，因地制宜，采用合适的方位和动线，加装必要的照相设施，形成简单、易用的眼整形美容看诊影棚

3. 布置灯光

一般距摄影背景布1.5m左右，呈45°夹角布灯，布置两套400W太阳灯即可。当然，如果用手机摄影，也可不选择外置闪光灯，但要保证室内光线明亮、通透。

4. 配置附件

使用单反相机拍摄，尽量使用三脚架，以确保照片清晰准确。建议选择16G以上储存卡2个、读卡器2个、大容量储存硬盘2套。

5. 办公电脑和相应设施

要求电脑硬件配置要足够高，以便处理图片和视频，能够运行相应软件。涉及重要信息内容的电脑不建议连接互联网。

6. 建立眼整形美容照相的操作规范

（1）拍摄前准备。检查拍摄器材是否完备，并进行试拍，选取正常曝光值。请被拍摄者正面端坐于摄影布前，并检查其是否免冠，是否穿深色上衣，额部、眉部、双耳是否显露良好，是否带妆。告知被拍摄者，拍摄过程大约持续数分钟，需要其配合完成正面、斜面和侧面等方位的照片拍摄工作。

（2）拍摄中要求。一般来说，拍摄者与被拍摄者距离可根据使用的镜头来决定，焦距不同，距离就会有所不同。并根据眼整形操作规程，对拍摄者进行正面、斜面和侧面等不同角度取景，并让患者在每个角度做相应的眼部动作，分别进行拍摄（详见本书第二章第三节）

（3）拍摄后要求。拍摄结束后，可从照相机显示屏上翻看照片，检查照片拍摄质量，确认完好后，应立即转存、整理，让相应的照片进入诊疗流程；然后，在专用电脑中创建专题文件夹，并拷贝至移动存储硬盘中进行备份，完成一式两份建档、存储工作。照片整理、备份工作要做到"当日事，当日毕"，不要"隔夜茶"。

（4）破除一个误区。千万不要把电脑作为存储空间来使用！电脑，无论其存储空间多大，其功能定位还是一个操作平台，相当于厨房的案板，只供流水作业、操作使用，不能作为存储空间和库房使用。硬盘空间大，只能说明可存放更多的工具和素材，可提供临时周转的空间更大而已。

总之，眼整形美容照相并不复杂，也不高深。初学者一定不要在照相器材、布光、构图、照相参数、照相技术等问题上纠结，留下照相太难的印象，从而造成畏难和裹足不前。器材和技术问题都可以在后续的工作中不断完善和熟练。无论手边是什么照相设备，拿起它，按下快门，你就成功迈出了第一步。不要想着"一口吃成个胖子"。在眼整形照相的实践中，只要遵循本书提到的拍照方位和眼部动作，进行大量案例照相实践，不断摸索要点，不断纠正错误，不断熟练技术，不断改进照相器材和照相方法，最终都可以达到一个很高的层次。

第二节 手机照相常识和实用方法

张向冰　张诚　张可欣

- ▸ 手机照相常识
- ▸ 手机照相一般技巧
- ▸ 照片的传输和存档
- ▸ 手机照相的优点
- ▸ 手机照相的缺点
- ▸ 手机与照相机的选择

在手机数码影像快速发展的今天，无论是在城市，还是在乡村，都可以看到人们经常用手机进行拍摄。手机即时拍照已成为人们生活中不可或缺的部分，照片可以随时互相发送或者在手机的社交软件里展示。手机已脱离了纯粹的电话通信功能，强大的照相功能甚至成为某些品牌手机的主打项目。手机成了随手可得、人人可用的"照相机"。用手机拍照记录并传播，成了非常普遍的现象。

在眼整形美容的临床工作中，也有不少医生和相关工作人员使用手机进行医学照相，鉴于此，本文将对手机照相的常识和使用技巧进行相应介绍。

一　手机照相常识

当前，手机的摄影功能越来越强大，不仅普通人使用手机摄影模式记录生活中的点点滴滴，许多专业摄影师也"爱"上了手机摄影的创作功能和效果。

手机摄影镜头通常为定焦、广角、变焦镜头。虽然有的手机标注自己的手机支持变焦功能，但笔者并不建议大家使用变焦功能照相，因为就目前手机的照相性能来说，变焦拍出来的照片效果并不理想。

在眼整形美容照相中，使用手机拍照时，要适当靠近被拍摄对象，保持0.5～1m的距离，利用其变焦镜头功能，适当推进镜头，点击手机屏幕上的拍摄焦点，直至图像清晰可见，按下快门。这样基本可以保证留痕图片清晰有效。

值得注意的是，因手机的广角镜头容易造成画面畸形，在眼整形美容照相中，手机镜头不要太靠近被拍摄对象，否则就失去了留痕照片的真实性。

 # 手机照相一般技巧

（1）现在很多手机摄影功能都有内置"九宫格辅助线"，可在拍摄时调出辅助线，从而方便构图拍摄。构图时，建议使用"中央构图法"。具体方法：把需要拍摄的主体放在画面的正中央。

（2）打开手机照相中的"人像"或"专业"拍照模式，可让图片更加清晰、准确、精美。

（3）拍摄留痕照片时，在保证室内光线充足的前提下，尽量不使用闪光灯，以免强烈地闪光，影响被拍摄部位的真实性。如果光线昏暗，要注意补光。必要时可打开手机摄影中的"大光圈"模式。手机的闪光灯模式效果不是很好。

（4）不要使用美颜模式。

（5）手机镜头一般为广角，注意保持和拍摄对象的距离，结合变焦来调整取景。

（6）注意手机与拍摄对象的正对、平行，减少图像变形。

（7）注意手机的把持及拍摄姿势，CMOS型相机更为敏感，稍微地抖动都会直接影响到成像的效果，手机反应速度没有照相机那么快，按下快门后并不能立即完成拍照，而是在快门声响时才取景，一定保持稳当的姿势直到照片拍摄完成。

（8）手机大多缺乏链条、吊带，容易失手滑落，注意双手握持，保持稳定，防止滑落，谨防造成设备损坏、人员伤害、无菌区污染等。

（9）医疗场所使用手机作为拍照设备时，要注意防止其对相关医疗仪器的干扰。必要时关闭手机通信功能，可能是有益的选择。

 # 手机照片的传输与存档

手机留痕照相结束后，可通过电脑版微信把图片传输到电脑中。为保证原图像素质量，可先打开"文件传输助手"，点击右下角"+"号，再打开左上角"相册"，点击下方"原图"，选择所需图片进行传输。"文件传输助手"接到的图片，可下载，经整理，存放到相应图片库编号备查。

也可以连接数据线，直接进行读取，经整理后保存。

四　手机照相的优点

（1）手机体积较小，携带方便，属于每个人必备的通讯、支付工具，不需要额外携带设备。携带照相机，还需要配备相应的充电器、电池、连接线、存储卡、读卡器，甚至备用镜头等，比较笨重、麻烦。

（2）手机比照相机操作简单。

（3）手机照相相对非正式，较少引起拍摄对象的紧张和不安，会减少患者的"照相的感觉"。

（4）手机有较大的触摸显示屏，方便放大观看。

（5）手机联网，方便迅速分享、智能投射，以及进一步操作，也可以通过社交软件即时分享。

（6）后期处理软件丰富且简单。

（7）小巧、轻便、智能化是发展趋势。消费类照相机已经完全被手机取代了。

（8）在光线不好的地方使用HDR，自动补光，可获得较多的高光和暗部细节。

（9）手机照相已经能够满足一般的社交传播需要和日常传播使用。

（10）手机从照相转到视频拍摄非常简便。

（11）手机自身存储容量较大，随身携带，分享方便。

（12）手机自带办公软件，在处理影像时，可以完成文档、照片处理、视频制作、PPT制作等，而不需要使用专门的工作电脑。

五　手机照相的缺点

（1）手机镜头较小，进光量受限，拍摄照片的质量不如照相机。照片放大后细节表现不够好。

（2）手机拍摄，容易造成畸变，在眼整形美容的精准评估中，照片价值不高，甚至会造成误导。

（3）传统数码单反相机也在向轻量化发展，比如各种微单相机。

（4）照相机更容易和照相的周边设施匹配，发挥更好的作用。

（5）照相机的宽容度通常好于手机。

（6）手机的易用性、普及性也导致医学照相与普通照相之间没有阶差，不够严肃和正式。

（7）手机拍照的随意性，也容易导致手机照片的可重复性差，缺乏严格的对比性。

（8）一般手机传感器尺寸与照相机相比太小，单像素面积太小，导致弱光条件下噪点表现。

（9）手机握持随意，以及屏幕的可视角度较大，在取景中很容易出现取景随意的情况，拍摄者、手机镜头、被拍摄者三者不等高，手机屏幕倾斜等（图2-2-1）。

（10）手机通过采用多镜头或者是算法的抠像实现了多倍变焦或是背景虚化效果，但是算法的模拟效果与光学结构呈现的效果相比，还是有一定的差距。手机照片虽然能够满足日常传播使用，但涉及对画质更高需求或者是专业使用时，还是存在明显不足。

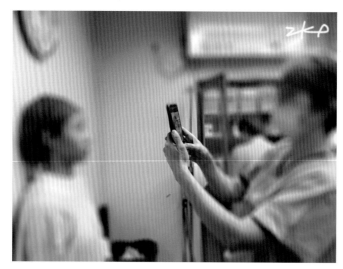

图 2-2-1　用手机照相时，常见的错误：拍摄者、手机镜头、被拍摄者三者不在同一高度；手机取景平面倾斜等

六　手机和数码单反照相机的选择

当前，在手机照相尚未取得更好效果的情况下，眼整形美容照相的器材选择有如下建议：

（1）专业相机的优点是图像质量上佳，缺点是不便携，操作有难度。在眼整形美容照相中，建议以数码单反相机为主，以拍摄高质量、有价值的照片。

（2）手机的便携易用是最大优点，图像质量不高是其弱项。在眼整形美容临床工作中，手机可以作为备用机使用，用于留痕拍照，作为照相机拍照的补充，多用于记录相对不重要的环节和材料，比如文档资料的拍照、场景的拍照、用品的拍照等。还可以利用手机照相的文档矫正功能调整画面。

第三节　眼整形美容照相的方法、一般要求和注意事项

张诚　韩雪峰　蔡薇　张可欣　陈军　沈正洲

- 眼整形美容照相方法
  - 取景范围
  - 照相机摆位
  - 照相机参数与模式
  - 照相方位与眼部动作
  - 特殊拍摄
  - 对焦点选择
- 眼整形美容照相的一般拍摄要求
  - 患者体位
  - 拍摄者体位
  - 照相机的位置要求
- 眼整形美容照相的注意事项

　　整形美容照相是科学照相，不同于普通的商业照相和艺术摄影，要避免艺术渲染，力求客观、真实反映拍摄对象，并以缺陷部位（或需要处置部位）为中心，表明所处解剖部位，注意其与周围器官的关系以及相互影响。

　　本节对眼整形美容照相的方法、一般要求以及注意事项等相关知识进行详细的阐述。

眼整形美容照相方法

（一）取景范围

1. 正位照片的拍摄范围

　　上界，完全显露顶部头发；下界，显露胸锁关节；左右界，完全显露双肩（图2-3-1）。

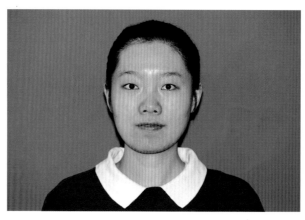

图 2-3-1　显示眼整形美容正位照相的取景范围：上界，完全显露顶部头发；下界，显露胸锁关节；左右界，完全显露双肩

■ 2. 前斜 45° 位照片的拍摄范围

上界，完全显露顶部头发；下界，靠前侧肩显露；左右界，双肩显露，面部完全显露，近侧耳朵显露，头发显露（图2-3-2）。

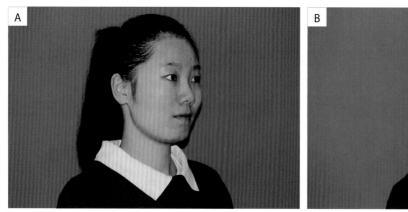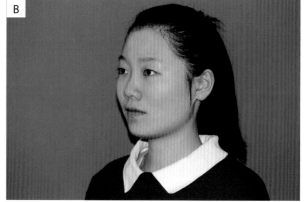

图 2-3-2　显示前斜 45° 位照片的拍摄范围：上界，完全显露顶部头发；下界，靠前侧肩显露；左右界，双肩显露，面部完全显露，近侧耳朵显露，头发显露。A 为右前斜 45° 位平视；B 为左前斜 45° 位平视

■ 3. 侧位照片的拍摄范围

上界，完全显露顶部头发；下界，靠前侧肩显露；左右界，侧面部完全显露，近侧耳朵显露，头发显露（图2-3-3）。

（二）照相机的摆位

以正面为例，相机镜头XZ平面与水平面相平，拍摄者眼睛、照相机、患者鼻根部位于Z轴一线，相机镜头Y轴与患者正中线重合（附：可用相机的网格线辅助确定或测量双耳屏或双内眦与中线等长距离来测定）。

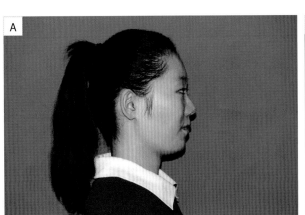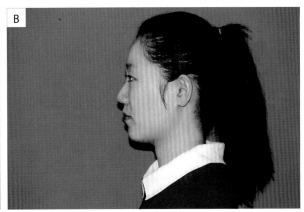

图 2-3-3　显示侧位照片的拍摄范围：上界，完全显露顶部头发；下界，靠前侧肩显露；左右界，侧面部完全显露，近侧耳朵显露，头发显露。A 为右侧位平视；B 为左侧位平视

（三）照相参数与模式

根据照相室的条件统一参数，并在拍照过程中根据患者面部的光照情况（比如俯仰等）适当调整。

笔者通常使用照相机的M模式进行拍摄。对于大多数的拍照者，使用照相机的自动模式就可以，比如P模式、A模式或者S模式。

（四）照相方位与眼部动作

照相方位通常包括正位、左前斜45°位、左侧面、右前斜45°位、右侧面共5个方位，每个方位按顺序拍摄相应的眼部动作。

眼部动作通常包括上视、平视、下视、闭眼、挤眼、微笑、瞪眼、皱眉、眯眼等，分别拍摄照片。要求更多的时候，眼部动作还包括九宫格动作等。

（1）上视：患者放松眉部，尽力上视（可嘱患者尽力向自己头顶上方看）。

（2）平视：患者平视正前方镜头。

（3）下视：患者尽力下视（可嘱患者尽力向自己脚尖方向看）。

（4）闭眼：自然闭合眼睑。

（5）挤眼：闭合眼睑并用力挤眼。

（6）微笑：自然平视时微笑，注视镜头（要注意避免笑时头部位置变动）。

（7）瞪眼：患者用力瞪眼，并保持视线注视镜头。

（8）皱眉：患者注视镜头，皱眉。

（9）眯眼：患者眯缝睑裂，注视镜头。

眼部动作口诀：上中下，闭挤笑，瞪皱眯。

（五）特殊拍摄

（1）头侧方位拍摄：可分为患者坐位低头俯拍和患者仰卧位头侧拍摄。

（2）尾侧方位拍摄：分为患者坐位仰头仰拍和患者仰卧位尾侧拍摄。

（3）关注点拍摄：患者的关注点、细微的缺陷等的拍摄。

（4）一些检查方法的拍摄：内眦赘皮检查法、上睑下垂检查法、下睑松弛检查法、Bell现象检查法等。

以上内容，详见相关章节。

（六）对焦点的选择

通常建议采用单点对焦。也可采用多点对焦，要注意关注部位不能重点对焦的问题。以单点对焦为例，在照片上以红圈标记对焦点。

正面，以一侧内眦为对焦点（图2-3-4A）；

前斜45°位，以近侧外眦为对焦点（图2-3-4B、C）；

侧面，以近侧外眦为对焦点（图2-3-4D、E）；

仰头仰拍，以下睑或上睑为对焦点（图2-3-5）；

低头俯拍，根据观察重点，可以选择内眦、上睑缘、下睑缘、眉为对焦点（图2-3-6）。

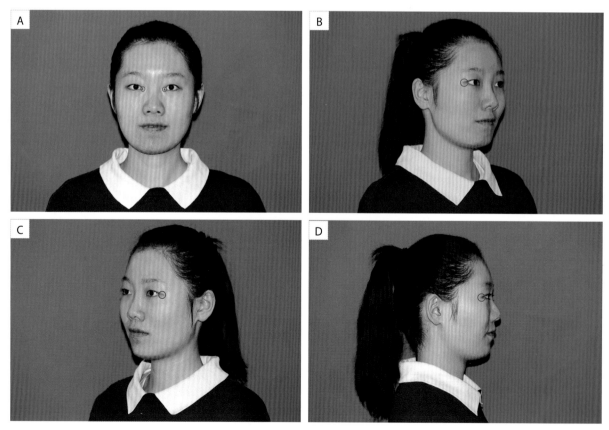

图2-3-4 分别说明各方位照相的眼部对焦点，用红圈标记。A为正位，对焦点可选择一侧内眦；B、C均为前斜45°位，对焦点在外眦处；D、E为侧位，对焦点选择外眦外侧

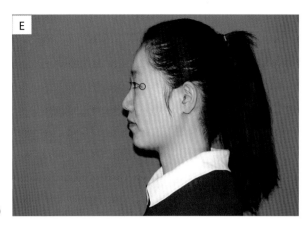

图 2-3-4　（续）

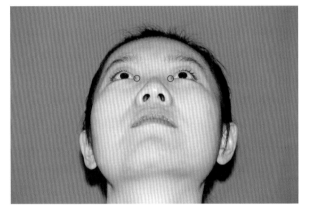

图 2-3-5　仰头照相，对焦点红圈标记。对焦点选择一侧内眦，左右眼对焦一侧即可，注意照相机的水平线与双侧睑裂连线相平

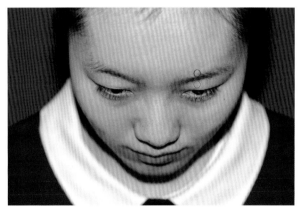

图 2-3-6　低头照相，对焦点红圈标记。根据要求，可以分别选择眉、上睑缘、下睑缘、内眦为对焦点。左右对焦一侧即可，注意照相机的水平线与双侧睑裂连线相平

 二 **眼整形美容照相的一般拍摄要求**

照相的一般要求包括体位要求和照相机位置要求。眼整形美容照相的体位要求又分为患者体位和拍摄者体位两部分。

（一）患者体位

患者取自然端坐位。

笔者建议尽量采用坐位，少用站立位。

首先，患者坐位时可以在稳定、平衡的状态下调整方位、姿势，所有调整都是围绕基本稳定的、较低的身体重心进行的，因此比较容易迅速调整至所需照相体位。

其次，患者站立位时（图2-3-7），人体重心较高，处于不稳定状态，患者容易晃动、扭动；在患者调整体位角度时，需协调更多的肢体关节，牵一发而动全身，造成拍摄时间延长。站立位是在

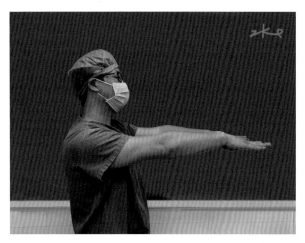

图 2-3-7　被拍摄者站立位时，通常因为重心位置较高，不容易稳定站立；在转换方位时，也会出现中心调整困难。神经内科常用此姿势检查本体感觉

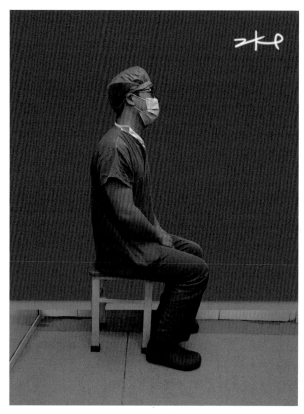

图 2-3-8　患者采用端坐位，有利于降低重心，有利于调整身体姿势和转换方位

不平衡状态下去寻求稳态的姿势，重心随时会面临大幅度变化，动脚就动了支撑点，重心会随之变动，围绕变动的重心，再去调整头部、躯干、肢体的变化，调整系统复杂，也没有必要。反复调整也会造成患者体验感差和依从性受影响。

再次，不少患者在站立位做后仰、低头、闭眼等动作时，身体容易倾倒，不利于拍摄面部平面垂直于地面以外的动作姿势。

另外，由于拍摄者和不同患者之间存在身高差异，如果使用站立位，在具体的拍摄过程中很难将拍摄者和被拍摄者的高度控制到相同，可能造成俯拍、仰拍等问题。

最后，采用坐位（图2-3-8）时，患者处于一个相对更稳定的状态，虽然患者仍处于被支配地位，但是很多动作可以通过拍摄者的环绕移动来完成，最大限度减少患者的被支配感，从而更容易相互配合，顺利完成拍摄工作。

（二）拍摄者体位

建议以坐位为主，辅以站立位。

拍摄者站立位拍摄时，手持相机时，只有双足作为支点，缺少依托点，容易不稳，在做躬身、踮脚等姿势时，更容易出现不稳定状况（图2-3-9）。拍摄者和被拍摄者在站立位时，很难将拍摄者、被拍摄者和照相机调整至等高（图2-3-10）。

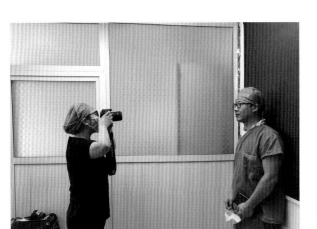

图2-3-9 拍摄者站立位，只有双足作为支点，缺少依托点，容易不稳，在做躬身、屈腿、踮脚等姿势时，容易出现各种不稳定状况

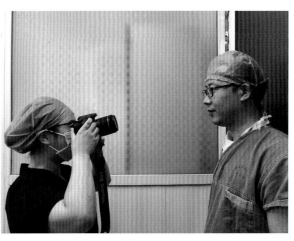

图2-3-10 由于拍摄者和被拍摄者之间的身高差异，拍摄者、照相机、被拍摄者不能等高、平行，拍摄者明显低于被拍摄者，造成仰拍，导致图像变形

笔者习惯于坐位拍摄。通过有轮子的凳子进行移动，以及通过调整凳子的高度来匹配拍摄者、照相机和患者拍摄部位之间的高度。在办公桌诊区、拍摄区、患者交流区等区间移动，场景转换无缝对接，非常灵活方便。

坐位拍摄，对于工作量较大的拍摄者，可以很好地简化动线，减少身体重心高度的变化和幅度，节约体能。

建议使用移动方便、升降灵活的优质三脚架进行拍摄，这样画面更稳定，避免了因手抖、相机移位造成的画面模糊，也可以避免拍摄过程中因相机不稳定而造成的照片偏斜、重要部位裁切等取景问题。

通过拍摄者、患者体位的调整，使得拍摄者眼睛、照相机、患者被拍部位，这三者位于同一水平线（有些需要俯拍、仰拍、斜拍的特殊角度除外）。

（三）照相机的位置

（1）照相机焦平面应与拍摄主体的相应平面平行。

（2）遵循镜头的最小拍摄距离，不得距离拍摄对象过近。

（3）术前术后拍摄保持统一的焦距和拍摄距离。

（4）眼整形美容照相时，照相机的中轴最好对准两眼之间的鼻根部（以正位拍照为例）。

（5）拍摄前斜位和侧位照片时，均以外眦为中心，并对焦，见图2-3-4。

通过以上操作，在以下照相参数上达到标准化：统一背景、光照强度、相机参数、焦距、人机距离、取景范围、患者体位、面部方位及眼部动作等。

三 眼整形美容照相的注意事项

（1）去除患者身上的各种附属物，拍摄姿势不受干扰、局部显露良好、没有修饰遮掩的真实照片。需要去除的身体附属物主要有以下几类：

- 负重附属物：背包（图2-3-11）、挎包、手包、手中的手机、玩具或其他把玩的物品（图2-3-12）。
- 服饰附属物：帽子、围巾、毛领、宽松外套，以能比较好地显露肩部形状为好。
- 面部附属物：框架眼镜、面部妆容。
- 眼部附属物：只要有可能，就一定要考虑去除假睫毛（图2-3-13A～C）、眼妆、重睑模拟贴（图2-3-14）、角膜接触镜（图2-3-15），这样才能得到更真实的照片。
- 耳钉、项链等，没有特殊需求的，不用去除。
- 口罩等用品（图2-3-16），在新冠疫情之下，口罩可能会成为习惯性用品，面诊和照相中要注意去除口罩。
- 身体上的各种附属物，除了会修饰、遮盖造成显露不良，或喧宾夺主外，也会因为附属物的重力作用造成身体姿势的改变，从而造成头位偏斜，影响眼部表现。

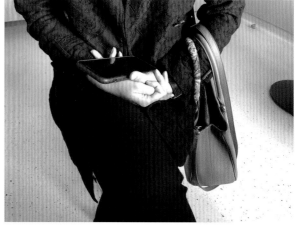

图 2-3-12 一些时髦女士的常见坐姿。看诊、拍摄中，需要让患者放下提包、手机，双腿自然屈膝放平

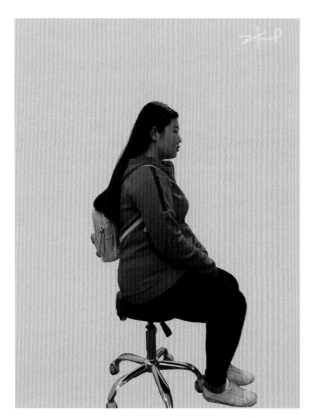

图 2-3-11 患者所背双肩包，容易造成身体重心后移，影响正常端坐位

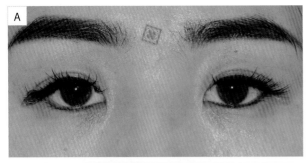

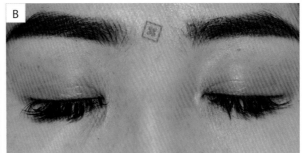

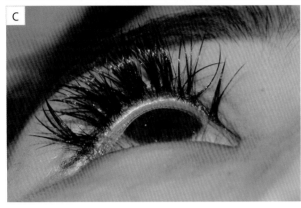

图 2-3-13 为同一患者的眼部照片。A 患者平视，假睫毛和眼线影响上睑缘位置的判断，遮挡了靠近睑缘的上睑；B 患者闭眼，假睫毛遮盖下睑的部分情况；C 上斜 45° 位，患者上看，浓密的假睫毛几乎完全遮盖上睑

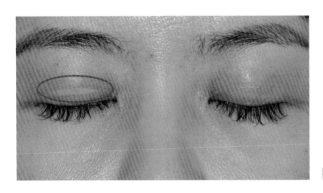

图 2-3-14 右眼可见双眼皮贴

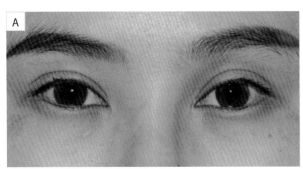

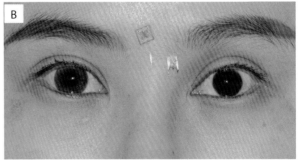

图 2-3-15 A 患者双眼佩戴美瞳镜片，显示上下睑缘遮盖较多；B 左眼去除美瞳片，显示上下睑缘遮盖减少，右眼保留美瞳片做对比

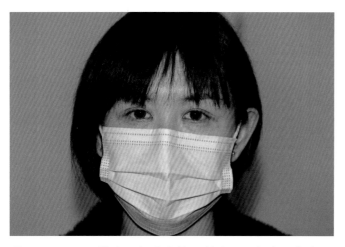

图 2-3-16 口罩对面部的遮挡，影响了眼部在面部整体中比例、大小、协调等的判断

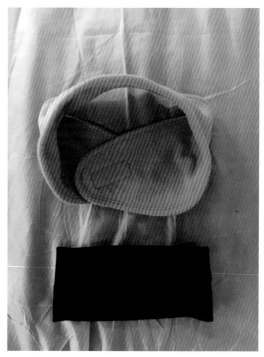

图 2-3-17 有些机构常用的弹力发带。通常在眼整形照相中，不建议用来箍拢头发及暴露面部，以免对眼部、面部带来太多干扰

（2）用黑色或中性色（避免差异色）发箍把头发向上箍拢，良好显露发际线，完整暴露面部，避免头发对额部、颞部、眉部、眼部的遮挡。

· 避免用弹力发带、毛巾或布巾单包头等向后箍紧的方式（图2-3-17）。弹力、重力对局部的牵拉、推挤容易造成额部绷紧，向后移位，使眉毛的位置、形态异常，上睑的松弛度和形态也会改变，并有可能传导、影响内眦、外眦以及更远的部位，甚至对头部及身体姿态产生影响。

· 严格者，甚至要注意头发扎起和披散状态分别对面部软组织绷紧和提升与松懈和下垂的影响。

· 颜色鲜明或造型奇异的发箍、发卡，容易在画面中喧宾夺主，吸引观察者的目光，或产生误导信息，造成拍照主体不明显、不突出。建议使用中性色、造型简单、宽窄适中的发箍（图2-3-18）。

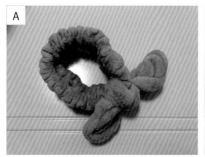
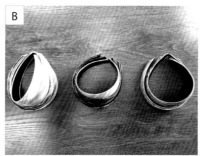
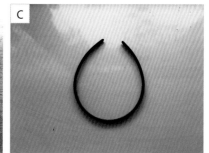

图 2-3-18 各种常见的发箍。A 发箍太大，有弹性，在使用中容易出现遮挡、绷紧等干扰眼部的情况，不建议使用；B 发箍色彩过于艳丽，伴有图案，容易在照片观察上造成喧宾夺主的感觉，不建议使用；C 发箍简洁，色彩单一，黑色接近大部分人的头发色彩，推荐使用

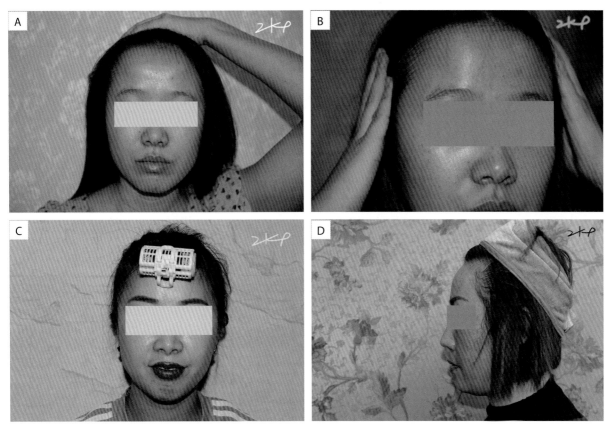

图 2-3-19　常见的各种不良头发箍拢方式和面部显露情况。A 显示患者左侧单手压住顶部头发，造成双侧肩部失衡，姿势异常；B 患者双手向后抚拢双侧颞部头发，造成显露不良和姿势异常；C 患者额部悬垂巨大发卡，不但没有很好显露额部，反而造成遮挡；D 使用发带造成头发箍拢不良，呈披头散发状

- 在眼部的暴露上，临床上常见各种将就的动作，以及各种不良的头发箍拢、暴露方式（图2-3-19）。

（3）妆容的去除：

- 对患者眼部情况进行准确分析时，需要最真实的信息，化妆会掩盖一些细节，造成判断不准确。对于有些患者，可以加拍带妆照片，从妆容方面判断患者的审美风格以及眼部的美学要求。也可以据照片观察妆前、妆后的眼部情况，比如较长、较重的睫毛对上睑缘位置的影响，还可以侧面评估上睑的肌力情况。

- 在眼整形美容照相的临床实践中，素颜照、清水照、化妆照、卸妆照、有妆照、无妆照这几个名词有必要进行适当厘清。

素颜照，通常理解是没有化妆的样子进行拍照。但是，随着化妆的普及和手机美颜拍照的广泛应用，有不少人认为素颜照就是淡妆照，或者就是没开手机美颜的照片。这一点一定要和患者形成统一认识。

清水照，这个说法更模糊，可以说画面比较清新，也可以说被拍者比较清秀、清新，也可以说被拍摄者的妆容不明显。不能准确表述是否化妆。

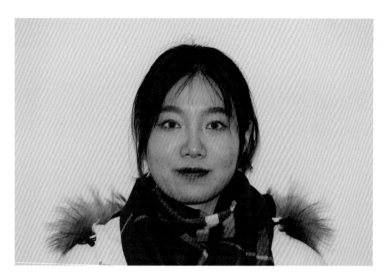

图 2-3-20　求美者的围巾和外套的毛领影响了面部显露和观察

在眼部整形美容的拍照中建议使用有妆照和无妆照，这两个名词表述比较好，比"化妆照"和"卸妆照"更准确。

· 用手机拍照时，一定要关闭其美颜功能。

（4）将求美者衣领翻开放平，良好显露颈部，下界包括胸锁关节（图2-3-20）。

（5）患者要挺胸坐直，不要松垮，不要倚靠（靠背、扶手、桌子、墙壁等）。

（6）患者要保持面、胸、膝、脚尖在垂直方向保持一条线。拍摄过程中，需要转换体位时，始终要保持这"四点一线连轴转"。除了颈部手术或年轻化操作有要求，可以做"脖子扭扭"的动作进行拍照，其他情况下建议严格按"四点一线连轴转"摆位。

（7）患者在转动身体的过程中，最好有专人监护，防止倾倒、磕碰。

（8）不要强求患者收下巴，不要强行纠正患者的"仰头习惯"（后仰），尤其是上睑下垂者和部分成年人。让患者保持自然平视状态。

（9）不要强行纠正年轻人的"低头习惯"（前俯），顺应患者的自然平视。

（10）不要刻意纠正患者的歪头现象（侧倾）。

（11）不要刻意纠正患者的转脸、扭头现象（旋转）。

（12）因面部发育不对称或头部位置异常造成两侧面部不对称的拍照，按照拍照者常用的面部45°位拍照。换侧时，以对侧45°位对应的地面参考标记线来确定本侧45°位，避免因头面部偏斜、发育不对称造成两侧45°位标准不一。

（13）对于头部发育形状异常（如平行四边形、尖头等）者，不要刻意去调整其头部位置。

（14）注意使患者放松，以免患者刻意保持"倾听姿势"，造成面部某个区域无意中努力对准拍摄者，造成头位不符合拍摄要求。

（15）注意医患之间的交流，要语言得体，减少支配感，表述要准确、易懂。肢体语言要恰当。针对不同年龄层次、认知层次的患者，要有相应的交流语言。对儿童和老人要有足够的耐心和交流技巧。

（16）随时注意拍摄中的患者身体和情绪变化，适时调整拍摄策略。

（17）对于拍照认识不足的患者，要提前做好相应的铺垫，向其传输正确的拍照观念。通过照片分析过程让其认识到拍照的重要性。

（18）患者躯干、肢体有异常时，建议增加全身直立位正位、斜位、侧位照相；对于不能站立者，也要尽可能补充拍摄全身照片，利于对各种影响因素进行采集、分析。

（19）要对患者做好关爱，不要为了拍照而拍照。

（20）光照条件良好，保持照度稳定，不要过暗和过亮；避免面部一侧光线明亮，一侧暗淡，造成阴阳脸。

（21）避免使用照相设备的美颜功能，力求真实反映原貌。

（22）使用灯箱补光时，建议撤除柔光罩，以减少美化。

（23）根据拍摄环境，调整照相机的参数和环境匹配。环境光变化较多时，建议M挡操作不熟练者，使用相机的自动功能。

（24）拍摄过程中，不要对照片进行张张检视，感觉照片有问题或发现照片有问题时，及时补拍，不要在照片的检视、删除中浪费时间。不良照片可以在转存过程中进行处理。

（25）注意照相室内金属家具、光滑瓷砖、玻璃门窗、镜面等对光线反射的影响。

（26）拍照工作等同医疗体检，需要有相关工作人员陪同。

（27）拍照场所要避免闪光刺激婴幼儿。

（28）照片的存储文件类型，常用JPEG格式，一般不需要RAW格式和TIFF格式。

（29）拓展用于口唇、面颈部时，可以拍摄龇牙、咧嘴、噘唇、吹口哨等动作。

（30）地标的使用。脚印地贴，多用于站立位肢体、躯干等拍摄；环形角度拍摄可用于站立位提示身体的旋转、面向，在坐位拍照中更好应用。

（31）必须有检查者的手部进入照片时，一定要戴检查手套。

（32）如有可能，遮盖测量尺和设备上的商标名称。

（33）避免在患者面部张贴、书写姓名等各种信息文字（图2-3-21）。

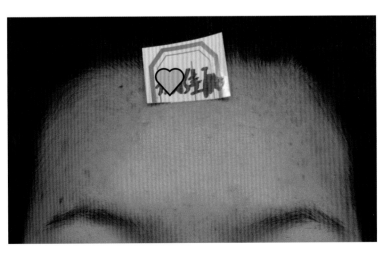

图2-3-21　在患者的脑门张贴姓名信息，是一种不合适的做法

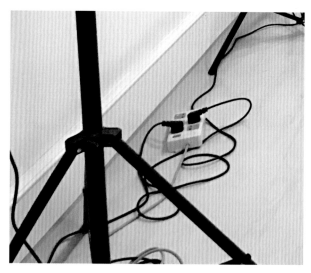

图 2-3-22 照相室的电源、电线，下班前应及时关闭电源或拔掉插头

（34）在进行所有临床照相之前应特别注意合法性和伦理学问题。

（35）注意过犹不及，谨防技术控。避免因设备复杂、过程繁复、阵仗太大，对患者造成干扰，造成拍摄中信息不实，有可能拍出来的是"紧张照片"。

（36）注意用电安全。下班时关闭电源或拔掉相应插头；加强通风散热，插座连线较多时，防止对行人造成牵绊（图2-3-22）。

（37）一天当中需要频繁使用相机者，建议相机保持常开状态，不要频繁开机、关机。

（38）避免头箍、橡皮筋等用物的交叉、重复使用。加强清洁、消毒。加强低值耗材的一次性使用。

全面部照片、全身照片与特写照片

张诚　成铤　马希达

▶ 全面部照片
▶ 全身照片
▶ 特写照片

在眼整形美容照相中有必要对全面部照片、全身照片与特写照片进行厘清说明，以利于在眼整形照相的临床工作中进行很好的应用。

眼整形美容照相的关注核心为眼部，眼部离不开面部的大小、比例、对称、和谐与动作。所以眼整形美容照相的取景范围，在正位照相时为：上界，完全显露头发；下界，显露胸锁关节；左右界，完全显露双肩。这类照片包括了全面部，称为全面部照片（图2-4-1）。

对于头面颈关系异常的患者，通常要检查全身情况，并拍摄相应姿势下的全身照片。以利于对头面颈关系进行分析，利于对眼部情况全面分析。对于有身体姿势异常、头面颈关系异常的患者，眼部异常通常为姿势异常导致，比如佝偻病、下肢不等长等；有些姿势异常也可能是眼部情况导致，比如上睑下垂、单眼低视力或盲等。

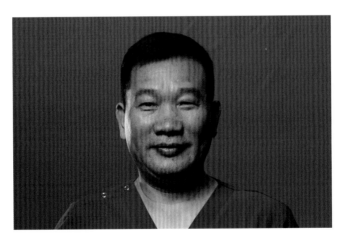

图 2-4-1　全面部照片。上界，完全显露头发；下界，显露胸锁关节；左右界，完全显露双肩。本照片是作者的工作照，存在面部两侧光照不一的问题

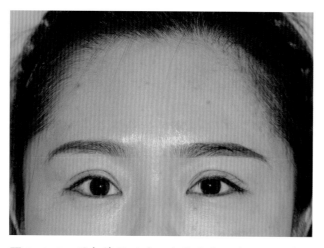

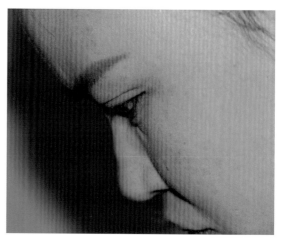

图2-4-2　眉部特写照片。上界达发际线上，下界达眶下缘，左右界包含双侧颞部发际和颧弓

图2-4-3　重睑特写照片。患者阅读位时，拍摄者从其侧面拍照

全面部照相的镜头中心轴通常位于头顶到胸锁关节的中心点上，眼部位于中心的上方，有可能会产生一定程度的图像周边畸形（与镜头质量、焦距、拍照距离等关系密切）。在完成眼整形美容模板照相的前提下，为了提高对关注部位的细化、准确认知，也可以加拍以关注点为中心的特写照片。特写照片通常有两种类型，一种是常规方位、动作下的局部拍摄，还有一种是超出一般照片模板的拍摄角度和动作的拍摄，多需拍特写照片。比如眉部的正面特写照相（图2-4-2），上界达发际线上，下界达眶下缘，左右界包含双侧颞部发际和颧弓。一种是特殊方位、特殊动作下的眼部特写照片，例如阅读位时的重睑侧面观（图2-4-3）。

在眼部，一些患者的指示点、医生重点关注的细节点（图2-4-4）的照相，也属于特写照片范畴。要注意在以关注点为中心的同时，取景范围要包含全部眼部。

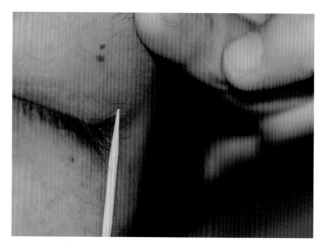

图2-4-4　患者关注点照片。患者对镜用牙签指示左眼重睑线尾端的小肿物

第五节 **过门照相——患者与简要病案信息的首张同框照相**

张可欣　张诚　淳璞

在整形美容拍照的临床实践中，由于工作量较大，经常有同名、同姓，甚至同项目、同医生的情况发生。同一时期，在同一个地区也经常会面临患者面容相似、打扮相似、行为气质大致相似的困惑。如果同一天给多个患者拍照，就有可能造成人员识别困难。患者术后面容发生改变，甚至变化非常大，导致患者自己和周围的人都不好辨认，再加上患者做了其他各种整形美容项目，造成容貌反差极大的改变。

一　过门照片的提出

拍照时患者人像照片和病案资料照片分离，给工作人员区分患者、对号入座、整理照片带来了不小的困难。

我们把这种患者本人和病案信息对应衔接的照片称为过门照片。过门，有数种释义，我们这里采用歌曲中过门的释义，指的是在歌词的前后或中间，用乐器演奏一段曲子，具有承前启后的作用。眼整形美容照相中的"过门照片"通常指在一个患者照片组的开头加上信息照片，和患者同框，便于照片组识别和整理。

"过门照片"的各种常见拍摄情况

　　如何在患者简要信息和患者照片的对应、衔接上做得更好？临床上各家机构在过门照片上也都做了一些探索、实践。但是，观察大多数机构的现行做法，其效果都不尽如人意，"过门照片"拍照的现状，还存在各种各样的问题（图2-5-1A～F）。单独拍摄患者的收费单作为过门照片，此种过门方式，不能达到很好地过门标记，只是中间插入一张照片，对于患者分辨还是有些困难。有时信息单遮盖面部，"过门照片"没有很好显示患者的面部信息，在后期整理时还会存在识别困难问题。患者基本信息和患者影像分离，不能直接显示患者是谁，只能通过照片的间接关系来推断。建议患者信息说明物和患者面部同框，建立被拍摄者和信息的直接关系。

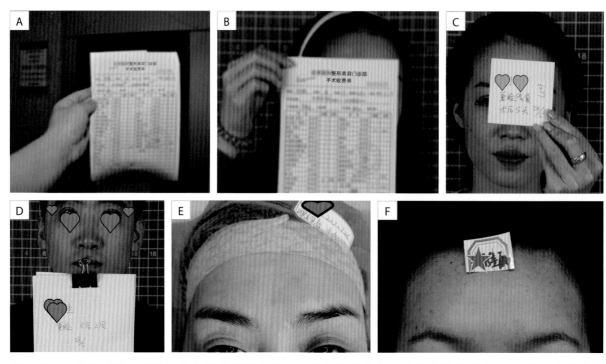

图2-5-1　各种"过门照片"的标记和拍摄方式。A 单独拍摄患者的收费单作为"过门照片"，此种过门方式不能达到很好地过门标记，只是中间插入一张照片，对于患者分辨还是有些困难。B "过门照片"没有很好显示患者的面部信息，在后期整理时还会存在识别困难。基本信息和患者影像分离，不能直接显示患者是谁，只能通过照片的间接关系来推断。C 虽然做到了患者信息和患者本人同框，但是面部大部分信息被遮挡，只能从残存的未遮挡画面进行推断。D 患者举着手写说明信息，和面部同框拍照，基本做到了患者信息和面部同框。E 患者简要信息用不干胶纸贴于手术帽子上，虽然做到了和患者面部同框，但是过于简陋、不正规。F 患者姓名写在不干胶纸上，直接贴在患者额头，如此做法，一是信息简陋，二是面部贴东西，显得不尊重患者

三 其他过门方式

电影拍摄中，通常采用场记板来起始、标记、说明拍摄的内容（图2-5-2）。

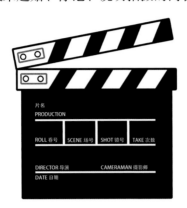

图 2-5-2 电影拍摄中常用场记板的方式来起始、标记、说明拍摄内容

有些非医学摄影工作者有着自己的方法，例如在拍第一张以前，先用手指在镜头前拍一张；拍完最后一张照片后，也用同样的方法重复这个操作。因为，拍照工作要拍的不是一张照片，而是几张或者许多张照片。除非拍照者对要拍摄的景物、人物及拍摄过程都非常熟悉。否则，在整理照片时，就有可能不知道是从哪里开始拍摄的，浪费时间，造成困惑。在眼整形美容照相中，镜头前拍摄手指作为标记的方法并不可取，因为患者的面部可以明显区分照片组，只不过在具体区分是谁的照片时，如果不加以过门说明，会面临一些困难。

四 眼整形美容过门照相

过门照片一般要求场记板和患者面部同框拍摄。

（1）眼整形美容照相场记板的一般要求，主要是包含患者信息介绍（姓名、性别、年龄）和项目、医生等信息，还要适当包含诸如术前、换药、拆线、复诊等项目内容（图2-5-3）。

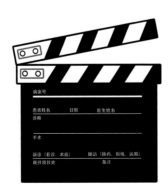

图 2-5-3 眼整形美容照相场记板包含的常规内容

（2）场记板的制作：可以使用适当大小的黑板或白板，每次填写、更新信息。要可擦写，便于下一个患者使用。也有的医美照相师，是把患者的病历页作为场记板使用的；但因为病历书写、传递的问题，有时不一定有完善的病历可用。

（3）场记形式：采用场记板形式，写明患者的信息情况。

（4）使用方法：拍摄患者前，先拍摄场记板和患者面部同框照片，再开始为患者进行眼整形照相。

（5）场记板的入镜方式：①悬挂于背景布前，位于患者头部旁侧，平齐患者对焦平面，或者处在良好景深范围内，以保证照片信息清晰。②照相师手持入镜，拍照后随即撤回。③患者手持场记板入镜，过门照相后场记板出镜（图2-5-4）。

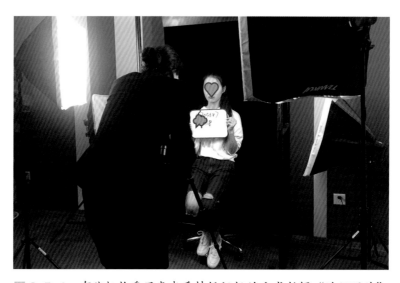

图 2-5-4   有些机构采用患者手持场记板的方式拍摄"过门照片"

经过大量眼整形照相的临床实践，我们认为场记板和患者面部同框拍照作为"过门照片"，比单纯拍摄场记板作为"过门照片"更加利于患者识别，利于照片整理。

 拍摄过门照片的注意事项

（1）不要在患者的面部、帽子上粘贴信息贴纸，更不要在患者的面部直接书写信息。

（2）不要让患者用手举着场记板、病历拍照。

（3）不要拍摄患者身姿垮塌的不良状态，要拍摄患者挺胸坐直的精神状态。

（4）患者可能同时面临几个项目拍照，建议不同项目要用不同的场记板隔开，做好各自对应的过门照相。

第六节　照片的裁剪和使用

张诚　侯俊杰　田怡

在已拍摄照片的使用中，经常面临如何选择照片、如何裁剪照片和如何使用照片的困惑。本节针对这些在实际应用中常见的问题，进行阐述。

一　眼部照片的裁剪

建议原图裁剪，不要压缩后裁剪，可以最大限度地保留细节。压缩后裁剪，或裁剪后压缩，均容易造成细节流失，照片放大后会出现模糊不清。

■ 1. 各种方位眼部照片的参考裁剪界线

（1）正位照片：上界，眉上1cm水平线；下界，鼻翼沟上端水平线；左右界，含两侧眶外侧缘。

（2）前斜45°位照片：上界，以近侧眉上1cm为界；下界，以近侧鼻翼沟上端为界；两侧界，近侧以眶外缘为界，远侧以面部轮廓向外留少许背景为界。

（3）侧位照片：上界，眉上1cm；下界，鼻翼沟上端水平线；前界，以鼻尖垂线为界；后界，以眉梢垂线为界。

（4）仰头位（下斜45°位）照片：上界，眉上方；下界，鼻翼沟上端水平线；两侧界，以眶外缘为界。

（5）低头位（上斜45°位）照片：上界，以眉梢水平线为界；下界，以鼻翼沟上端为界；两侧界，以眉梢垂线为界。

（6）后斜45°位照片：上界，发际线上；后界，耳郭边缘；下界，喉结处，显露颏颈角；前界，为留白区域，向面部方向裁剪，调整眼部位于井字构图的前上节点。

■ 2. 优点

（1）相当于局部放大，用于重点突出显示眼部的情况。

（2）便于对细微结构进行观察。

（3）能够满足大部分场景使用。

（4）主要针对专业人士使用（教学、演讲、发表文章等）。

■ 3. 缺点

（1）不能显示眼睛与全面部的比例关系。

（2）不能显示眼睛与面部轮廓、弧度的关系。

（3）不能显示眼睛与颈部、躯干的关系（侧倾、旋转、俯仰等）。

（4）更细微的结构，需要专门进行特写拍照（从全面部照片上裁剪的局部照片，在显示细节上，可能已经不够用了，并有可能出现透视上的差别）。

二　全面部照片的裁剪

全面部照片的裁剪范围要求，基本等同于全面部照片拍摄时的取景范围。只是针对拍摄取景不完全一致的照片，进行相应的裁剪。

■ 1. 各种方位全面部照片的裁剪界线

（1）正位照片的拍摄范围：上界，完全显露顶部头发；下界，显露胸锁关节；左右界，完全显露双肩。

（2）前斜45°位照片拍摄范围：上界，完全显露顶部头发；下界，靠前侧肩显露；左右界，双肩显露，面部完全显露，近侧耳朵显露，头发显露。

（3）侧位照片拍摄范围：上界，完全显露顶部头发；下界，靠前侧肩显露；左右界，侧面部完全显露，近侧耳朵显露，头发显露。

2. 优点

（1）可以显示眼部情况。

（2）显示眼睛与面部比例关系。

（3）推演头、面、颈、躯干的关系。

（4）可满足大部分场景使用，主要偏重于一般咨询、医医交流、医患沟通等。

3. 缺点

（1）不能突出眼部情况。在有限的图片大小下，尤其是纸质版情况下，眼部情况得不到突出显示。

（2）观察眼部细微结构受限。

 特写照片的裁剪

一般不需裁剪。除非特写照相的取景比较杂乱，或范围较大，不能突出特写内容。

为了突出重点内容，特写照片通常已经注意到了构图，在照片裁剪和调整中，注意中央构图、九宫格构图以及黄金分割构图的应用，适当注意引导线的指示作用。

 照片的三结合使用

（1）常规使用眼部裁剪照片突出展示眼部情况。

（2）全面部照片，用来说明比例、轮廓、对称、和谐等关系（正位平视、侧位平视各1张照片）。

（3）特写照片，用以突出细微结构。

（4）正位、正面仰头位、正面低头位等，一般都是双眼同框裁剪，单眼情况一般用特写照片。

五　根据应用场景选择不同裁剪的照片

（1）诊室使用：以中模板为主，针对诊察对象的不同情况，可以接近全模板。使用全面部、原图照片，不需要裁剪，可在显示屏上放大、缩小，分区域观察。

（2）咨询室使用：通常使用微模板（即咨询模板），即正面4张（平视、上看、下看、闭眼）加侧面2张（平视、闭眼），使用全面部、原图照片。根据具体情况可以适当补充某个角度和动作的照片。

（3）手术室的术中参考：正位6张（上中下闭挤笑）加侧面1张（平视）。全面部、原图照片。根据术者的关注不同，可加用其他照片。

（4）幻灯片使用：正位6张（上中下闭挤笑），眼部裁剪。加正位平视全面部照片1张、侧位平视全面部照片1张。如需加用水印标记，以不喧宾夺主为好。

（5）发表学术文章，术前术后效果展示：建议使用正位6张眼部裁剪照片说明眼部情况和细节；用正位平视全面部照片1张，来说明眼睛在面部的比例、对称、和谐等情况；用侧位平视全面部照片1张，来说明眼球突出、中面部发育、面部轮廓等情况。

（6）纠纷时的照片使用：按照病历文件，全面提供相应照片。

（7）临床科研的照片收集和整理：珍惜每一张照片，科学规划，努力做到信息采集的最大化。

通过各个环节照相，照片分析和使用，形成基于患者就诊过程的照相链条：从咨询室、看诊、术前（照相室）、手术室、术后（换药室换药、拆线）到远期随访，再到回溯，形成闭环。

第三章

眼整形美容照相中的方位和眼部动作

马希达　秦涛　孙诗竹　张可欣　刘宝　张诚

第一节　人体解剖学一般术语与方位

- ▸ 人体解剖学标准姿势
- ▸ 解剖学方位术语
  - ▸ 上、下、左、右
  - ▸ 颅侧、尾侧
  - ▸ 内侧、外侧
- ▸ 内、外
- ▸ 浅、深
- ▸ 近侧、远侧
- ▸ 人体的轴和面
  - ▸ 垂直轴、矢状轴、冠状轴
  - ▸ 矢状面、冠状面、水平面

即便是很有经验的整形美容医生，对解剖学方位术语的理解和描述，也会出现不准确或谬误的情况。作为从事眼整形照相的相关工作人员，可能更加缺乏相应的解剖学基础知识。而眼整形照相中却非常需要方位、轴、面等的确定和头部的正确摆位，如果没有相应的正确认知，在实际操作、描述和传播中则很容易造成信息误差，不利于严谨的医学工作的开展。因此有必要对人体解剖学的标准姿势、方位名词、轴和面等名词进行详细的梳理。

为了准确描述人体各部位、各器官的形态结构和位置关系，解剖上已经有公认的统一标准和描述语言，形成了轴、面和方位等术语，以便临床医生对患者进行检查、记录，以及在病历书写时，做到有章可循，避免混乱。

一 ## 人体的标准解剖学姿势

人体的标准解剖学姿势，是指身体直立，面向前方，两眼平视正前方，双足并拢，足尖向前，双上肢下垂于躯干的两侧，掌心向前。描述人体任何结构时，均应以此姿势为标准，即使被观察的客体、标本或模型为俯卧位、横位或倒置，或只是身体的一个局部，仍应按人体的标准解剖学姿势进行描述。

 二 ## 方位术语（图3-1-1A～C）

上（Superior）和下（Inferior），是描述器官或结构距颅顶或足底的相对远、近关系的术语。按照解剖学姿势，近颅者为上，近足者为下。比较解剖学则常用颅侧（Cranial）和尾侧（Caudal）作为对应名词。

前（Anterior）或腹侧（Ventral）与后（Posterior）或背侧（Dorsal），是描述距身体前后面距离相对远近的名词。距身体腹侧近者为前，距身体背侧近者为后。

内侧（Medial）和外侧（Lateral），是描述人体各局部或器官、结构与人体正中矢状面距离大小而言的术语。如眼位于鼻的外侧，位于耳的内侧。

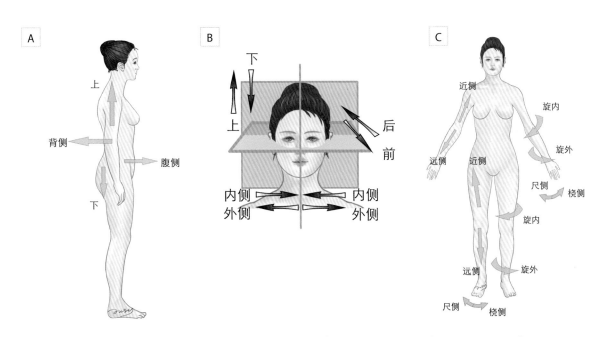

图3-1-1 人体解剖学方位术语。A上、下；腹侧、背侧。B上、下；前、后；内侧、外侧。C近侧、远侧；尺侧、桡侧；旋内、旋外

内（Internal）和外（Lateral），是描述体腔或空腔器官相互位置关系的术语，腔壁上的结构近内腔者为内，远离内腔者为外。内、外与内侧、外侧是两种含义完全不同的解剖术语，一定要注意区别。

浅（Superficial）和深（Profundal），是描述与皮肤表面相对距离关系的术语，近皮肤者为浅，远离皮肤而距人体内部中心近者为深。

在四肢，上为近侧（Proximal），即距离肢根部较近；下为远侧（Distal），即距离肢根部较远。

另外一些术语如：左（Left）和右（Right）、垂直（Vertical）、水平（Horizontal）和中央（Central）等则与一般概念相同。

三　人体的轴和面

轴和面是描述人体器官形态，尤其是描述关节运动、断层解剖学和影像解剖学时常用的术语。人体可设置相互垂直的3种轴，即垂直轴、矢状轴和冠状轴。依据上述3种轴，还可以在人体设置相互垂直的3种面，即矢状面、冠状面和水平面（图3-1-2）。

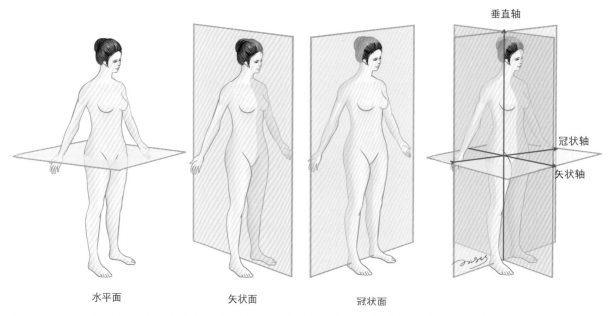

水平面　　　　　矢状面　　　　　冠状面

图 3-1-2　人体的轴和面。轴包括：矢状轴、垂直轴和冠状轴；面包括：矢状面、水平面和冠状面

（一）轴

垂直轴（Vertical axis）：为上下方向，并于地平面（水平面）相互垂直的轴。

矢状轴（Sagittal axis）：是从腹侧面到背侧面，同时与垂直轴呈直角交叉的轴。又名背侧轴。

冠状轴（Frontal axis）：为左右方向，与水平面平行，与上述两个轴相垂直的轴。

（二）面

矢状面（Sagittal plane）：指前后方向，将人体分成左右两部的纵切面，该切面与水平面垂直。将人体分为左右相等两半的矢状面称为正中矢状面。

冠状面（Frontal plane）：为左右方向，将人体分为前后两部的纵切面。该切面与矢状面和水平面垂直。

水平面（Horizontal plane）：又称横切面（Transverse section），是指将人体分为上下两部的平面，与人体冠状面和水平面垂直。

在描述器官的切面时，往往以器官的长轴为标准，将与其长轴平行的切面称为纵切面（Longitudinal section），将与其长轴垂直的切面称为横切面。

深入理解上述人体解剖术语，在眼整形美容照相的临床工作中加以使用，严格把控照相体位的标准化，严格注意拍摄者、照相机、被拍摄者的轴和面的关系，在最大限度地获取拍摄信息的情况下，达到最好的可重复性。

张诚　侯俊杰　淳璞　王乾　陈军

第二节　眼整形美容照相中左、右方位的明晰

▶ 照相实践中的"左右"辨析

▶ 照相中的"镜像效应"

在具体的眼整形美容照相实践中，各家机构的场地都不是很大。照相时，基本上是拍照者保持在相对固定的拍照位置不动，通过让患者转动身体、俯仰头部，呈现给我们要拍摄的方位和部位。由于患者转动方位与拍摄者观察到的方位是相反的，由此产生了医患双方感受不同的左右相反问题。下文将针对这个问题进行相应的阐述。

一　在照相实践中"左右"的辨析

左右方位的理解和对应问题，主要是指在以下几个方面：A指令方位；B患者方位；C观察方位；D所见方位。这4者之间的对应和理解容易让人感到困惑。

在眼整形美容照相的具体临床工作中，A指令体位与B患者方位均为体位变动时，动作方向的表述，A、B的左右相同。C观察方位角度，是拍摄者相对于被拍摄者的方位，与D所见方位，都是拍摄者见到的患者方位，C和D均为所见体位方位的表述。C、D的左右是相同的。

A、B与C、D的方向是左右相反的。拍摄者对这4种描述方位容易出现认知错误，进而产生理解困惑和交流偏差，影响工作的开展。照片拍摄中的这种"左右"问题一定要明晰和牢记。

简言之，A、B是患者的转动方位；C、D是患者的呈现方位，也是拍摄者的所见方位（图3-2-1）。

以左侧为例，指示患者向左转90°（A指令方位），患者转到左侧90°（B患者方位），而拍摄者在患者的右侧90°进行观察（C观察方位），照片拍摄的是患者的右侧90°（D所见方位）。患者向左转90°，展示的是其右侧。

以左前斜45°位照片为例，当观察者围绕患者移动，在被观察者的左前斜45°方向观察、拍摄时，所见就是患者的左前斜45°观察面。当观察者围绕被观察者转动时，两者的方位都是一致对应的。

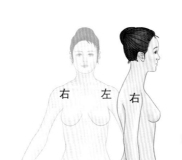

A.向左转90°（指令方位）

B.患者转到左侧90°（患者方位）

A=B

C.拍摄者在患者的右侧90°进行观察（观察方位）

D.照片拍摄的是患者的右侧90°（所见方位）

C=D

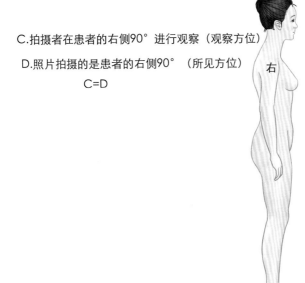

图3-2-1　患者的显示方位与拍摄者指令方向的对应关系

　　但是，当观察者不动，被观察者（患者）转动时，则被观察者需要向右前斜45°转动，才能显示左前斜45°的观察面。所以在拍照，下达指令时，让患者向右转45°，患者处于背景布的右前斜45°，而我们观察的面是患者的左前斜45°，拍摄的是患者的左前斜45°。

　　患者与拍摄者的体位关系：角度以患者面正中、双膝、双脚尖指向平面（面膝脚平面、正中矢状面）与拍摄者的面正中、双膝、双脚尖所指向平面的夹角来确定。在左前斜45°位中，患者指向平面与拍摄者指向平面在拍摄者右前方形成45°夹角。

眼整形美容照相中的镜像效应

患者体位转动方位与拍摄者观察到的方位之间产生的困惑，实际上是患者的自身转动代替了观察者的围绕转动观察造成的。这是一个方位转换问题，因为患者转动方位时采用患者视角的方位；而拍摄者观察时用的是观察者的方位，两个方位之间成镜像效应（图3-2-2），患者呈现的方位与动作方位正好相反。

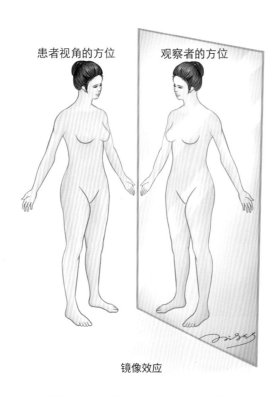

图 3-2-2 观察者与被观察者之间方位的镜像效应

在具体的拍摄工作中，为了得到所要观察的方位，尽管直接下达指令去实现就可以了，不要纠结于患者的转动方向和拍摄方位之间的矛盾和换算。

由于照相就是照相机收集光线的过程，不涉及光线穿透身体，不会从一面到另一面，照相机所见的面就是当前对准的面，所以，照片的命名，以照相机位置在被拍摄者的方位来命名，也可用照片拍摄到的患者的方位来命名，两者在方位表述上是一致的。

对于患者的描述和患者的照片描述、命名上，所见什么方位，所拍什么方位，那就是患者的什么方位。如果照片拍摄的是患者的右前斜45°面（方位），则照片显示的也是患者的右前斜45°面（方位），则这张照片就是患者的右前斜45°视图（或照片）。

眼整形美容照相中水平面斜位的明晰

张诚　韩雪峰

▸ 水平面斜位的分析

▸ 特指斜位的提出和确定

　　▸ 左前斜 45°

　　▸ 左后斜 45°

　　▸ 右前斜 45°

　　▸ 右后斜 45°

　　在眼整形美容照相的临床实践中，关于水平面斜位的描述，存在不够全面、不够规范和不够准确的问题。通常大家会默认"斜位"就是"前斜45°位"，"左斜位"就是"左侧向前的斜位，并位于45°位"，实际上，这个理解是片面的、不准确的。对水平面斜位的理解，必须要进行深入探讨和明晰。

一　水平面斜位分析

　　在水平面上观察，以正中矢状线为基准，从面部正中到枕部正中的0°～180°之间，0°为正前位视图，90°为侧位，180°为正后位。这3个角度以外的角度，都可以称为斜位，处在左侧的这些角度都是"左侧斜位"或"左斜位"，处在右侧的这些角度称为"右侧斜位"或"右斜位"（图3-3-1A、B）。

　　但是，需要进一步明确的是，以左侧为例，位于冠状面之前的0°～90°之间的斜位，应称为"左前斜位"，在90°～180°之间的斜位，称为"左后斜位"。在各个斜位区域，对应的45°应分别确定为：左前斜45°、左后斜45°（左侧135°）、右前斜45°和右后斜45°（右侧135°）。

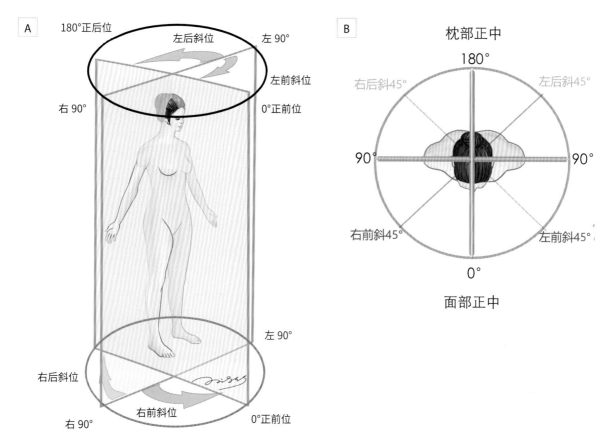

图 3-3-1　水平面斜位的分析。A 人体直立位时各方位的头部和足部斜向透视图，重点突出斜位的表现。B 从头侧向尾侧透视图，显示各方位在水平面上的投影。在水平面上观察，以正中矢状线为基准，从面部正中到枕部正中的 0°～180° 之间，0° 为正前位视图，90° 为侧位，180° 为正后位。这 3 个角度以外的角度，都可以称为斜位，处在左侧的这些角度都是"左侧斜位"或"左斜位"，处在右侧的称为"右侧斜位"或"右斜位"。进一步明确的是，以左侧为例，位于冠状面之前的 0°～90° 之间的斜位，应称为"左前斜位"，在 90°～180° 之间的斜位，称为"左后斜位"

二　特指斜位的确定

在临床上，左后斜45° 位也有着非常重要的观察价值，确定以后便于重复使用。为了便于工作，可约定左前斜45° 位和左后斜45° 位分别特指为左前斜位和左后斜位。右侧同理，右前斜45° 和右后斜45° 分别特指为右前斜位和右后斜位。

经前述分析，眼整形美容照相中的斜位，可以简约概括并特指为：左前斜45° 位（左前斜位）、右前斜45° 位（右前斜位）、左后斜45° 位（左后斜位）和右后斜45° 位（右后斜位），共4个水平面斜位。在以前，水平面斜位通常仅局限于左右两个前斜45° 位，经过前述分析梳理，基本上可以摒弃之前关于斜位的不准确描述和认知了。

因此，准确界定斜位的相关名称，有助于我们准确描述患者的眼部观察方向和表现。

我们后续会在相应的章节，对相应斜位进行具体确定和描述。

基于对患者眼睛观察方位需求的头部简化模型的建立与分析

张诚

目前，人们对眼整形美容照相的方位普遍缺乏深入的探讨，有人认为对眼部手术患者拍照和分析的标准化视图分为正位、左侧位、右侧位、左斜位（前）、右斜位（前），并分别拍摄睁眼和闭眼照片。也有人从头部广泛整形美容的角度考虑，把头部摆位分为正视位、斜面、正侧位3种。也有人采用前视图、45°侧视图、90°侧视图说法，这几种说法基本上都是采用正、斜、侧3种方位。大多数人采用了这种方位选择方法，并且一直沿袭下来。

然而，这种方位体系明显存在不足：首先是方位不够准确，尤其是在斜位的区别上，没有表明倾斜角度，也没有指明是前斜位还是后斜位；其次是方位不全面，没有包括一些很有用的方位，比如头侧位、尾侧位等。

一　头部简化模型的建立

为了更好地推动眼整形美容照相标准化、体系化，方便一线人员准确、简便地开展工作，我们基于对眼部全面观察的方位需求，对头部进行简化模型建立，并进行分析，从而得出更加全面、更加科学、更加实用的眼整形美容照相方位。

要想准确、全面地对眼睛及相关结构进行照相，首先要了解我们可以从哪些方位去观察眼睛。眼睛并不是孤立的、游离的一对器官，而是委身于头面部，并和周围器官以及头面部形成一定的相互关系，所以在观察眼睛时，不能抛开眼睛以外的器官和结构。

因为头面部由多种器官、组织构成，并且各种器官分布、协调运动，形成复杂的立体形态，并且在不停的运动中产生变化。如果困惑于复杂的面部具体形态，则很难有好的条理性进行观察分析，并且也无法做到结果一致，更难以复制和推广。由于观察中组织器官相互之间的遮挡，照相机也只能从有限的几个方位进行观察、拍照。

为此，我们对复杂的头面部进行简化建模，忽略各种器官和形态，把头部简化成一个长方体模型（图3-4-1），整理出简化的长方体的剖面和观察方位，用于眼整形美容照相的方位分析，再回归运用到人体的头面部，进而用于观察眼睛。

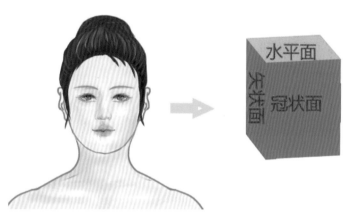

图 3-4-1　头部长方体简化模型，并显示冠状面、水平面和矢状面

 ## 3 面 8 方分析法

在简化模型的观察上，有无数的面和观察方位，组合起来，就是无限大的数字，在临床工作中无法应用。为此，在头面部简化长方体模型的基础上，我们又提出了"3面8方分析法"。

3面，指的是冠状面、矢状面、水平面（横切面）。冠状面代表面部的正面和枕侧正视图；矢状面包括实体的左侧面和右侧面；水平面表示从头侧向正下的透视图和从尾侧向正上的透视图。

8方，指的是在每一个截面上的观察方向，简化为8个观察方向，是基于现有通行的45°分割法，把平面的360°分成8格，每45°一格，共得到8个方位。在冠状面、矢状面、水平面等3个面上，分别进行这种8个方位观察分析。

表盘分析法

在某个平面上对眼睛进行相应方位的观察、分析，形如表盘，又称为表盘分析法。一共有3个面，每面按8个方位观察，3面和8方结合起来，采用表盘分析法，得出3个表盘分析面：水平面表盘、冠状面表盘和矢状面表盘。分别表述如下：

1. 水平面表盘

在此平面以眼部为中心围绕头颅一圈，展示所有的观察方位，并给出简化的8个方位（图3-4-2），包括（从0—12点描述）：后位（正后位）、左后斜45°位、左侧位、左前斜45°位、前位（正位）、右前斜45°位、右侧位、右后斜45°位。

其中前5个方位最常用。后位（正后位），从枕部向前观察、拍照，所见为毛发和可能显露的耳朵，观察不到关于眼睛的有用信息，甚至与面部关系也不大，所以不用。左后斜45°位和右后斜45°位，因为大多数医生的观察焦点还是集中在眼睛的正前位、前斜位和侧位，很少有注意到后斜方位的重要性，该方位目前用得较少。

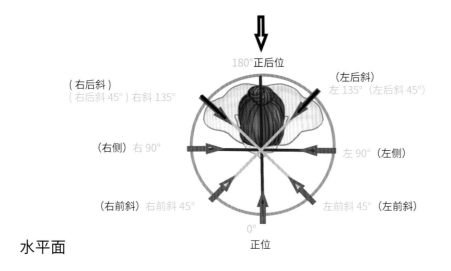

水平面

图3-4-2　水平面表盘。在水平面上可用于对眼睛的观察方向，有正位、左前斜、右前斜、左侧、右侧、左后斜、右后斜共7个方位（红色箭头标记），其中左后斜位和右后斜位（红色加深灰箭头）只能观察到眼睛的眶外侧轮廓。黑色箭头标记的正后位，因为完全被遮挡，对眼睛不可见

由此可以得出，水平面表盘有5个常用方位（右侧位、右前斜45°位、正位、左前斜45°位、左侧位），有2个不太常用的方位（右后斜45°位、左后斜45°位）。

■ 2. 冠状面表盘

在此平面以眼部为中心围绕头颅一圈，展示所有的观察方位，并给出简化的8个方位（图3-4-3），包括（按0—12点描述）：上方（头侧）位、左上斜45°位、左侧位、左下斜45°位、下方（尾侧）位、右下斜45°位、右侧位、右上斜45°位。

其中，最常用的为侧位，包括左侧位和右侧位，此处的侧位和水平面中的侧位重复；上方（头侧）、下方（尾侧）在临床上基本不用，正上方观察受额部、眉部遮挡，对眼部无法进行有效的拍照观察，此方位至多可用于观察眉弓、眉毛、额部、眶缘向颞部的弧度等；正下方观察受限于面部组织的遮挡，也很难观察到眼部更多信息，也难以越过胸部有效放置照相机。侧方的上下斜位（包括左上斜45°位、左下斜45°位、右上斜45°位及右下斜45°位），没有明显的观察意义，在临床上基本不用。

由此得出，在冠状面表盘上，只有侧位（左侧、右侧）最常用，并在水平面表盘中重复提到。

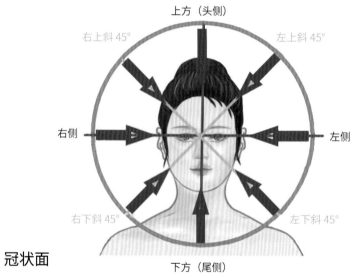

冠状面

图 3-4-3　冠状面表盘。冠状面上对眼睛的观察方位，只有红色箭头标记的侧方（左侧、右侧）有明显的观察意义。深灰箭头标记的其他方位均会被面部结构遮挡，不能很好地观察眼睛，除了在面部轮廓塑造中可以更好使用

■ 3. 矢状面表盘

在此平面以眼部为中心围绕头颅一圈，展示所有的观察方位，并给出简化的8个方位（图3-4-4），包括（按0—12点描述）：上方（头侧）位、上后斜45°位、后方（后位）、下后斜45°位、下方（尾侧）、下前斜45°位、前方（正位）、上前斜45°位。

其中正位最常用，上前斜45°位、下前斜45°位能发现很多水平方向不能看到的眼部情况，并可以理解为眼睛的头侧观察常用上前斜45°位取代，尾侧观察常用下前斜45°位取代，所以这两个方位也逐渐受到重视。

上后斜45°位、后位及下后斜45°位，没有观察意义，临床不用。

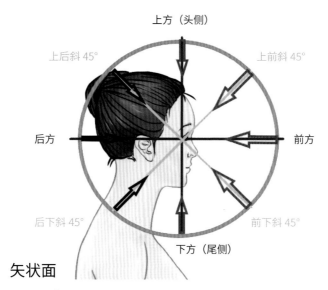

图3-4-4　矢状面表盘。红色箭头标记的前方、上前斜45°位、下前斜45°位等3个方位可以用来很好地观察眼睛。深灰色箭头标记的头侧（上方）和尾侧（下方）等2个方位，不能用来很好地观察眼睛，同冠状面表盘的上方和下方。黑色箭头标记的后方、上后斜45°、下后斜45°等共3个方位，因完全遮挡，不能用于观察眼睛

四　可用观察方位汇总

综上所述，因各面之间的观察方位有重叠，共得到眼整形美容照相中常用的方位共9个，包括水平面表盘7个方位（正位、左前斜45°位、左侧位、右前斜45°位、右侧位、左后斜45°位、右后斜45°位），矢状面表盘2个方位（上前斜45°位、下前斜45°位）。按照各个方位在眼整形美容照相中的常用程度和重要性，可分为一级方位、二级方位和三级方位。其中一级方位最重要、最常用，二级次之，三级再次之。

各级常用方位分别如下：

一级常用方位：正位、左前斜45°位、左侧位、右前斜45°位、右侧位。

二级常用方位：上前斜45°位（如无特殊说明，本书中以后等同于头侧位）、下前斜45°位（如无特殊说明，本书中以后等同于尾侧位）。

三级常用方位：左后斜45°位、右后斜45°位。

以上方位是临床上对眼睛观察的适用方位，也是眼整形美容照相的可选择方位，拍摄者应从各个方位观察眼睛的各种动作，并拍照记录，才能更全面、更准确地了解眼睛。

眼整形美容照相中头部摆位与各个方位的确定

张诚

- ▶ 头部摆位中基础平面的确定
  - ▶ 法兰克福平面
  - ▶ 面部自然水平面
  - ▶ 上睑遮盖对平视头位的影响
  - ▶ 低头平视
  - ▶ 仰头平视
- ▶ 各方位的确定
  - ▶ 正位
  - ▶ 前斜45°位（左、右）
  - ▶ 侧位（左、右）
  - ▶ 后斜45°位（左、右）
  - ▶ 前斜45°位（上、下）
- ▶ 方位确定的原则和注意事项

　　在上一节中，我们通过对头部简化模型的分析，筛选出共9个常用方位，包括：正位、左前斜45°位、左侧位、右前斜45°位和右侧位共5个一级常用重要方位，上前斜45°位和下前斜45°位共2个二级常用方位，以及左后斜45°位和右后斜45°位共2个三级常用方位。从中，我们知道了有哪些方位可用，也注意到了在方位选择中的优先性。本节主要对每个方位的标准化界定进行探讨，给出每个方位实现可重复性的一些方法和标准。

　　要想做到头部的观察方位标准化和可重复，首先要了解头部摆位这个基础问题。目前，头部摆位中主要面临2个问题：①确定头部摆位的基础平面；②身体姿势的确定。本节另一个重要内容是眼睛各个观察方位的明确界定。

头部摆位与身体姿势确定

（一）头部基础平面位置的确定

头影测量学已经具有100多年的历史，艺术家和人类学家运用点、线、面建立测量方法，并加以拓展。14世纪著名的艺术家达·芬奇在自然头位时的颅骨上画出了几条水平线，后来成为经典的自然水平面。自然头位（Netural head position，NHP）一直被人类学家和解剖学家认为是标准的、具有高可重复性的头位，适用于观察研究人类不同颅面部特征。1884年，法兰克福平面（Frankfort horizontal plane）被德国人类学协会认同，成为重要的硬组织水平参考平面。

头位的确定大致有两类，根据颅面部硬组织确定的头位和根据颅面部软组织确定的头位，分别以法兰克福平面定位和自然水平面定位为代表。

1. 根据颅面硬组织确定的头位

法兰克福平面（Frankfort horizontal plane，简称FH平面），又称眶耳平面，横向穿过耳屏顶端（外耳道），越过眶下缘的水平面，即双侧外耳门上缘点和左侧眶下缘点所组成的平面。在拍摄X线片时用法兰克福平面作为参考基线，主要用于颅面部硬组织的X线定位，并被广泛用于口腔正畸及颌面外科。在拍摄面部照片时也被一些医生作为头部定位的标准。

有学者对左右耳点和左右眶下缘点共4个点进行了排列组合，得出4种平面，对于面部基本对称者，4种平面差异不大。

2. 根据颅面部软组织确定的头位

采用面部自然水平面来定位时，被观察者双眼自然平视前方，视线与地平线（地面）水平，或在其前方垂直放置平面镜子，被观察者平视镜子里自己的眼睛，此时的头面部摆位即为头部自然水平面摆位。

这两种不同平面，会对眼球的注视产生影响，从而影响眼部的睑球关系，并对下颌、颈部轮廓和颏下组织堆积产生明显影响和改变（图3-5-1A、B）。

3. 不同年龄阶段人眼睑裂与眼球的遮盖关系及其对平视头位的影响

在不同年龄阶段，人眼睑裂与眼球的遮盖关系会有不同。总的趋势是，随着年龄的增长，睑裂遮盖眼球，造成眼球显露的部分逐渐下移（图3-5-2），即上睑缘从角膜上缘逐渐移向瞳孔，呈现上睑下垂征；下睑缘从角膜下缘上，逐渐下移到角膜下缘下方，下方巩膜显露，眼白显露增多，呈现下睑退缩征。不同年龄人群睑裂与眼球的遮盖（显露）关系参见表3-5-1。

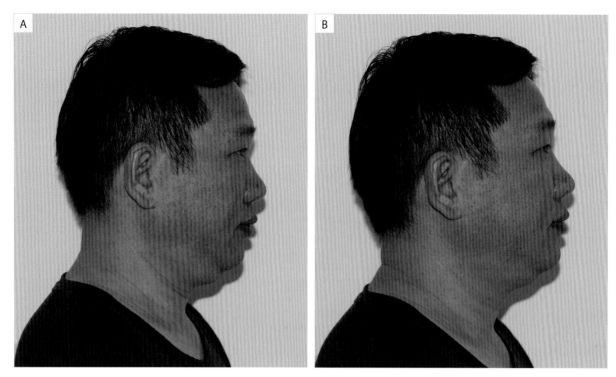

图 3-5-1　头部摆位。A 法兰克福平面摆位；B 自然水平面摆位

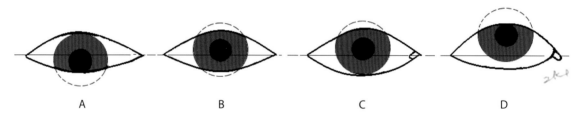

图 3-5-2　不同年龄阶段眼睑遮盖与眼球显露关系模式图。A 新生儿时期；B 婴幼儿时期；C 成年人时期；D 老年人时期

表 3-5-1　不同年龄人群睑裂与眼球的显露（遮盖）关系

年龄阶段	瞳孔	角膜	泪湖与半月皱襞	横轴位置
新生儿	下方与下睑缘相切	上缘与上睑缘相切，下睑缘覆盖角膜下部	完全遮挡	位于瞳孔中央
婴幼儿	与上下睑缘等距离	上下方覆盖角膜基本相等	稍可见	位于瞳孔中央以下
成年人	瞳孔上缘接近上睑缘	下睑缘与角膜下缘相切	可见	位于瞳孔下缘
老年人	上方与上睑缘相切或更低	下睑缘位于角膜下缘下	易见	位于瞳孔下缘与角膜下缘之间

　　通过观察眼球和睑裂相互关系的生理演变，发现不同年龄阶段时，上睑遮挡上方视野的不同，从而造成视物时头部俯仰变化的协同。幼儿、儿童和部分青年人，其上方视野遮盖少，在自然平视时，通常会显示略低头位（前倾）（图3-5-3）；而在中年以上人员和上睑下垂的患者中，其上方视野受限，自然平视位则呈不同程度的仰头位（后仰）（图3-5-4）。

图 3-5-3 患者女，16 岁，平视状态下，可见患者呈略低头位，呈"低头平视"貌

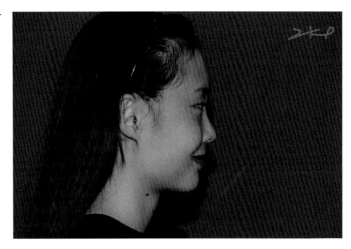

图 3-5-4 患者女，65 岁，平视状态下，可见患者呈略仰头位，呈"仰头平视"貌

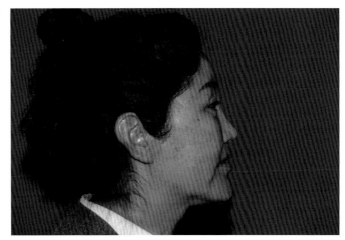

如果强行将自然水平面头部摆位改变为法兰克福平面定位的头位，则有相当一部分患者会明显感觉不自然、受约束，在后续的眼部和面部动作表达上会有一定程度的影响。老年人上睑松弛明显者和上睑下垂患者通常很难做到法兰克福平面头位下的平视，在摆位操作中徒增困难。每次可能在抬下巴、低下巴的调整中浪费很多精力，而刚刚调整好的头位却面临患者转身就变的情况。法兰克福平面在同一个患者中就很难有稳定的统一设定，在头颈肩关系异常的患者中，更加难以实现法兰克福平面头位。

基于①FH平面的头部摆位主要用于硬组织观察，②人的上睑覆盖程度不同和仰头视物的年龄变化，以及③实际临床工作中在软组织上确定FH平面各点的困难等3个主要的原因，在眼整形美容照相中，是否必须拍摄法兰克福平面照片用于标准化诊断，这一点非常值得商榷。

对头部俯仰（仰头、低头）的观察，不必过于纠结所谓的"标准头部摆位"，嘱患者自然平视，拍摄其最真实的情况，而不是经过刻意"法兰克福平面"摆位的情况。这些真实情况，恰恰也反映了患者术前的状况，比如，上睑下垂患者，术前自然平视时头部后仰15°，术后自然平视时仰头消失，颈椎曲度复原，这本身就是治疗效果中要观察的重要项目之一。

综上所述，在进行眼整形美容拍照时，选择自然水平面头部摆位有较大优势。

（二）身体姿势确定

在头部摆位中，有人提出了自然头位（Natural head position，NHP），认为是自然头位的一种生理性范围，是人站着或坐着时自觉最平衡的位置。其完全依靠患者的感觉，视线可与地平面不平行，受骨骼形态和位置的影响很大。不可控因素较多，可重复性差。

自然头位也明显受到颅面骨的位置和形态、颈椎、咬合、颞下颌关节、髁突发育、唇腭裂、上呼吸道阻碍、遗传性疾病等影响。

继而又有人提出了矫正头位（Natural head orientation，NHO；Correction head position，CHP；Estimated head position，EHP），被观察者站立放松，平视前方，观察者调整其头位至接近自然头位的状态。并通过和FH平面校准后认为，矫正头位优于自然头位。我们认为，"站立放松"是难以标准化和重复的状态，这种矫正头位是没有身体姿势基础的头位调整，并不可取。

头部自然水平面摆位时，因为发育异常、脊柱疾病、肢体病损、身体配重不平衡、头部畸形等原因，可能会出现头部的前倾、后仰、侧倾、旋转等问题，并经常是倾斜、旋转和俯仰共存。

笔者认为，头部摆位并不是单一的头部摆位事件，实际上，它是身体姿势确定后的头部摆位。身体姿势确定是基础，其中立位摆位和卧位摆位，均以人体标准解剖学姿势为准。即使被观察的客体、标本或模型是俯卧位、横位或倒置，或只是身体的一个局部，仍应按人体的标准解剖学姿势进行描述。

所以，在直立位选择头部自然水平面时，首先要确定身体的姿势。没有确定身体姿势的头部摆位是不可靠的。

（三）眼整形美容照相中的头部摆位——改良自然水平面头部摆位

眼整形美容照相的观察对象为软组织，不宜使用以观察硬组织为主的FH平面头部摆位，而通常的自然水平面又不够严谨。笔者提出了改良自然水平面头部摆位，由身体姿势摆位和自然水平面头部摆位两部分组成。改良自然水平面头部摆位的改良点在于加入身体姿势摆位，规避了口腔颌面的一些影响因素，避免了自然姿势位的散漫，也避免了矫正头位的干涉。下面进行说明。

■ 1. 身体姿势摆位

挺胸、收腹、坐直、双足并拢、双手垂立。

■ 2. 自然水平面头部摆位

被观察者保持头部自然放松，无表情，轻闭口，双眼自然平视前方，视线与地平线（地面）水平，或在前方冠状面垂直放置平面镜子，被观察者平视镜子里自己的眼睛，此时的头面部摆位为头部自然水平面摆位。

由1和2两条共同构成改良自然水平面头部摆位。

3. 注意事项

（1）注意患者站姿或坐姿，在挺胸、坐直时，肢体不要倚靠固定物，不要持物，不要负重等。

（2）在仰卧位头部摆位中，也要注意身体平直，肢体按解剖学姿势摆放，以减少躯干、四肢对头部摆位的不良影响。

（3）无论是直立位还是平卧位，拍摄者要随时注意观察和保持患者的面胸膝足四位一线（图3-5-5A、B）。直立位（端坐位）中，嘱患者转换方位时，一定要面胸膝足四位一线连轴转。

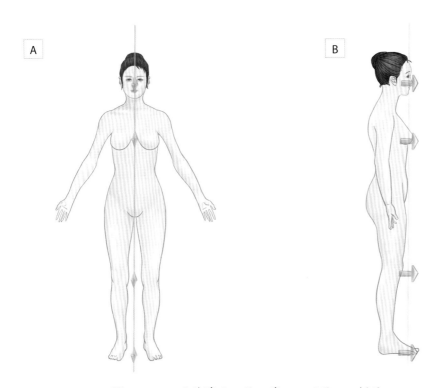

图 3-5-5 面胸膝足四位一线。A 正面；B 侧面

 各个观察（拍摄）方位的明确界定

在眼部照相的方位中，我们一共总结、筛选出共9个常用方位，包括：正位、左前斜45°位、左侧位、右前斜45°位、右侧位、上前斜45°位、下前斜45°位、左后斜45°位和右后斜45°位。这9个方位的准确界定，都是基于正位头部摆位的自然水平面摆位。

根据前人的经验和笔者的眼整形美容照相实践，笔者对每一个照相方位进行具体的界定和说明。

（一）正位

正位，理论上是指患者采用坐位或立位时，面部冠状面与观察者的面部冠状面平行、相对。患者后方放置平行垂立的背景布，其上水平和垂直线条，可以作为患者坐姿、头位是否摆正的评判参考。

此时患者双眼应和照相机镜头等距。

检验患者头部正位是否摆位正确，以下几点供参考：

（1）头部首先处于自然水平面位，排除患者头部的刻意前倾或后仰。

（2）在正位视图上，观察平视时瞳孔的连线是否水平，来确定头位是否有侧倾。

（3）在正位视图上，检查耳垂的对称性，确定头部有无旋转。

（4）肩足三角的观察：双肩与足尖构成等腰梯形（近似三角形），双足平齐，双肩应水平，用于确定躯干的左右水平，是否侧倾；双肩位置的前后变化，用于观察躯干的旋转。

（5）挺胸端坐（或直立），用于观察和限定身体的前后、左右倾斜。

上述第1~3条标准用于观察、界定患者头部的位置，在执行中，最基础的是第1条自然水平面的确定，在此基础上第2条和第3条供参考，不要刻意去调整。有斜视者、上睑下垂显示瞳孔困难者，可以内眦连线为水平参考线。眼部有异常者，可以考虑口裂水平线作为参考。

在临床实践工作中，有相当一部分人不能同时满足上述条件，有不少面部看起来很和谐、美丽的女性，此时经常会发现其存在身体姿势异常、头形异常、面部不对称以及面部偏斜等情况。

第（4）、（5）条标准主要用于观察、界定躯干的倾斜和旋转，相当于首先调定身体的支架。供前述第（1）~（3）条的后续参考。

因为发育异常、脊柱疾病、肢体病损、身体配重等原因会造成躯干的倾斜和旋转，从而造成头部的相应代偿性旋转和倾斜改变。

头部摆位时，要综合第（1）~（5）条进行迅速观察，折中选取患者端坐（挺胸直立）时的自然平视水平面。

以上各个观察指标均存在一些不确定性因素，要引起注意。

观察者要根据以上第（1）~（5）条标准，做到时常检视，随时注意保持患者头位和体位的正确。嘱患者在做眼部动作时要保持头面部位置稳定不动，只做眼部动作，以正位6张照相（眼部动作：上中下闭挤笑）（图3-5-6A~F）为例。

有时也可以参照患者的眉水平连线、鼻基底水平线、口角连线等辅助观察面部正位。当面部正位时，这些"水平线"也是判断该器官是否存在异常的反向验证指标。

后续前斜45°位、侧位和后斜45°位的确定都是基于正位的确定。患者方位的呈现有两种方式：一种是通过患者保持面胸膝足四位一线连轴转，来呈现相应的方位，而观察者保持位置和相机镜头朝向相对不动；另一种方法是患者保持正位不动，观察拍摄者围绕患者转动，在旋转的过程中通过一些指标来确定旋转是否到位，该方位呈现是否准确。患者在原位旋转，拍摄者在原位拍摄，这是最合理的方位转换和呈现方式。

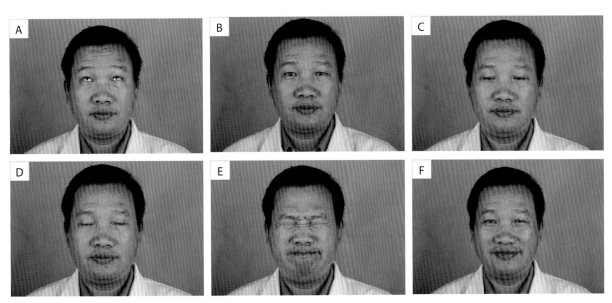

图3-5-6　正位照片，被观察者头部摆位采用改良自然水平面头部摆位，双侧瞳孔连线基本水平，双侧耳郭及耳垂显示基本对称，双肩保持水平一致，基本符合了面部正位的几个确定条件，并且基本做到在左眼部动作时，保持头面部稳定不动。A 上看（上）；B 平视（中）；C 下看（下）；D 闭眼（闭）；E 挤眼（挤）；F 微笑（笑）

无论采取直立位还是仰卧位，患者始终都要保持面胸膝足四位一线（正中矢状线）。

摆体位时患者的"面胸膝足四位一线"，也可以说是"面胸膝足四位一面"（正中矢状面）。实际上，患者不仅仅是面部参与四位一线，双眼的注视方向也要保持方向一致。

（二）前斜45°位，包括左前斜45°位和右前斜45°位

以左前斜45°位为例。

在正位确定的基础上，患者保持面胸膝足四位一线连轴转，患者向自己的右侧旋转45°，呈现给拍摄者左前斜45°位。

以下几条可以帮助界定患者的前斜45°位体位方向（图3-5-7A~F）：

（1）双足并拢，足尖指向地标的右前斜45°。

（2）观察面部显露情况1，让鼻尖与颊部远侧重叠。

（3）观察面部显露情况2，让鼻背与眼的内侧重叠。

（4）观察面部显露情况3，观察面部比例，左右面部显露比约2∶1。

以上4条都有一定的方位确定作用，但是，也都存在相应的不足。

条件（1），太机械化，有时，地标的45°，可能并不是最好的面部前斜45°表现角度。条件（2）和条件（3）经常会发生参照物改变，导致角度结果不稳定，因为大多数患者会有隆鼻项目，改变了鼻尖、鼻背的高度和位置；面部填充、面部抽吸、线提升、面部手术拉皱、颧弓降低等手术改变了颊部、苹果肌的丰满程度和表现点位置。内眦赘皮手术与否和鼻背手术与否，致使鼻背与眼

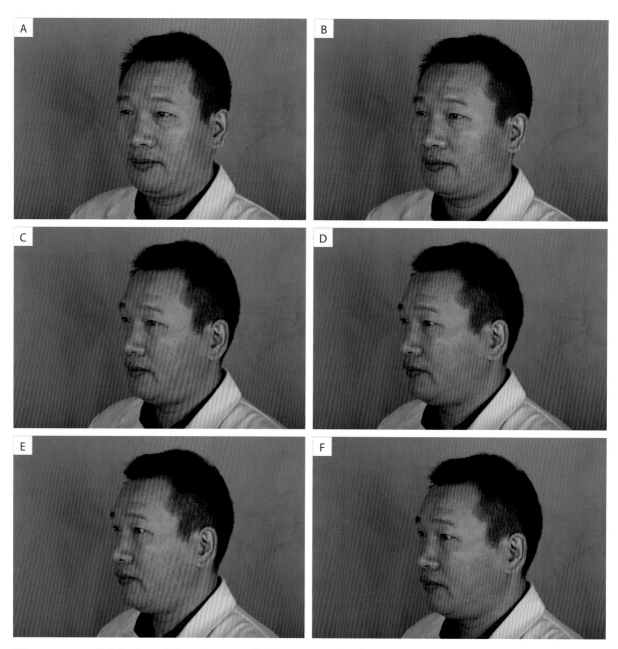

图 3-5-7　A 鼻尖切内眦垂线，略不足；鼻翼切内眦垂线；鼻背离内眦较远。B 鼻尖接近内眦垂线；鼻背离内眦垂线尚远；远侧鼻翼接近瞳孔垂线。C 鼻尖接近瞳孔垂线；鼻背未达内眦远侧鼻翼过瞳孔垂线，未达远侧颊部。D 远侧鼻翼切远侧颊部；鼻尖切远侧颊部不足；鼻背切远侧内眦不足。E 鼻尖切远侧颊部；鼻翼切过远侧颊部；鼻背切远侧内眦不足。F 鼻尖切远侧颊部略过；鼻背切内眦部；远侧鼻翼遮挡未见

的内侧之间也存在着位置变量关系；所以，以鼻尖、鼻背、颊部的相对关系来界定面部方位，面临着很多变数，需要加以注意。条件（4）的面部比例观察法，只是估值，鼻的高度、面部的饱满度变化同样影响比例估值的变化。

　　在照相实践中，笔者对近侧观察目标、远侧观察目标之间的组合关系进行了归纳总结，详见表3-5-2。

表3-5-2 面部前斜45°位确定中的近侧目标与远侧目标的排列组合

近侧观察目标/远侧观察目标	远侧内眦垂线	远侧瞳孔中央垂线	远侧颊部弧线
鼻背	鼻背与内眦相切	鼻背与瞳孔相切	鼻背与颊部相切
鼻尖	鼻尖与内眦相切	鼻尖与瞳孔相切	鼻尖与颊部相切
远侧鼻翼	鼻翼与内眦相切	鼻翼与瞳孔相切	鼻翼与颊部相切

注：一般鼻翼为弱观察项目，通常以鼻背和鼻尖为主要观察项目。

近观察项目与远观察项目的相切位置关系见图3-5-8。

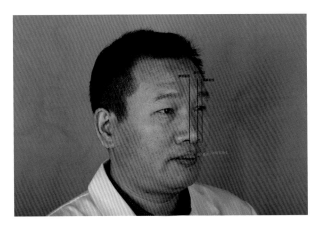

图3-5-8 观察目标垂线与远侧观察目标垂线的关系。黑色垂线是近侧观察目标的垂线，分别为鼻背、鼻尖、远侧鼻翼。红色垂线是远侧观察目标的垂线，分别为远侧内眦、远侧瞳孔、远侧颊部切缘

由于近侧目标与远侧目标的形态多变，会出现各种不实用的相切关系，加之内眦、瞳孔等目标较小，观察起来准确度较难把握。通常要结合眼部显露和面部横向显露的比例关系，再结合远近观察目标的重合情况来定。

在左右两侧前斜45°的确定上，因为面部的不对称，各种自然平视平面下存在侧倾和旋转等因素，两侧的45°也有可能不完全一致。最好的确定办法是条件（1），地标观察法，能够相对保持两侧观察的方位相同，即便是在两侧相同角度的斜位下，面部呈现的角度也不一定完全相同。

由于患者存在各种头位不正的因素，加上斜面确定中的个体感受和斜面因素的变化，很难统一前斜45°位的确定。在具体使用中，建议根据自身拍摄情况统一确定自家偏好的、适用的前斜45°位。在前斜45°位照片的使用中，建议要说明此照片的斜面确定标准或方法。

笔者通常注意：首先，鼻背不要遮挡远侧内眦，远侧眼睛显露完整为主要指标；其次，用鼻尖和远侧目标定位；最后，结合面部的显露情况。对三者权衡，确定符合自己要求的前斜45°位。

（三）正侧位

以左侧为例。

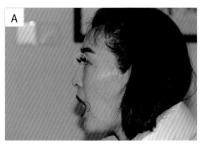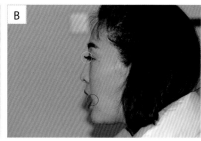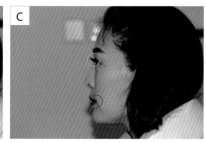

图3-5-9 通过观察睫毛重叠和口角重叠情况来判断面部侧位是否为正侧位。A绿圈显示远侧睫毛可见，表示面部向近侧（左侧）旋转；红圈显示远侧口角可见，表示面部向近侧（左侧）旋转。B绿圈显示远侧近侧睫毛重叠，面部为左侧正侧位；同时，可见红圈标记的口角重叠，也表示面部为左侧正侧位。C在通过B观察、确定的位置上拍摄平视状态左侧正侧位。此时红圈内口角为无表情闭口状态，绿圈内显示远近侧睫毛重叠

患者在正位确定的基础上，保持面胸膝足四位一线连轴转，患者从正位向自己的右侧旋转90°，或在已经右转45°位的基础上再向患者的右侧旋转45°，呈现给拍摄者左侧位。

可以通过以下几条来界定患者的体位方向：

（1）地贴显示方位，双足并拢，足尖指向地标右侧90°。

（2）观察双眼的睫毛，近侧眼睫毛恰好遮挡对侧眼睫毛；对侧眼睫毛显露，则表示面部向近侧旋转（图3-5-9A、C）。

（3）让患者张口，观察其两侧口角的重叠情况，用以纠正头位过度旋转或旋转不足的问题（图3-5-9B、C）。

条件（1）是最机械性的方位确定方法，相对容易操作，但是，脚下的角度到位时，头面部的角度未必准确。条件（2）的睫毛观察比较容易，因为重点拍照对象就是眼睛，有些鼻梁高挺者对睫毛的遮挡，造成观察不便；假睫毛比较长和浓密，可能有助于观察近侧对远侧的遮掩情况。条件（3）的张口观察两侧口角重叠，相对较容易操作，但是需要患者多做动作。在口裂异常、自然头位异常时，口角重叠则不宜作为参照标准了。刻意强调口角重叠或口角连线，有时可能会造成和自然水平面头部摆位之间冲突。

躯干的正侧位观察既是头部摆位的基础，也是观察头部摆位是否正确的反向辅助指标。

右侧方位同左侧。左侧方位确定的基础上，不要刻意调整右侧的"正侧"或强调与左侧所见一致。

建议方位调整中，粗调以地贴角度为基准，细调以面部特征为参照。

（四）后斜45°位，包括左后斜45°位和右后斜45°位

以左后斜45°位为例。

患者在正位确定的基础上，保持面胸膝足四位一线连轴转，患者从正位向自己的右侧旋转135°，或在已经右转90°位上再向患者的右侧旋转45°，呈现给拍摄者左后斜45°位。

以下几条有助于界定左后斜45°位：

（1）地贴标志方位参照，双足并拢，足尖指向地标右侧135°，或右后斜45°。

（2）颊鼻关系参照，可以采用鼻尖和近侧颊部重叠来确定方位。

（3）耳颅角及耳郭形态参照，根据耳郭的形态显露来确定方位。

要注意，地贴标志的方位比较机械，未必是最需要的、最好的观察方位，可以通过对面部特征的观察进行细调。鼻尖和近侧颊部的关系，会因为鼻部手术和面颊部手术造成二者的关系改变（图3-5-10A、B）。大多数人的耳颅角不会改变，但是，可能会因为耳郭角度调整或鼻手术中耳软骨的大块取用，造成耳郭形态、角度和横径改变，需要引起注意。耳部也有可能会因为头发、手术帽遮盖的原因，并不容易观察确定。

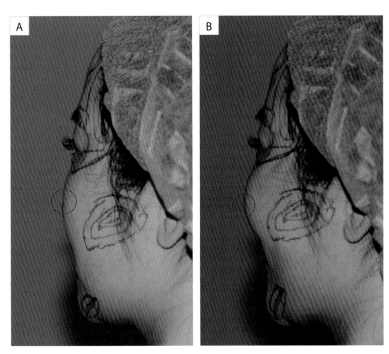

图3-5-10 左后斜45°位照相，观察额部－眉部－眶外缘－颞部－颊部下颌的轮廓，观察下颌与颈部的轮廓线，观察眼部情况等。A患者平视，无表情时，根据鼻尖与面颊的重叠情况确定后斜45°位，图中红圈标记鼻尖显露；B同一位置下，患者微笑，红圈标记可见鼻尖消失

（五）上前斜45°位

从上前斜45°视角观察眼睛，这是目前眼部整形美容实践中较少采用的照相方位。加强上前斜45°视角的应用，在眉部观察、拍照，眼睛及面部的上方斜45°透视，会有着全新的发现。在拍摄实践中有直立位上前斜45°位照相和仰卧位上前斜45°位照相两种拍摄方法。

■ 1. 立位上前斜45°位照相

因为拍摄者、照相机、患者三者之间的高度匹配问题，笔者通常采用患者坐位、拍照者站立位手持照相机。嘱患者保持自然平视正位，拍摄者持照相机俯拍，称为"平视俯拍法"拍照；或者再调整患者头位，通过患者略低头位，来寻找最佳的眼部观察视角，拍摄者持相机俯拍，称为"低头俯拍法"拍照。这两种拍照法的方位近似于患者自然平视位时的上前斜45°位。此方位也可分别称为"平视位头侧视角"和"低头位头侧视角"。笔者通常选用患者低头位头侧视角。

患者低头角度的确定：观察鼻尖与上唇的重合程度可作为参考标准；还要根据额部、眉部对眼部观察项目的遮挡情况，调整患者低头程度。

在眼部、面部老化的评估中，立位上前斜45°位是观察面部组织相关同心圆圈层的"上帝视角"，可以像观察年轮一样从上方进行面部的静态和动态观察。

人们可以通过化妆、手术方法等从正面掩饰、改善面部的水平位视觉表现，我们却可以从上方视角（头侧视角）揭开"盖子"。

■ 2. 仰卧位上前斜 45° 位照相

患者仰卧于手术床或检查床上，拍摄者从患者头侧，照相机轴从头侧指向患者眼部，在正中矢状面与患者矢状轴成45°相交，拍摄患者眼部情况（图3-5-11）。此方位也可称为"仰卧位头侧45°"视角。

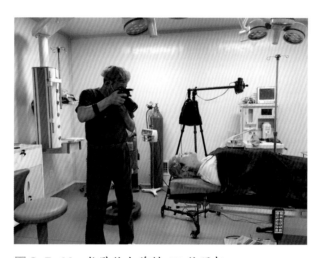

图 3-5-11　仰卧位上前斜 45° 位照相

■ 3. 立位上前斜 45° 位与仰卧位上前斜 45° 位在拍摄照片中的区别

仰卧位上前斜45°位照相的缺点是需要使用专门检查床，或者使用手术床进行拍摄，操作麻烦。一般在诊室和照相室也不具备条件。

立位上前斜45°位照相时，因为拍摄者、照相机、患者三者之间的高度匹配问题，造成患者低头动作和拍摄者的俯拍角度不太容易标准化和精确量化。

两种上前斜45°位照相，会因为机顶闪光灯的发光与面部相交的方向不同，对一些组织的表现也会有不同。

在具体拍摄中，无论哪种上前斜45°位，都要注意双侧取景范围一致，以及双侧睑裂连线保持水平。

（六）下前斜45°位

从面部前下方45°往上方观察眼睛，也是一个目前少用的方位。从这个视角观察眼睛，尤其是对上睑形态和位置的观察，有着独特的视角和发现。

但是限于拍照者、相机从下方与患者进行角度匹配的现实困难，操作中存在困难。在拍摄实践中，通常有两种下前斜45°拍照方法，包括仰头位下前斜45°位照相和仰卧位下前斜45°位照相。

■ 1. 仰头位下前斜45°位照相

患者取坐位，头后仰，鼻尖投影位于内眦连线。拍照者调整双方坐高，照相机平视或略抬高，即"仰头仰拍法"，对准患者眼部拍摄。此方位也可称为"仰头位尾侧"视角。

■ 2. 仰卧位下前斜45°位照相

患者仰卧于手术床或检查床上，拍摄者从患者身体一侧站立，身体向内倾斜，照相机轴从患者尾侧指向眼部，在患者正中矢状面与患者矢状轴成45°相交，拍摄患者眼部情况（图3-5-12）。此方位也可称为"仰卧位尾侧"视角。

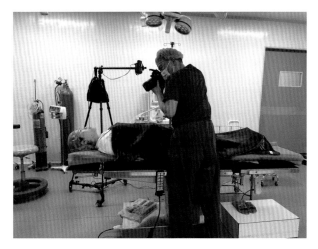

图 3-5-12 仰卧位下前斜 45° 位照相

■ 3. 仰头位下前斜45°与仰卧位下前斜45°在拍摄照片中的区别

仰卧位下前斜45°位照相时，患者仰卧，拍摄者于床旁一侧向内倾斜，调整角度，完成拍摄，此方位比较容易量化实现。此方位的缺点是需要使用专门检查床，或者使用手术床进行拍摄，操作麻烦。

仰头位下前斜45°位照相时，受患者仰头幅度、拍摄者与被拍摄者坐高差、照相机的角度等影响，不容易达到精准的45°位。此方位的优点是医患双方都容易操作，缺点是仰头容易绷紧面部皮肤，对眼部形态和闭合关系有影响。这种绷紧也是检查睑裂闭合能力的一种方法，后续章节会进行详细描述。

这两种下前斜45°位照相中，基本没有因机顶闪光灯打光方向不同造成的表现力差异。

具体拍摄中，两种下前斜45°位照相都要注意双侧取景范围一致，保持双侧睑裂连线处于水平位。

方位确定的原则和注意事项

（1）水平面上观察方位，是围绕头部旋转一周，各个方位都要以正位改良自然水平位头部摆位为基础，随后保持摆位不变，只是观察方位的转换。

（2）在体位的确定中，要注意避免患者的"倾听姿势"。有时，患者为了迎合拍照者，造成相应的面部部位向拍照者指向突出。

（3）在方位的确定、调整中，粗调以地贴标识角度为准，细调以面部特征为参照。

（4）上前斜45°位有3种头侧照相方法，下前斜45°位有两种尾侧照相方法，分别各有侧重和区别，拍摄者可根据自己的看诊要求和场所条件灵活选用。

（5）在体位的水平旋转转换中，始终保持面胸膝足四位一线连轴转，是最重要的原则和方法。

（6）不但要保持身体上的连轴转，更要保持注视方向与身体转向的一致。

（7）加强对代偿头位的关注。代偿头位包括3个方面：头颅倾向歪头（侧倾）、颜面的转向（旋转）、下颌的上抬或下收（前倾后仰）（俯仰）。代偿性头位通常是麻痹性斜视的特征之一。需要注意鉴别眼性斜颈和肌性斜颈。头颈肩关系异常者，要多考虑眼部、头颈、躯干等相关部位存在异常的可能。

眼部动作分析与选择: 眼球运动、眼睑运动与表情动作

张诚

- ▸ 眼球运动分析
  - ▸ 眼外肌与眼球运动
  - ▸ 眼球的位置: 第一眼位、第二眼位、第三眼位
  - ▸ 双眼运动
  - ▸ 单眼运动
  - ▸ 斜视、弱视的影响
- ▸ 眼睑运动分析
  - ▸ 眼睑的开合动作
  - ▸ 眼睑的表情动作
- ▸ 眼睑运动与眼球运动的关系
- ▸ 眼部动作的其他观察分析方法
  - ▸ 离心性 / 向心性分类
  - ▸ 注视方向性分类
- ▸ 眼部动作与头面部协调
  - ▸ 注视野: 单眼注视野、双眼注视野
  - ▸ 实用注视野
- ▸ 眼整形美容照相的眼部动作选择

现有的眼整形美容照相体系大多拍摄正位睁眼、闭眼动作,根据情况再拍两侧前斜45°位和侧位90°睁眼、闭眼照片。有的机构强调补充眼部平视特写照片1张,共11张照片。也有的眼部照相体系是要求拍正视全脸照片1张,再拍1正2斜的各自平视、上看、闭眼、微笑动作,共(4×3)12张照片,再加上90°侧位下左右各拍平视照片1张,总共14张照片。张诚等也发表过眼部照相的简单拍照模式,正位拍摄"上中下闭挤笑"6张照片,再加上侧位90°睁眼2张、闭眼2张,共10张照片。这些都不是很全面、科学的照相体系,除了有方位上的不足,还有在眼部动作的选择上不够科学、不够全面。照相方位的选择已经在前述章节进行了分析,本节将针对眼部动作的选择进行分析。

眼睛是获取外部信息的最重要窗口，眼睛也是心灵的窗口，既是吸收光线的器官，也是表情、情感表达的器官，同时因为眼睛的脆弱性，又需要有良好的保护结构、保护动作和保护机制。

从事眼整形美容工作的医生，所开展的手术和治疗，大多数集中于眼睑和眼周，对眼睛的关注通常局限在眼睑上，眼球、球内、眶内是被忽略的。眼科医生的工作多集中于青光眼、白内障、视网膜脱离、屈光手术、斜视弱视、眼眶疾病等，对眼睑的关注通常是不够的，甚至是不屑一顾的。

眼整形美容研究的对象包括眼睑、眉部、眶部，以及与相邻、相关部位的关系。尤其是眼睑部分，占据了眼部美容的绝大部分内容。本节将以眼睑动作为主，结合眼球运动进行详细阐述。

能够影响眼部动作表现的因素繁杂、众多。

据眼部动作变化、面部角度变化、面部表情变化、面部器官配合变化、头部位置变化、颈部位置变化、躯干位置变化、肢体动作变化、观察者教育背景和经历不同、观察者的心情和好恶，以及观察时段的环境气氛不同，在不同的文化背景下，每个眼部动作又被赋予了不同的表情意义。甚至被观察者的健康状况、精神状况等也会对眼部动作的理解造成影响。这十几项的变量因素进行排列组合，得出的眼部动作数量非常大！

在现实生活中，每一个眼部动作几乎都配合有头部、面部（动作和器官配合、眼面协调等）、颈部、躯干、肢体的相应动作，才能更好地完成动作。眼部动作的细微角度之变也会出现情感表达的很多差异。眼睛动作千转百回、顾盼生辉，眼神流转之间，所示千变万化，典型的案例名词有"回眸一笑""东施效颦"和"瞅啥瞅"等。

这样的观察实际上就会造成了眼部动作标记的排列组合性繁杂，繁杂到数量庞大，难以采集，难以进行有效的描述、传播。基于此，我们对常见的眼部动作进行分类，简化描述。

当前医学，尤其是眼科学对眼球的运动了解较多、较深入，对眼睑运动则了解甚少，很少有将眼球运动和眼睑运动分别进行分析的，基本上都是以"眼部运动""眼部动作"相称，模糊了眼睑运动、眼球运动这两个运动的区别和联系。

本节将根据3面8方表盘法观察体系，在自然正位矢状面上建立简化模型，将眼部动作分解为眼球运动、眼睑运动和表情动作，然后再进行相应分析。

一　眼球运动分析

（一）眼外肌与眼球运动

眼外肌共有6条，包括4条直肌、2条斜肌，分别为外直肌、内直肌、上直肌、下直肌、上斜肌、下斜肌，各自对眼球运动起到不同的作用。眼球的位置由这6条肌肉的相互协同、对抗、配伍关系，共同确定（表3-6-1、表3-6-2）。

表 3-6-1 各眼外肌的神经支配、主要动作和次要动作

眼外肌	神经支配	主要动作	次要动作
外直肌	展神经	外转眼球	—
内直肌	动眼神经	内转眼球	—
上直肌	动眼神经	上转眼球	内转、内旋
下直肌	动眼神经	下转眼球	外转、外旋
上斜肌	滑车神经	内旋眼球	下转、外转
下斜肌	动眼神经	外旋眼球	外转、上转

表 3-6-2 检查眼外肌的 6 个注视位置

注视位置	被检查的眼外肌	
向右看	右外直肌	左内直肌
向左看	右内直肌	左外直肌
向右上看	右上直肌	左下斜肌
向右下看	右下直肌	左上斜肌
向左上看	右下斜肌	左上直肌
向左下看	右上斜肌	左下直肌

（二）眼球的位置

包括原（在）位注视、次（在）位注视。

原位注视：也称第一眼位。头正直，双眼单视者向前直视，双眼视轴几乎平行，角膜垂直子午线，双眼平行，并垂直于水平面，注视物位于头颅前方正中矢状面上，从100cm到无限远的任何距离上，此时的眼球位置称为原位注视。

次位注视：原位以外的眼球位置都叫次位，包括第二眼位和第三眼位。

第一眼位，即向正前方注视，即平视。检查、拍照口令为：向正前方看。

第二眼位，即眼球内转、外转、上转、下转，也即眼球的上下运动（垂直方向、纵向）和左右运动（水平方向、横向）。检查、拍照指示口令为：向内看、向外看、向上看、向下看。

第三眼位，即眼球向内上、内下、外上、外下转动，也称鼻上、鼻下、颞上、颞下转动，即眼球的斜向运动（纵横组合）。检查、拍照指示口令通常为：向左上看、向左下看、向右上看、向右下看。

眼球运动是机械运动的一种，它遵守机械运动的普遍规律。需要关注眼球旋转中心、眼球旋转轴、Fick轴、Listing平面、肌肉平面、眼外肌与眼球的接触弧和切点等。

在平视时眼球前、后极的连线称为眼轴。通过瞳孔中央和视网膜中心凹的直线，称为视轴。眼轴和视轴不在一线，二者成锐角交叉。在眼球表面前后极连线中点连接起来的环形线称为赤道，又称中纬线。

围绕眼球横轴（X轴）、纵轴（Z轴）的动作受意志支配，是随意运动。围绕眼球矢状轴（Y轴）的旋转动作（内旋、外旋）不受意志支配，是非随意动作。眼球内旋由上直肌和上斜肌完成，外旋由下直肌和下斜肌共同完成。

对这3个眼位的各个眼球动作进行拍照、排列，形成了"九宫格照相"。这也是眼整形照相中非常重要的一组照相。但是，在眼整形的临床实践中，仅仅拍摄九宫格照相还是不够的，虽然看起来照片的张数已经达到了9张，数量上并不算少，但是，还缺乏对眼睑运动的分析和把控，还缺乏对眼部其他方位的观察。所以说，九宫格照相用在眼球运动的观察上，比较全面，但是用在眼睑和眶周的观察上还面临很多不足。

（三）双眼运动

双眼的运动包括平行运动和非平行运动。

两只眼向一个共同的方向做共轭运动，称为双眼平行运动。

检查双眼在眼外肌的6个单一作用方向上的运动是否同时、等力、平行和协调，各条肌肉有无功能亢进或减弱现象。

集合运动：当被注视目标逐渐移近眼睛时，双眼集合，同时出现晶状体调节和瞳孔缩小。

散开运动：当被注视物逐渐移远时，双眼散开。

这两种反射称为非平行运动反射。

集合运动与散开运动是保证近距离双眼正位，维持双眼单视的重要条件之一。通常会有集合不足、集合不足伴调节不足、集合麻痹、集合强直、散开不足、散开麻痹等运动障碍。

（四）单眼运动

单眼运动，是指一只眼向各个注视方位的运动。6条眼外肌分别承担着向6个诊断眼位的转动作用，由主动肌、拮抗肌、协同肌共同完成。

单眼运动包括：外转、内转、上转、下转、内旋、外旋等。

在双眼运动检查发现异常后，还应进行单眼运动检查，特别是怀疑两条或两条以上肌肉麻痹时。当眼球内转时，瞳孔内缘到达上下泪小点连线，为内直肌功能正常；超过者为功能亢进；未达到者，为内直肌肌力不足。

眼球震颤，是一种不自主的、节律性的、钟摆式或跳动式的眼球摆动，分为先天性和后天性两类。眼球震颤的形式主要有：钟摆型眼球震颤、冲动型眼球震颤、共轭性眼球震颤、分离性眼球震颤、混合性眼球震颤等。

从事眼整形美容工作的医生要对眼球震颤引起重视，其对求美者睑缘位置的判断，有一定的影响，拍照中也会影响照片的摄取。需要请眼科专门医生配合处理。

（五）斜视、弱视的影响

斜视、弱视对眼部外形、眼球运动以及头面位置都会产生影响。眼整形美容实践中，通过面诊、照相等，会见到大小眼、眼球运动异常、眼球下落、眼球后陷、各种类型的斜视等异常现象，一定要做到存疑求缓。在缺乏眼科检查和评估时，一定要请相应眼科专业的医生协助处置，减少未知，提高准确度，从而做出科学诊断，给出合理方案。

二　眼睑运动分析

（一）眼睑的开合动作

眼睑开合的相关肌肉包括：眼轮匝肌、上睑提肌、米勒肌、下睑缩肌等。有眼病理学者把米勒肌和下睑缩肌理解为睑板张肌。针对眼睑运动中眼睑的收缩和伸展情况，我们可以把上睑提肌、米勒肌、下睑缩肌归为眼睑运动的缩肌，眼轮匝肌作为眼睑运动的张肌。它们共同完成眼睑的开合动作。

眼睑的开合动作达成了睑裂的张开和闭合。睑裂张开时，眼睑后缩，缩肌起主要作用；睑裂闭合时，眼睑伸展，张肌起主要作用。

1. 眼睑的张开动作

睁眼、平视、上看等，上下睑均有张开。在此运动中，上睑提肌收缩、米勒肌收缩，眼轮匝肌放松。眼睑前层（皮肤、眼轮匝肌）出现不同程度的绷紧和折叠、皱褶。

（1）上睑：

上睑缩肌运动为：上睑上抬，典型动作有睁眼（平视）、上看等。近乎上睑单独动作。

上睑张肌运动为：上睑下降，至闭合，包括眯眼、闭眼、挤眼等动作。为上下睑共同动作。

（2）下睑：

下睑缩肌运动为：下睑缘下降，典型动作有睁眼（平视）、下看等。在此运动中，下睑缩肌收缩，眼轮匝肌放松。睁眼为上下睑共同动作，下看为下睑单独动作，上睑为松弛顺应下垂。

下睑张肌运动为：下睑缘上抬，典型动作有闭眼、微笑、眯眼等。在此动作中，眼轮匝肌收缩，下睑缩肌放松。

下看动作中，应为下睑缩肌收缩、眼轮匝肌放松。

下看时下睑张开明显，上睑张开度降低，并随下看程度而变化。上睑在下看动作中，应为上睑提肌低度收缩、眼轮匝肌放松，上睑缘下降。

2. 眼睑的闭合动作

主要动作有闭眼。

闭眼时，眼睑的张肌（眼轮匝肌）收缩，眼睑的缩肌（上睑提肌、米勒肌、下睑缩肌等）松弛，共同完成眼睑闭合动作。

■ 3. 眼周辅助下的眼睑张开动作

相应动作有瞪眼。

额肌收缩，眉部上提，睑裂增大。有时，这种方式甚至会成为上睑下垂患者唯一的睁眼方式。

一般人在睁眼、上看时，也会有额肌的协助。

■ 4. 眼周辅助下的眼睑闭合动作

相应动作有：挤眼、皱眉、眯眼、微笑。

挤眼时，眼周组织强力向心聚拢，以眼轮匝肌的周围部分强力收缩为主，额肌放松，皱眉肌、降眉肌收缩。

皱眉时，皱眉肌和降眉肌收缩，降低上睑，影响睑裂开大，并影响上睑形态。

眯眼时，眼轮匝肌收缩，保持较小的睑裂。此时眼周组织向心性保持一定张力收缩。

■ 5. 远隔部位对眼睑张开的影响

张口、龇牙等对睑裂张开的影响。

■ 6. 瞬目（眨眼）

目前，照相不能很好地进行拍摄，需要视频拍摄进行观察、分析。

（二）眼睑的表情动作

眼轮匝肌为表情肌，广义上讲，眼睑动作都是表情动作。

眼睑动作，受到眼周辅助肌肉组织的影响，包括额肌、皱眉肌、降眉肌、中面部各表情肌。在眼周表情肌的辅助下，眼部产生丰富多变的表情运动，眼周表情肌协助下的眼睑动作，可称为眼部狭义的表情动作。

针对眼部狭义的表情动作，可将其分为睑裂上表情动作和睑裂下表情动作。

■ 1. 睑裂上表情动作

上睑受额肌、皱眉肌、降眉肌等影响，引起相关动作和变化，睑裂上方表情肌控制的眼部运动，可称为睑裂上表情动作，包括瞪眼、皱眉。瞪眼和皱眉不是眼睑的主动动作，是表情肌运动后的眼睑被动表现。

瞪眼，额肌收缩，皱眉肌、降眉肌放松，眼轮匝肌放松，眉上抬，上睑展平、绷紧，提升上睑缘，影响上睑的形态、饱满度、松弛度、皮肤纹理、重睑形态等。

皱眉，皱眉肌和降眉肌收缩，额肌放松，有可能伴有眼轮匝肌收缩，眉向内、向下移动，随之相应的上睑缘下降，引起上睑的形态、松弛度、皮肤悬垂、重睑形态、皮肤纹理等的改变。

2. 睑裂下表情动作

下睑受面部相关表情肌牵拉，引起相应的运动和变化。微笑就属于这类动作，和睑裂上方的表情肌关系不大，属于睑裂下表情动作。

下睑的形态和运动与中、下面部的运动及表情肌运动关系密切，如张口、龇牙对下睑的影响。

眯眼动作有些特殊，属于睑裂上下协作的表情动作。眯眼有时是屈光不正患者为了看得更清楚所采用的一个动作。在风沙环境下，也通常会出现眯眼动作。眯眼既是视觉性动作，又是保护性动作。

眼部表情性动作，还有一些观察不够清楚的情况，比如哭、瞅、瞟等动作，有头面部位置、面部多种表情肌的混合运动，笔者在此未做清晰分解。

（注：此第二大项的眼睑动作分类，笔者未经大量文献证实，仅供参考。）

三 眼睑运动与眼球运动的关系

正常情况下，眼睑随眼球的转动而移位，眼球上转时，上眼睑随之上升；眼球下转时，上睑随之下落。

闭眼时，上睑下落，眼球上转，Bell现象给眼球提供保护。睁眼时，上睑提升，眼球相应下转，达到最好的视野匹配。

在眼球运动中，眼睑适应眼球的动作改变位置、形态和贴合情况，以达到最佳的视野显露和最好的保护作用。

眼睑运动和眼球运动之间，有可能存在我们目前没有观察到的机制和关联动作。

四 眼部动作的其他观察分析方法

眼部动作可以有很多种观察分析方法，比如：根据眼轮匝肌的环形收缩与放松，可分为离心性、向心动作；根据眼球运动的方向，可分为不同方向性动作；根据眼部动作的功能，还可以分为视野性动作、保护性动作、表情性动作。

1. 离心性、向心性分类

离心性动作：睁眼（平视）、瞪眼。

向心性动作：闭眼、挤眼、皱眉、微笑、眯眼。

2. 注视方向性分类

以眼球注视方向变化为观察依据，正位观察，可将眼球动作分为：纵向（垂直向）转动动作、横向（水平向）转动动作、斜向转动动作及眼球环形旋转。

纵向（垂直向）：上看、下看。

横向（水平向）：左看、右看。

斜向：内上、内下、外上、外下。

眼球环形旋转：顺时针转动、逆时针转动。

3. 功能性分类

视野性动作（视觉性动作、视向性动作）：上中下，左右、四斜向。为眼球性动作。

保护性动作：闭眼、挤眼。为眼睑性动作。

表情性动作：瞪眼、皱眉、微笑。

眯眼，有可能同属这3类动作。

目前，我们还只能注意到这些"粗大的"眼部动作，在实现这些粗大动作的过程中，有一些细微动作、分部动作、成分动作，还没有被注意观察到，或观察不到，比如泪囊部眼轮匝肌的舒张、眨眼的肌肉收缩等。这些动作，大多超出了人眼的识别能力，需要更适合的影像设备来采集，进而分析。当前也还没有相应针对性的临床需求，或许在不远的将来，更细微的动作观察和分析会被提上日程。

五 眼部动作与头面部协调

当头部固定，眼球转动后所能注视到的最大范围称为注视野。注视野分为单眼注视野和双眼注视野。双眼注视野与单眼注视野相似或略小。

实用注视野，是指在日常生活中，眼球无须极度转动，辅以转动头部协助注视，即可获得足够的视野范围。向上看时，眼球只需上转所需要范围的1/3，其余部分靠抬头来解决。从原位向两侧转动的平均范围为6°～8°，最大12°，其余部分靠转动头部来完成。

一些特殊工作人员，为了不暴露自己的动态，会训练努力控制头部，靠转动眼睛来获得最大视野。

在一些拍照过程中，需要调整患者体位、头位、方位时，会有咨询师等人员，出于帮助目的，指示患者看着"我（咨询师）"，或看着室内某个物体，这是不好的工作方法。首先，看着"我"，没有明确指示位置，患者不知道看哪里，常规会看其面部，会在患者的坐立位和咨询师的站立位之间造成患者仰头注视。其次，作为第三者的旁观者，没法处在摄影师的观察角度来校正患者位置、方向，其指示的方向，即便看起来差不多，也通常是不符合摄影师视角的。

所以，在眼整形美容照相中，如果想通过注视法来完成头部摆位，就会出现各种头面颈和注视方向的异常。所以笔者推荐面胸膝足四位一线连轴法，来转动身体和面部，从而保持身体和头部摆位稳定、确切，同时让被检查者在转换方位时，注意其注视方向和身体的四位一线保持一致，先保持平视前方，随后再根据检查者的指令做各种眼部动作。

六 眼整形美容照相的眼部动作选择

眼整形美容照相选择的眼部动作主要是去除头面部协调后的基本眼球动作、眼睑动作和表情动作。为了方便医生进行分析和选择，对不同类型的眼部整形美容手术，照相选择有如下建议：

■ 1. 斜视矫正，既是疾病治疗，也是美容性手术之一

主要涉及眼球运动，通常选用九宫格照相。

■ 2. 眼眶病、眼外伤、眼部畸形等整复性手术

涉及眼球运动、眼睑运动、表情运动。照相可选择：九宫格照相+眼睑运动（闭眼、挤眼、眯眼）+表情运动（瞪眼、皱眉、微笑）+重点形态关注。

眼球破裂、葡萄膜肿、角膜溃疡等情况下，禁止拍摄挤眼照片！

■ 3. 眼睑整形美容手术

主要以眼睑运动、表情动作为主，辅以部分眼球动作。照相可选择：眼睑动作（上看、平视、下看、闭眼、挤眼、眯眼）+表情动作（瞪眼、皱眉、微笑）+眼球动作（左看、右看，必要时补充斜向动作）。

上睑下垂、上睑迟滞、睑裂闭合不全等，建议增加仰头位照片。

下睑松弛、退缩、外翻等情况下，建议加拍张口照片，加拍上斜45°位照片。

■ 4. 皮肤治疗、注射填充类

主要以眼睑动作+表情动作为主。照相可选择：眼睑动作（上中下闭挤眯）+表情性动作（瞪眼、皱眉、微笑）。

今后要加强对眼部动作过程的关注，包括启动、停止、运动过程的敏捷性（速度、力度和流畅度），以及双侧的对等程度等，这也是今后需要深度关注的内容，也需要加强视频的采集和分析，尤其是高清晰度、高帧率的视频。

眼整形美容照相中的眼部动作实战顺序

张诚　王德宇　狄文君　赵云　侯程山

　　眼部动作包括眼球动作、眼睑动作和表情动作三大类，每一类又包括很多动作，有时还需要加上特写和指示点拍照；如果没有一个好的操作顺序，可能会使拍摄双方陷入手忙脚乱、丢三落四状态。有一套易记、易用、连贯的眼部动作顺序，则会很好地避免这种状况的发生，也有利于患者的顺利配合，从而使患者不会无所适从、乱做动作。下面对一些典型拍照动作体系中的眼部动作拍照实战顺序做简要说明。

6 张照相体系的动作顺序与衔接

　　拍照动作口诀是上中下闭挤笑，是6张照相法中最经典的动作顺序。患者一般都是先平视，所以在实操的过程中，建议顺序为：平上下闭挤笑。

　　操作口令与过程：

A. 坐正，面对我，挺胸坐直，保持面胸膝足四位一线。三嘱咐：嘱咐患者做眼部动作时不要动头面部，嘱患者在转动身体变化体位时要四位一线，嘱患者保持挺胸坐直。

B. 看我镜头，试拍，检查照片质量（曝光、构图等）。

C. 向上看：标记物或天花板，注意看正上方，纠正患者注视方向是否存在向两侧偏斜的情况。

D. 看镜头：拍平视。

E. 向下看：看"我（拍摄者）"脚尖。根据观察上睑缘要求（皮肤量、重睑沟、上睑缘位置等），指示患者注视不同目标，来调整患者下看的程度。下看的幅度调整：可以略调高，看拍摄者的腹部；可再低，看拍摄者膝盖；再低，拍摄者脚尖；再低，看患者自己的膝盖。也可嘱患者注视拍摄者的手指，通过调整手指的高低位置，来调整患者注视方向的高低。

F. 闭上眼：轻轻地。

G. 挤眼：使劲挤，就像眼里进了沙子。如果发现患者动作不到位，可以提示患者看着拍摄者，观察拍摄者的挤眼动作示范，然后，再让患者做挤眼动作，拍摄。

H. 微笑：睁开眼，看着"我"（过渡动作指令），笑一下。注意有些患者笑的时候有可能因为害羞、习惯等原因，会做出歪头、捂嘴等动作，要予以纠正。

转换到斜位、侧位时，大部分患者已经记住，并熟练了这几个动作，而且顺序不变，自然就能跟随指令。在正位熟练以后，斜位、侧位拍摄微笑动作时，只需下达"微笑"口令就可以了。拍摄者要注意的是，要给予患者明确的注视点，监督患者的体位、头位的保持一致。尤其是有些患者不能坚持挺胸收腹坐直，一不留神就垮了，这对眼部动作的实际表现影响很大。

拍照时机

要有预见性，说口令时，就要准备随时按下快门，比如，向上看，在发出"看"的口令时就按快门。因为眼球转动速度很快，眼睑、眼球很难在一个位置维持较长时间，眼部动作的位置很快就会发生变化。

动作纠正

当照片拍得模糊、不准确、照片偏斜、动作不到位、体位变化等，造成照片质量不高时，可以悄悄地再次重复。不要责备，要安抚，要表扬。或者告诉患者："我看到问题了，但是还差那么一点儿，再来一下。"

注意眨眼（瞬目）对眼部动作执行到位以及注视方向的影响，要注意观察和纠正。

如果患者动作不到位，或做不到动作的流畅衔接和直接转换，建议回到平视位（原位），让患者从平视位开始，做出想要观察的眼部动作。

9张照相体系动作顺序与衔接

在这个体系中，包括：平视、上看、下看、闭眼、挤眼、微笑、皱眉、瞪眼、眯眼等9个眼部动作。

动作口诀：上中下，闭挤笑，皱瞪眯。

拍照口诀：上中下闭挤笑。这是最经典的动作顺序。拍照者长期、反复使用，会形成肌肉记忆和潜意识习惯。其他照片的增加、减少，都是以这6张为基础进行合理衔接。

操作口令与过程：前6张照片，上中下闭挤笑，按照6张照片的体系衔接、操作。此处重点补充瞪、皱、眯动作的衔接。

从微笑到瞪眼，微笑是下睑的向心性动作，转为开散性、离心性的瞪眼动作（额眉的开散性动作），肌肉运动协调，比较容易做到。从微笑状态直接转成皱眉动作，则很难衔接。

从瞪眼到皱眉，从额眉的开散性动作转回向心性动作，转换较容易。

从皱眉到眯眼，比较难做到。

需要先从皱眉转为平视。

再次口令，眯眼，拍摄者按下快门。刻意做眯眼动作，有些患者并不习惯，可能需要示范、重复的过程。

在拍照时机和一些不到位动作的纠正上，参考6张照相体系的相关内容。

九宫格照相法顺序

动作口诀：看着我，上下看，左右看，四斜看。

操作口令与过程：这是一组最好指挥的眼部动作。

首先让患者看着镜头，拍摄平视。

然后遵循大家生活中常用的"上下左右"，分别拍摄上看、下看、左看、右看动作。

最后是左上—原位—左下—原位—右上—原位—右下。分别拍摄左上看、左下看、右上看、右下看照片。

拍照时机和一些不到位动作的纠正，参考6张照相体系的相关内容。

四　有创期照相的眼部动作顺序

有创期包括急性期、损伤期和恢复期（通常指早期）。

眼整形美容的有创期通常包括急诊外伤就诊时、术中、术后即刻、术后早期（换药时、拆线时、拆线后早期）以及术后早期并发症等时期。

眼整形美容医生要注意，眼科疾病的急慢性发作期也应视为有创期。

此时照相为了最大限度记录问题，常规记录（换药、拆线）。要避免剧烈的眼部运动，如挤眼；要避免心理不适的动作，比如微笑。

术中照相，采用最少的眼部动作，能够反映问题即可；遵循手术室要求和伦理规范。

术后即刻，以重睑为例，拍摄平视、上看、下看、闭眼4个动作，根据情况可加拍斜位和侧位的相应动作。

术后换药，可拍摄睁眼、闭眼照片，如无必要，不要拍太多动作照片。

术后拆线，肿胀基本消退，淤青开始消散，可以拍摄平视、上看、下看、闭眼4个动作，可加拍斜位和侧位的相应动作。

拆线后早期，属于瘢痕增生阶段，可能会发红、发硬、形态不良等，没有了急性肿胀，可以拍摄上中下、闭挤笑动作。减少瞪眼、皱眉等表情性动作拍摄。

术后并发症时，可拍摄睁眼、闭眼，或者拍摄其他有明显辅助检查、评估意义的眼部动作照片，减少患者折腾。

五　眼部动作转换的三原则：就近原则、顺畅原则、非矛盾原则

1. 就近原则

从平视到上看，属于就近动作。就近动作之间的转换会方便、灵活。

一般从原在位（第一眼位）向第二眼位、第三眼位的动作转换，都是就近的。从第二眼位动作到另一第二眼位动作，与从第三眼位到另一第三眼位的动作，通常是远隔动作。

在眼整形美容照相的动作顺序设计中，首先要注意"就近原则"。指令的眼部动作就近，可使患者在接受指令、执行眼部动作与动作到位的过程中，反射弧短，动作节能，不易导致混乱和疲惫，也容易记忆和重复操作。

就近原则，可以近到像"闭眼"和"下看"之间的关系，闭眼是下看的下一个动作，向下看的幅度大了，就几乎是闭眼了。

2. 顺畅原则

从上看到挤眼，经历了"平视—下看—闭眼，再到挤眼"，属于远隔动作。人眼虽然可以迅速从上看做到挤眼，比如有异物飞溅时，为了避险，可以迅速完成。在拍照的动作过渡中还是多经历了3个动作，执行起来会比较费时，并不够顺畅。

就近原则是顺畅原则的基础。

3. 非矛盾原则

从瞪眼到微笑，无论是从动作的向心性/离心性方面来看，还是在情感的转换上，都近乎是矛盾的。患者在执行该动作指令时，会因为肌肉的收缩和放松混乱难以准确执行。

在设计眼部动作顺序衔接时，要注意动作之间的"非矛盾原则"。

眼部动作，从一个动作到另一个动作，通常有两种实现路径：一种是从当前动作位置到目标动作；另一种是从当前动作位置，回到原位，再从原位到目标动作。

在遵从上述三原则的基础上，如果患者做动作不够流畅、不能到位，建议回到原位，再从原位去实现目标动作。

第八节 眼整形美容照相：模型、模块与模板

张诚 成铤 韩雪峰 李强

▶ 模块
　　▶ 模块分类
▶ 从模块到模板

为了准确、简便地观察眼部和相关情况，我们对头面部进行了简化，得到了观察模型。通过对头面部简化模型的分析，全面分析了眼部的可观察方位，筛选出有意义的观察方位，并予以准确界定，得到可重复的标准化眼整形照相方位。在每个方位上，再深入观察相应的眼部动作，每个方位和所观察动作的组合，称为模块。再由不同的模块组成相应的模板。从而完成了眼整形美容照相的模型化分析、模块化操作和模板化应用的良好体系。

一　模块

通过对头面部简化模型的分析，共筛选出9个常用方位，包括：正位、左前斜45°位、左侧位、右前斜45°位、右侧位、上前斜45°位、下前斜45°位、左后斜45°位和右后斜45°位。

根据临床上各方位的使用频率和重要性，通常将其分为一级方位、二级方位和三级方位。一级常用重要方位包括正位、左前斜45°位、左侧位、右前斜45°位、右侧位5个方位；二级常用方位包括上前斜45°位、下前斜45°位2个方位；三级常用方位包括左后斜45°位、右后斜45°位2个方位。

每个方位和相应的眼部动作（通常采用上中下闭挤笑6个动作）组成模块。以上9个方位照片集合，分别称为正位模块、左前斜45°位模块、左侧位模块、右前斜45°位模块、右侧位模块、上前斜45°位模块、下前斜45°位模块、左后斜45°位模块与右后斜45°位模块。

对应三级方位，分别又称为一级模块、二级模块和三级模块。

正位照相中，眼部动作较多，垂直向动作中，除了常规6个动作（上中下闭挤笑），还有瞪眼、皱眉、眯眼3个动作；水平向动作，还有左看、右看2个动作；斜向动作，还有左上、左下、右上、右下4个动作。即正位动作中，可分为常规动作（上中下闭挤笑）、强化动作（常规动作加上瞪眼、

皱眉、眯眼）、全部动作（强化动作加上九宫格动作）3个层次，分别称为**正位常规模块、正位强化模块、正位全动作模块**。

本书中正位模块，通常就是正位常规模块，不再另做说明。

其他方位中，眼部动作全部统一选用6个动作（上中下闭挤笑）。瞪眼、皱眉、眯眼这3个动作在正位以外的方位上，相较于常规的6个眼部动作，并没有明显的观测意义。

从模块到模板

有关模板内容，我们将在第四章进行详细阐述。

以眼整形照相的中模板（见第四章第二节）为例，中模板采用正位、左前斜45°位、左侧位、右前斜45°位、右侧位共5个观察照相方位，每个方位均做6个动作（上中下闭挤笑）。故中模板由5个模块组成，分别为正位模块、左前斜45°位模块、左侧位模块、右前斜45°位模块、右侧位模块。

从模型到模块，再到模板，是思维简化的过程，在照相的操作过程中以及查对过程中，可以形成良好的自检、完善系统，便于照相人员的记忆、理解、选择、组合和使用。

第四章

照片的描述与分析

照片的眼部描述与分析

张诚

▸ 眼部需要观察和分析的项目、内容和方法

 ▸ 总体观察

 ▸ 亚单位观察

 ▸ 细节观察

 ▸ 区域组合观察

 ▸ 关系分析

▸ 从不同方位观察

 ▸ 正位

 ▸ 前斜 45° 位（左、右）

 ▸ 侧位（左、右）

 ▸ 后斜 45° 位（左、右）

 ▸ 头侧 45° 位

 ▸ 尾侧 45° 位

▸ 对各种眼部动作进行观察

 ▸ 平视

 ▸ 闭眼

 ▸ 上看

 ▸ 下看

 ▸ 挤眼

 ▸ 微笑

 ▸ 瞪眼

 ▸ 皱眉

 ▸ 眯眼

 ▸ 左右看

 ▸ 四斜看

视器（Visual organ）是感觉器的一种，由眼球和眼附属器共同构成。眼球的功能是接收光波刺激，将其转变为神经冲动，经视觉传导通路传导至大脑视觉中枢，产生视觉。眼附属器位于眼球的附近或周围，包括眼睑、结膜、泪器、眼球外肌、眶脂体和眶筋膜等，对眼球起支持、保护和运动作用。眼球（Eyeball）近似球形，是视器的主要部分，位于眼眶前部，借筋膜与眶壁相连，后部与视交叉相连。

眼部整形手术和治疗的范围除了眼部，也和其他部位有学科交叉。眼部美容手术和治疗，目前主要是局限在以眶缘为边界的表观范围内，上包含眉，下至眶下缘，左右达眶外缘，并且大多位于眶口以浅的层次。有时冠以"眼周""眶周"的名义，眼部范围可能会向上下左右4个方向有所扩大。

观察方位不同，造成对同一部位的视角不同，也会有不同的观察内容。在不同眼部动作甚至面部动作下，眼部表现也将不同，并表现出相应的眼部观察、评估内容。深入观察会发现，眼部的不同亚单位都有自己的形态特征、功能和变化。

眼部整形美容需要观察、评估的内容，主要包括眼部特征和眼外特征。本节将眼部需要观察的内容、项目，从不同方位的观察和不同动作的观察等几方面进行眼部特征的阐述。眼外特征的描述、分析将在本章后续两节展开。

一 眼部需要观察、分析的项目、内容和方法

我们需要获得全面的眼部信息，对眼部做出全面的描述和评估。眼部的观察和评估，通常需要从总体印象、亚单位、细节、区域组合等层面进行观察、评估，并对因果关系、相关关系进行评估，从而对眼部进行全方位、不同层面的观察和分析，并对相关观察方位和每个眼部动作要重点关注的内容进行阐述，综合观察眼部表现和变化。

（一）总体观察

（1）皮肤及附件质量（皮肤类型、营养状况、颜色、光泽、皱纹、松紧度、瘢痕、毛发情况），饱满度，隆起，凹陷，沟纹，赘生物，包块，畸形，炎症，肿胀，眼睑痉挛，面神经损伤致眼轮匝肌无力等。

（2）眼形、大小、倾斜度、眼睑轮廓、眼睑闭合、内眦间距、眉眼间距、畸形等。

（3）与面部比例、协调、轮廓关系。必要时的额部、颞部、鼻部、上颌部等的观察。

（4）重睑、上睑下垂、眼袋、内眦赘皮、皮肤量等的速览。

（5）眼球的观察：有无眼球或义眼、突出、内陷、斜视等。

（6）双侧对比。

（二）亚单位观察

（1）上睑：大小（宽度、高度），弧度，单睑/重睑（眶睑沟、睑板上沟），重睑的描述（重睑线、高点、两端、重睑皱褶、线上、线下等），饱满度（充盈度）；隆突、凹陷、团块、赘生物、炎症、水肿、悬垂、臃肿、术后瘢痕，皮肤松垂/紧致；上睑缘位置和形态、睑缘前唇、睑缘后唇、灰线，睫毛分布，上泪点，炎症；上睑与眼球的关系（下垂、退缩、迟滞、内翻、外翻、睑球分离），泪腺脱垂/肿大等。

（2）下睑：眼袋、眼台、泪沟；下睑缘位置和形态，下泪点，睑缘前唇，睑缘后唇，灰线，睫毛分布，炎症，与眼球的关系（抬高、退缩、内翻、外翻、睑球分离）；下睑与中面部衔接、形态等。

（3）睑裂：大小（宽度、高度、形状），闭合程度和闭合强度，上下睑缘在睑裂闭合中的咬合关系，睁眼内外眦连线，闭眼内外眦连线及倾斜度；瘢痕、粘连、畸形、分泌物、泪液积聚等。

（4）眼球：有无眼球，义眼，隐形眼镜，眼球大小（牛眼、小眼球、眼球萎缩等），眼球突出度，眼球各向活动度，斜视，角膜映光点，瞳孔，角膜白斑，白内障，胬肉，疱疹，球结膜充血/睫状充血，肿胀，睑球粘连等。

（5）内眦：有无赘皮及形态、遮盖情况、牵拉情况，赘皮与上、下睑的关系，内眦裂形态、角度和闭合情况，内眦部毛发生长情况，有无内眦窝等。

（6）外眦：形态，位置（抬高、下垂、遮掩，向内、向外移位），角度，隐裂形态，与眶外缘关系等。

（7）眉部：位置，形态，毛发（浓密稀疏、颜色、分布、方向），文绣情况，瘢痕，额部情况等。

（8）双侧对比。

（三）细节观察

对眼睛各细微部的观察，或某重点症状、体征的观察。

针对某一关注部位的细节观察，比如患者关注点，或者医生的发现点，以及某些重点（医生关注点），都需要进行更细节的观察。还需要从各个角度和不同动作再详细拍照补充观察，并注意双侧对比。

（四）区域组合观察

（1）大的组合包括左右半面观察，上下半面观察，中面部观察；还有一些组合包括眼鼻组合、眉眼组合、内眦上睑组合、内眦下睑组合、两侧内眦组合等，根据自己的需求可变换各种组合，来对观察对象进行细致的、推敲性的、关联性的观察。

（2）双侧对比。

（3）组合范围内的比例、动作、弧度、衔接、关系。

（4）临床上有很多症状、体征之间的关联关系，有些可以进行明确的因果关系分析，有些则很困难，需要进行相关关系分析。

· 体征分析、体征间关联分析：如上睑凹陷与内眦赘皮关联分析。

· 症状分析、体征与症状关联分析：如内眦部瘢痕推挤后眼部不适症状改善关联分析。

· 浅表体征与深部关联分析：如外眦上方臃肿与泪腺脱垂关联分析。

（五）因果关系与相关关系简述

■ 1. 因果关系

其特点之一就是，原因在先，结果在后，即先因后果。原因和结果必须同时具有必然的联系，即二者的关系属于引起和被引起的关系。"在此之后"不等于"由此之故"。因果关系分析，包括：一因一果、一因多果、多因一果、多因多果、重叠的因果关系和其他因素介入的因果关系等。临床上要注意上睑下垂和上睑凹陷的互为因果关系。

■ 2. 相关关系

相关关系是客观现象存在的一种非确定的相互依存关系，即自变量的每一个取值，因变量由于受随机因素影响，与其所对应的数值是非确定性的。相关分析中的自变量和因变量没有严格的区别，可以互换。

相关关系不等同于因果关系。因果关系必定是相关关系，而相关关系不一定是因果关系。相关关系可以同时存在于两者以上之间，其中每一个自变量的改变可能影响对应的唯一函数。因果关系只存在于两者之间，其一为因另一为果。相关关系可以提供可能性并用于推测因果关系，不容易证明。

■ 3. 因果关系观察、评估

（1）上睑下垂，是否与上睑提肌肌力不足有关？

（2）上睑凹陷，是否与上睑腱膜前脂肪去除过多有关？

（3）下睑外翻，是否与眼袋去皮量有关？

（4）内眦赘皮术后瘢痕，是否与张力释放不足有关？

■ 4. 相关关系观察、评估

通过相关关系的发现和评估，解决相关关系层面的问题，并帮助寻求因果关系。

（1）大运动量后上睑下垂、无力，运动量与上睑下垂是相关关系，避免大运动量可以避免相关上睑下垂的发生。进一步分析寻找因果关系。

（2）幼儿发热后出现重睑变化，发热与重睑是相关关系。通过进一步观察，寻找稳定的因果关系。

（3）眉眼关系中，老年人眉眼间距增大，这是一个相关关系，也有人眉眼间距不增大。需要从眉眼间距入手，观察上睑皮肤量、眉位置形态与上睑缘的位置关系、额肌收缩与额纹、上睑缘位置、眉间等，寻求因果关系。

（4）重睑术中上睑提肌折叠与睫毛外翻、睑缘露红：提肌折叠与睫毛外翻是相关关系，重睑术中不折叠上睑提肌，就几乎可以避免睑缘外翻、露红。通过大量的观察，去寻求因果关系。比如，发生外翻的因果关系寻找：与眼睑中层的关系，与眼睑后层的关系，与眼睑前层的关系，与眼睑层间的关系，与眼睑眼球的关系，与眼外肌的关系，与眶脂肪总量及分布的关系，与额头、眉毛的关系，与眶的关系，与上颌骨的关系等。

不同方位的观察

（一）正位

■ 1. 优点

能够全面观察眼部、面部情况，是面部展现的最常用角度。

眼部的大多数形态特征、比例特征都能在这个角度得已显现。

■ 2. 不足

正位观察眼睑凹陷、眼球突出度、眼袋突出度、中面部弧度、睑缘位置和睫毛翘度等，看起来不够明显，对比不鲜明；正位不易测量突出度和凹陷度。

需要从其他方位进行补充观察，才能够更加全面。

（二）前斜45°位（左、右）

在正位观测的基础上，提供前斜45°位的观察，补充对正位的认识。提供正位不能观察到的情况。主要观察内容如下：

（1）在此方位视角下的眼部的观察推敲。

（2）近侧外眦：外眦角形态、瘢痕、睑球粘连、眼球内转外转情况；可以用食指和拇指上下分开显露外眦角，进一步观察外眦部。

（3）近侧内眦：内眦赘皮嵴线、赘皮后方、上睑缘内眦段、毳毛、分泌物等。显示被正面遮挡的结构。在眼鼻区域背景下的内眦赘皮的观察。

（4）远侧内眦：重点观察内眦赘皮嵴线的牵拉、延伸情况。

（5）以眼睛为中心的面部轮廓观察（经瞳孔垂线的额—眉—上睑—下睑—上颌部轮廓线、远侧面部轮廓线、近侧面部轮廓线）。

（6）近侧45°组合面的认知：常见的一个审美角度，观察面的前面和侧面相交情况及眼部形态、变化，观测眼与发际线等标志的距离。

（7）左前斜45°的近侧在右前斜45°中作为远侧观察，反之亦然。

（8）双侧对比。

（三）侧位（左、右）

在此视角主要观察：

（1）眼球突出度。

（2）上睑饱满度及变化。

（3）眉部位置及变化。

（4）眼袋突出度。

（5）中面部的弧度。

（6）经平视时瞳孔垂线的面部轮廓。

（7）面正中矢状面轮廓：额部—眉—鼻—上唇、下唇—颏。

（8）面外侧轮廓：经颞线—眶外缘—颧部—颊部—下颌缘内段—颏。

（9）垂直向组织器官的形态、位置和变化。

（10）前后向组织器官的形态、位置和变化。

（11）侧面部的比例关系。

（12）双侧对比。

（四）后斜45°位（左、右）

此方位大部分医生很少用到。

主要用于观察在此视角下的眼部曲线变化、光影变化以及与面部曲线的衔接。

（1）肉毒素注射后局部动态变化。

（2）玻尿酸、脂肪等填充后的局部形态和曲线变化，以及光影变化。

（3）双侧对比。

（五）头侧45°位

含直立位上前斜45°位和仰卧位上前斜45°位两种变化方位。临床上通常采用患者坐位低头，拍摄者俯拍的方法来实现头侧45°位观察和照相。

此方位主要用于：

（1）观察眉部，尤其是各种切眉术后的眉部形态、位置和动作。

（2）观察上睑：重睑形态、上睑凹陷。

（3）观察下睑：下睑睑球关系（下睑退缩、下睑外翻、睑球分离、睫毛状态），眼台（头侧观），眼袋，内眦赘皮，下睑内眦段（垮塌、瘢痕等），泪沟，下睑轮匝肌收缩等。

（4）双侧对比。

（六）尾侧 45° 位

有两种下前斜45°位，包括仰头位下前斜45°位和仰卧位下前斜45°位。在拍摄实践中，通常采用患者坐位仰头位，拍摄者适当仰拍的方式完成各种眼部动作拍摄。

此方位主要用于：

（1）观察眉部的形态、动作和毛发情况。

（2）观察上睑：上睑缘（弧度、退缩、迟滞、睑球分离、外翻、内翻、睫毛状态等），上睑凹陷，上睑皮肤量，重睑形态，内眦赘皮牵拉。

（3）观察眼台（尾侧观）：形态、延续情况。

（4）双侧对比。

三 不同眼部动作的观察

主要是睁眼、闭眼以外的动作。

据不同的眼部动作，观察眼部的形态变化，从整体形态到区域组合，再到亚单位，再到细节。也要注意眼部动作转换的连贯观察，从启到停，速度、力度、形态连续变化情况、对称性等，对问题动作和形态的深入探寻等。

（一）平视

眼部大部分内容都是在平视和闭眼中观察到的，再从其他动作中补充和加强。

本部分内容基本同前文"一眼部需要观察、评估的项目、内容和方法"。在眼部整形美容中再进行精简、提炼，全面评估和关注重点（加粗字体）如下：

（1）上睑：**重睑，上睑缘形态及位置**（下垂、退缩），上睑凹陷，泪腺，皮肤量和质量，术后异常，眉眼间距等。

（2）下睑：**眼袋、泪沟、眼台、下睑缘位置形态**、松弛度等。

（3）睑裂：形状、高度、宽度、睑缘弧度、睑缘高度、睑裂倾斜度等。

（4）内眦：**内眦赘皮**，内眦形态，术后异常等。

（5）外眦：形态，术后异常等。

（6）眼球：有无，大小，注视方向等。

（7）眉部：形态，位置，额部纹理等。

（8）眼部动作转换的连续观察：评估动作的连续性、速度、力度、启停情况、形态连续变化等。

（9）双侧对比。

（二）闭眼

本部分内容基本同前文"一 眼部需要观察、评估的项目、内容和方法"。不同于平视在睑裂闭合后的变化。在眼部整形美容中再进行精简、提炼，全面评估、关注重点（加粗字体）如下：

（1）上睑：在平视基础上的变化，重睑沟，瘢痕，上睑饱满度，眉眼间距等。

（2）下睑：眼袋，泪沟，睑缘位置、形态等。

（3）**睑裂：闭合程度**（闭合不全、固有睑裂闭合不全，闭合无力，睑缘咬合错位），睑裂倾斜度等。

（4）内眦：内眦裂闭合不全，内眦赘皮牵拉状况及形态，**瘢痕**等。

（5）外眦：闭合情况，瘢痕等。

（6）眼球：**检查Beel现象**等。

（7）眉部：眉部放松情况，眉形态和位置，额部情况等。

（8）眼部动作转换的连续观察：评估动作的连续性、**速度**、**力度**、启停情况、形态连续变化等。

（9）双侧对比。

说明：仰头闭眼，对睑裂闭合关系的观察更有利，可以鉴别隐性闭合不全（多为平视时闭合不全不明显，闭合强度不足，夜间睡眠睑裂闭合不良）。

（三）上看

主要评估眼球向上注视时的眼部变化和关注重点（加粗字体）。

（1）上睑：**上睑缘位置**、形态，重睑形态，**上睑凹陷情况**等。

（2）下睑：下睑缘位置、形态，眼袋等。

（3）睑裂：形态。

（4）内眦：内眦形态，**内眦赘皮牵拉**及形态等。

（5）外眦：外眦形态。

（6）眼球：**上转情况**。

（7）眉部：**眉上提情况**（形状、位置），额部情况等。

（8）眼部动作转换的连续观察：评估动作的连续性、速度、力度、启停情况、形态连续变化等。

（9）双侧对比。

说明：低头上看时，更有利于观察下睑情况，对睑球分离、外翻、睫毛、泪小点等的观察更清楚。

（四）下看

主要评估眼球向下注视时的眼部变化和关注重点（加粗字体）。

（1）上睑：**上睑缘位置（注意迟滞）**、形态，重睑形态，上睑凹陷情况，眉眼间距等。

（2）下睑：下睑缘位置、形态，眼袋，泪沟等。

（3）睑裂：形态。

（4）内眦：内眦形态，内眦赘皮牵拉及形态等。

（5）外眦：无特殊。

（6）眼球：**下转情况**。

（7）眉部：**眉下降情况**（形状、位置），额部情况等。

（8）眼部动作转换的连续观察：评估动作的连续性、速度、力度、启停情况、形态连续变化等。

（9）双侧对比。

说明：患者仰头下看时，上睑迟滞的表现更为明显，上睑与眼球的睑球关系表现得更清楚。

（五）挤眼

主要评估挤眼时的眼部变化和关注重点（加粗字体）。

（1）上睑：**上睑眼轮匝肌下移及收缩状态**，观察轮匝肌缺失情况，重睑形态，**上睑深层移植物显形情况**，上睑凹陷情况，眉眼间距等。

（2）下睑：下睑箍紧状况，眼袋隆起情况等。

（3）睑裂：**闭合紧密程度，睑缘咬合状态**，睫毛的掩盖情况等。

（4）内眦：**内眦部肌肉收缩及纹理**。

（5）外眦：收缩纹理、闭合程度。

（6）眼球：无特殊。

（7）眉部：**眉下降情况**（形状、位置），额部情况等。

（8）眼部动作转换的连续观察：评估动作的连续性、速度、力度、启停情况、形态连续变化等。

（9）双侧对比。

（六）微笑

主要评估眼球向前注视时，做微笑表情时的眼部变化和关注重点（加粗字体）。

（1）上睑：**上睑缘位置**（下降）、形态，重睑形态，上睑凹陷情况，眉眼间距等。

（2）下睑：**下睑缘位置**（抬升）、形态，**眼台**，**眼袋**，泪沟等。

（3）睑裂：形态（高、宽变化）。

（4）内眦：内眦形态。

（5）外眦：**鱼尾纹**。

（6）眼球：向前注视情况。

（7）眉部：**眉下降情况**（形状、位置），额部情况等。

（8）眼部动作转换的连续观察：评估动作的连续性、速度、力度、启停情况、形态连续变化等。

（9）双侧对比。

（七）瞪眼

主要评估眼球向前注视时，做瞪眼表情时的眼部变化和关注重点（加粗字体）。

（1）上睑：**上睑缘位置**、形态，**重睑形态**，上睑凹陷情况，**眉眼间距**等。

（2）下睑：下睑缘位置、形态，眼袋，泪沟等。

（3）睑裂：形态。

（4）内眦：内眦形态，**内眦赘皮牵拉及形态**等。

（5）外眦：外眦形态。

（6）眼球：直视情况。

（7）眉部：**眉上抬情况**（形状、位置），额部情况等。

（8）眼部动作转换的连续观察：评估动作的连续性、速度、力度、启停情况、形态连续变化等。

（9）双侧对比。

（八）皱眉

主要评估眼球向前注视时，做皱眉表情时的眼部变化和关注重点（加粗字体）。

（1）上睑：上睑缘位置、形态，**重睑形态**，**斜拉纹**，上睑凹陷情况，眉眼间距等。

（2）下睑：无特殊。

（3）睑裂：形态。

（4）内眦：内眦形态，内眦赘皮牵拉及形态等。

（5）外眦：无特殊。

（6）眼球：直视情况。

（7）眉部：**眉下降情况**（形状、位置），**额部情况**等。

（8）眼部动作转换的连续观察：评估动作的连续性、速度、力度、启停情况、形态连续变化等。

（9）双侧对比。

（九）眯眼

主要评估眼球向前注视时，做眯眼动作时的眼部变化和关注重点（加粗字体）。

（1）上睑：上睑缘位置、形态，重睑形态，眉眼间距等。

（2）下睑：**内眦下方肌肉收缩**、纹理等。

（3）睑裂：形态。

（4）内眦：**内眦形态**。

（5）外眦：无特殊。

（6）眼球：直视情况。

（7）眉部：眉下降情况（形状、位置），额部情况等。

（8）眼部动作转换的连续观察：评估动作的连续性、速度、力度、启停情况、形态连续变化等。

（9）双侧对比。

（十）左右看

主要评估眼球向左（或右）注视时的眼部变化和关注重点（加粗字体）。

（1）上睑：随动情况。

（2）下睑：随动情况。

（3）睑裂：形态。

（4）内眦：内眦形态。

（5）外眦：睑球粘连、牵拉、受限。

（6）眼球：**左右转动注视情况**。

（7）眉部：无特殊。

（8）眼部动作转换的连续观察：评估动作的连续性、速度、力度、启停情况、形态连续变化等。

（9）双侧对比。

（十一）四斜看（左上、左下、右上、右下）

主要评估眼球向左上、左下、右上、右下注视时的眼部变化和关注重点（加粗字体）。

（1）上睑：随动及形变情况。

（2）下睑：随动及形变情况。

（3）睑裂：形态。

（4）内眦：内眦形态。

（5）外眦：睑球粘连、牵拉、受限。

（6）眼球：**各方向转动注视情况**。

（7）眉部：无特殊。

（8）眼部动作转换的连续观察：评估动作的连续性、速度、力度、启停情况、形态连续变化等。

（9）双侧对比观察。

通过以上全面观察、细节观察和侧重观察，在不同方位和动作变化后的强化观察、对比观察，给出眼部观察的系统和方法，可以实现对眼部的良好观察、评估，为发现问题、制订方案，从而解决问题，打下坚实的基础。

眼部分析的过程中要注意透视对眼部大小、形态的视觉影响。观察者和被观察者在摆位和相互注视的过程中，会因为各自的主视眼因素，造成系统偏差，改变透视关系。自然平视正位中，如果头面部有偏斜、旋转，要注意将面部调正，再次观察、修正认知。在前斜45°位时，近大远小的透视效果会更加突出，此时，对左右眼的大小、形态等项目的评估，要注意修正认知。

张诚 成铤 夏小飞 淳璞

第二节 照片的面部描述与分析

▸ 面部评估

　　▸ 面型

　　▸ 面向

　　▸ 面相

　　▸ 面部和谐、比例

　　▸ 面部皮肤

▸ 面部观察、评估的注意事项

▸ 眼、面关系分析

　　▸ 正面观

　　▸ 侧面观

　　▸ 斜面观

　　面部，位于颅脑的前下方。解剖学上界为经过眶上缘、颧弓和外耳道的连线，其下为面部；下界为下颌骨下缘、下颌角至乳突的连线。面部可分为眶区、鼻区、口区和面侧区，后者又分为颊区、腮腺咬肌区和面侧深区。

　　我们通常理解的面部，上界为发际线。

　　面部是眼整形美容需要观察眼外特征的一个重要部分。本节主要从面部的面型、面向、大小、比例、皮肤质量、营养、精神、神情等方面进行简单阐述，有助于对眼面关系有全面的理解。

一 面部评估

（一）面型

　　面型有形态观察法和指数法两种分类。面型范围通常包括解剖面部、额部和颞部。

　　波契氏形态观察法将面型分为10种，包括椭圆形、卵圆形、倒卵圆形、圆形、方形、长方形、菱形、楔形、倒梯形、五角形等。

指数法是采用形态面高和面宽两种测量值组成的形态面指数，根据指数大小，将面型分为超阔面型、阔面型、中面型、狭面型、超狭面型等5种。

面型的审美观察，因为时代、种族、地域等之间的差异，不能一概而论，应结合面部比例、和谐等内容综合评价。

（二）面向

面向是指面部朝向。

注意额部指向与双眼注视方向的关系。

在指定的标准方位动作下，面向和注视方向不一致时，要注意斜视、面部发育不良等情况。

观察面部俯仰、侧倾和旋转状况。

（三）面相

采用传统相学理论进行一些必要的美学评估。

根据面相观察，进行一些心理评估，了解患者的脾气性格和心理宽容度等。

从心理评估，进而推测眼部、面部形态的精神因素。

（四）面部和谐、比例

主要从比例、对称、和谐、黄金分割率、角度测量等方面观察。

1. 正面部

面部轮廓线，面宽，面高，"三停四眼"，内眦间距，睑裂宽度，左右对称度，下面部三等分，五官（分布、比例）等。

鼻背偏斜、对称度。

睑裂连线水平度、对称度。

口裂水平度、对称度。

颞部形态、对称度。

颊部形态、对称度。

双耳形态及对称度等。

2. 侧面部

面部轮廓线（经正中矢状线的弧线，经平视时近侧瞳孔垂线的弧线，经颞线、眶外缘、颧外侧、颊部、颏部弧线），额部（眉弓）隆起度，中面部凸度，鼻背高度，鼻唇颏（垂直高度关系、连线关系），下颌缘，颌颈关系。

3. 面部偏斜

提示眼部、面部、头部、颈部、躯干、四肢的广泛联系和思考。

（五）皮肤质量

肤色，皮肤类型，皮肤质地，清洁度，皱褶，纹理，松弛/紧绷度，移位（悬垂、上提），色斑，赘生物，肿物，凹陷/隆起，瘢痕，毛发，水肿，牵拉/回弹，血管显现/分布，疾病和畸形等。

二 面部观察、评估的注意事项

不仅从静态观察面部变化和关系，更要从动态观察。提示眼整形美容照相中对动作拍照的重要性。

要注意眼部、面部、头部、颈部、躯干、四肢的广泛联系和思考。

要注意对患者营养、疾病、精神、神情等方面的观察、评估。

三 眼、面关系分析

眼部是面部的一部分，眼部的观察评估离不开面部的观察评估。

（一）正面观

面部整体的形态、轮廓、凹凸、比例，其他器官、组织结构的形态，对眼部形态的表达有着非常重要的衬托、对比、整体和谐作用。以眼部观察为重点，配合眼部和面部的整体考虑，是非常重要的。

颞部的隆起和凹陷对眼部的影响比较大。除了颞部填充、隆起对眼部软组织的提升作用，横向比例的变化，对眼部的美学指标也产生较大影响。

张口瞬目现象，面神经异常对眼部的影响，张口对下睑及眼部的张力传导，面部俯仰、侧倾、旋转与眼的关系。

面部隆起度增加的手术，通常会造成眼球相对回退、突出度减弱的参照比例关系。比如面部脂肪的过度填充与成活，造成眼睛像陷在一团肥油中的感觉，审美不协调，对眼部功能也造成影响。

鼻整形对眼睛的影响。鼻背歪斜造成眼部不对称观感，鼻背隆起、粘连对眼部皮肤的牵拉。

（二）侧面观

中面部凹凸对眼球突出度、眼袋的影响。额部填充对上睑的形态美学影响，侧面轮廓美学的基础影响。

（三）斜面观

面部组织、器官隆突、弧度的改变，在眼整形照相中，对方位的确定也造成一定的影响。

总之，面部美学、功能是眼部美学、功能的基础，实际注视中，存在眼、面协调关系，眼部和面部存在各种复杂联系，在咨询、诊断和手术计划的制订上，都要与患者进行眼部和面部的全方位评估和交流。

张诚　成链　侯程山　狄文君

第三节　照片的头、颈、肩描述及相互关系分析

头部、颈部、躯干、四肢的形态、位置，对眼部表现都有一定的影响，眼部异常情况有时也会在这些部位产生相应的一些形态、姿势上的影响。眼部整形美容的眼外特征与眼的关系，面部眼外特征和眼的关系是近关系，头、颈、肩的眼外特征描述与分析，则属于更远一些的关系。但是，头、颈、肩与眼的相互影响关系，不能忽视。

一　头部观察

头部分为颅部和面部。分界线为经过眶上缘、颧弓和外耳道的连线，其下为面部，面部位于颅脑的前下方。颅部由颅顶、颅底和颅腔三部分组成。颅顶又分为额顶枕区和颞区。额顶枕区，前为眶上缘，后为枕外隆突和上项线，两侧借颞线与颞区分界。

（一）观察颅部、面部比例、协调

■ 1. 头型

头型是人体外貌特征的重要组成部分，与面型、眼部关系密切。

用形态测量的方法，大致可以把头型分为7种类型：球形、椭圆形、卵圆形、楔形、五角形、菱形、盾形。

根据头最大长和宽构成的头指数，进行指数分型，可分为6种头型：特长头型、长头型、中头型、圆头型、特圆头型、超圆头型。

2. 正面评估

主要是面部评估部分。头部可通过睑裂水平线分成上下相等两部分。

3. 侧面评估

头部可通过睑裂水平线分成上下相等两部分。

头部可被纵向四等分，颅顶、前额、鼻部（中面部）、下面部各占1/4。

（二）注意事项

注意毛发分布和发型。

正常头部重心位于寰枢椎前。注意饰品、头发重量等对头部位置的影响。

颈部观察

颈部介于头与胸和上肢之间。上界，以下颌骨下缘、下颌角、乳突、上项线至枕外隆突的连线为界，其上为头面部。下界，以胸骨颈静脉切迹、胸锁关节和肩峰至第7颈椎棘突的连线为界。

颈部分为固有颈部和项部。

（1）正面：颏部居中及指向情况。

（2）侧面：颏颈角的观察。

（3）正常头部重心位于寰枢椎前。在眼整形照相中主要关注颈部的支撑，以及颈部的弯曲、旋转、侧倾等动作对头面部摆位的影响。

肩部观察

以锁骨上缘的外侧1/3段及肩峰至第7颈椎棘突连线的外1/3段与颈部为界，以三角肌前、后缘的上端与腋前、后襞下缘中点的连线与胸部和脊柱区为界。

肩部包括腋区、三角肌区和肩胛区。

肩部是上肢的一部分，也作为观察躯干竖直的一个观察点，是观察头、颈、躯干关系的躯干替代。

作为眼整形照相的取景下界范围内图像，要注意双肩连线水平。

双肩的水平取决于脊柱的竖直及稳定情况，也受到躯干、肢体负重、支撑、依靠的影响。

眼部照相时，通常体位要挺胸坐直（站直）、保持平视。

 四 # 头、颈、肩相互关系

■ 1. 头颈关系

主要是正面时观察、分析颏部摆位是否居中及指向。提示头面部的旋转、侧倾状况。

侧面主要观察颏颈角情况。观察颏部上抬、下降情况，提示头面部的俯仰状况。

■ 2. 颈肩关系

首先要明确双肩是否水平。脊柱是否强直、侧弯、前后曲度改变等。

在双肩位置基础上，评估颈肩关系，观察是否有斜颈及连带的头颈关系。

■ 3. 头颈肩关系

头面部的位置和指向异常，要从颈部、躯干寻找原因。

存在照相机体表照相不能明确的深部情况时，可以进行X线片、CT或其他影像检查。

根据头颈肩关系，在眼部情况与头面部、颈部、躯干、四肢等广泛范围内寻找联系。必要时补充相应姿势的全身照片。

第五章

眼整形照相模板

眼整形美容照相的大模板

张诚　韩雪峰　侯俊杰　蔡薇

▸ 大模板的构成

　　▸ 正位照相

　　▸ 九宫格照相

　　▸ 左前斜 45° 位照相

　　▸ 左侧位照相

　　▸ 右前斜 45° 位照相

　　▸ 右侧位照相

　　▸ 下前斜 45° 位照相

　　▸ 上前斜 45° 位照相

　　▸ 左后斜 45° 位照相

　　▸ 右后斜 45° 位照相

▸ 临床应用说明

　　▸ 大模板的应用场景选择

　　▸ 大模板与中模板的区别

　　▸ 九宫格照片

　　▸ 大模板与全模板的关系

 大模板的构成

　　眼整形美容照相的大模板，包括正位、九宫格、左前斜45° 位、左侧位、右前斜45° 位、右侧位、上前斜45° 位（正面低头45° 位）、下前斜45° 位（正面仰头45° 位）、左后斜45°、右后斜45° 共10个方位。与中模板相比，由水平5位变成水平7位，增加了2个后斜45° 位，增加了上前斜45° 位、下前斜45° 位2个上下方位，增加了正位的九宫格内容，共10个板块，每个板块包含相应的眼部动作若干。

　　方位口诀：一正九宫仰低头，两斜两侧两后斜。

（一）正位照相，9 张动作照片（图 5-1-1A~I）

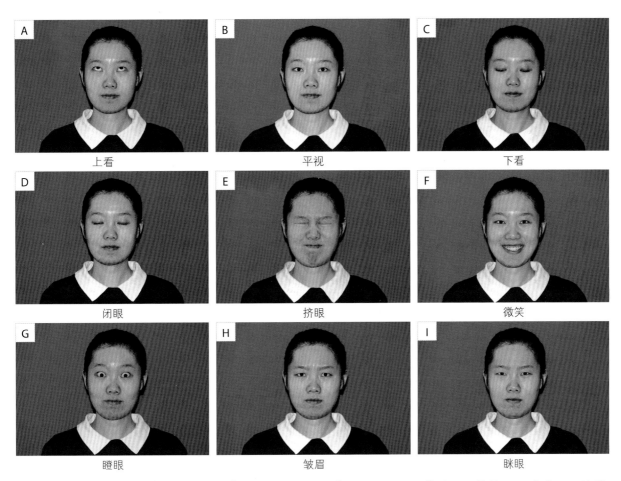

图 5-1-1 正位 9 张动作照片。A 上看；B 平视；C 下看；D 闭眼；E 挤眼；F 微笑；G 瞪眼；H 皱眉；I 眯眼

正位 9 张照相技术要点

眼部动作：上看、平视、下看、闭眼、挤眼、微笑、瞪眼、皱眉、眯眼，9 张照片。

动作口诀：上中下、闭挤笑、瞪皱眯。

体位：

患者坐位，挺胸收腹坐直，避免塌肩含胸。

采用自然水平面头部摆位，不要强求绝对平视位（眶耳平面）。

患者与拍摄者的体位关系：拍摄者与被拍摄者正面相对。双方指向相交的角度，以患者面正中、胸部、双膝、双脚尖的指向平面（面胸膝足平面及正中矢状面），与拍摄者的正中、胸部、双膝、双脚尖指向平面的夹角来确定。例如：正位，双方面膝脚平面正对，夹角为 0°。

人机距离：根据镜头焦段和取景范围，调整合适的拍照距离。

对焦：建议单点对焦，以**一侧瞳孔为对焦点**；相机焦平面平行于患者正位平面，对面部偏斜、歪头者，建议以胸腹挺直为基准。

也可以**一侧内眦为对焦点**。重点对焦病情严重的眼别，或者重点对焦医患双方关注的眼别。

早期拍摄技术不熟练时，也可采用多点对焦，先保证图像的采集工作顺利完成。多点对焦照片，有可能会出现关注部位清晰度不够的情况。

视频建议：照片拍摄完成后，建议同一位置，同一眼部动作顺序，拍摄视频。

（二）九宫格照相，9 张动作照片（图 5-1-2A ~ I）

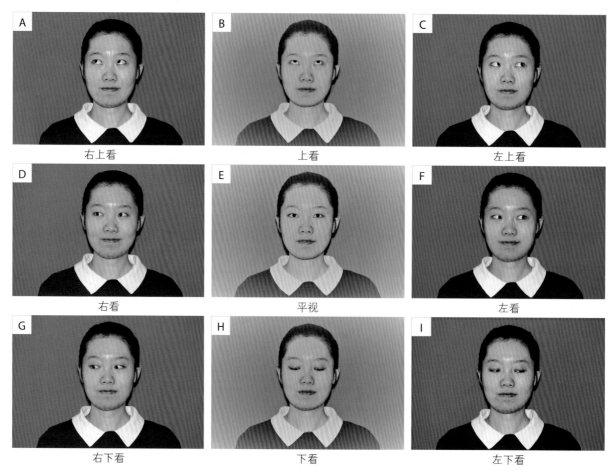

图 5-1-2　九宫格照相。垂直向 3 张照片（上看、平视、下看）已经在正位 9 张照相中拍摄了，本图中以淡色标识，见图 5-1-1。A 右上看；B 上看；C 左上看；D 右看；E 平视；F 左看；G 右下看；H 下看；I 左下看

九宫格照相技术要点

眼部动作：

（1）先完成垂直向的眼部动作：上看、平视、下看，3 张照片（如果已经拍摄正位 9 张照片，则略过）。

（2）再拍摄水平向的动作：左看、右看，2 张照片。

（3）再拍摄四斜看：左上看、左下看、右上看、右下看，4张照片。

共拍摄9张照片。

动作口诀：上中下、左右看、四斜看。

体位：

采用自然水平面头部摆位，不要强求绝对平视位（眶耳平面）。

患者坐位，挺胸收腹坐直，避免塌肩含胸。左右看时，要注意避免被拍摄者"脸随眼动"，纠正患者不由自主地转脸情况。

患者与拍摄者的体位关系：同正位9张照相。

人机距离：同正位9张照相。

对焦：同正位9张照相。

视频建议：照片拍摄完成后，建议同一位置，同一眼部动作顺序，拍摄视频。

（三）左前斜 45° 位照相，6 张动作照片（图 5-1-3A ~ F）

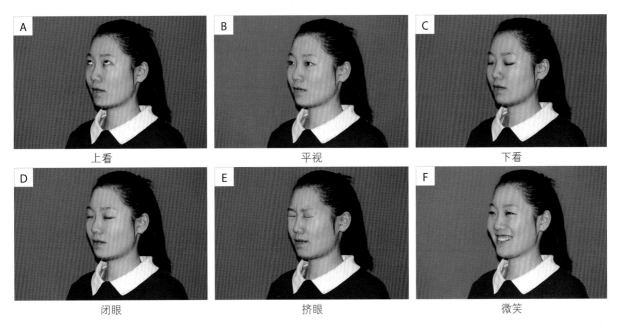

图 5-1-3　左前斜 45° 位照相。A 上看；B 平视；C 下看；D 闭眼；E 挤眼；F 微笑

左前斜 45° 位照相技术要点

眼部动作：上看、平视、下看、闭眼、挤眼、微笑，共6张照片。

动作口诀：上中下、闭挤笑。

体位：采用自然水平面头部摆位。

患者与拍摄者的体位关系：左前斜45°，患者面向拍摄者的左后方，双方面胸膝足平面相交成45°。

面部45°位的确定：本模板以鼻尖与远侧内眦垂线重叠程度为判断标准。具体参见第三章第五节，前斜45°位的确定。

对焦：建议单点对焦，以右侧外眦（近侧外眦）为对焦点。早期拍摄不熟练时，也可采用多点对焦。

视频建议：照片拍摄完成后，建议同一位置，同一眼部动作顺序，拍摄视频。

（四）左侧位照相，6张动作照片（图5-1-4A～F）

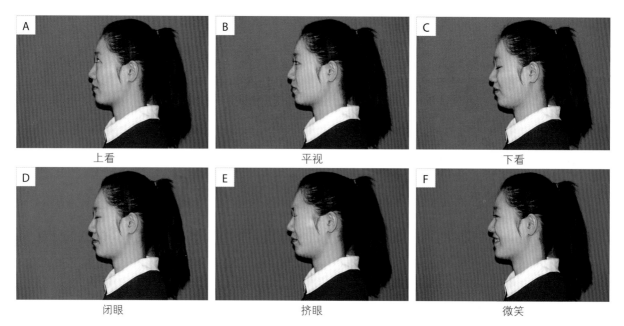

图 5-1-4　左侧位照相。A 上看；B 平视；C 下看；D 闭眼；E 挤眼；F 微笑

左侧位照相技术要点

眼部动作：上看、平视、下看、闭眼、挤眼、微笑，共6张照片。

动作口诀：上中下、闭挤笑。

体位：采用自然水平面头部摆位，不要强求绝对平视位（眶耳平面），尤其是中老年人、上睑下垂患者，不要刻意调整患者的自然仰头姿势。

患者与拍摄者的体位关系：左侧位，患者面向拍摄者的左方，双方面胸膝足平面相交成拍摄者左侧90°。

对焦：单点对焦，以左侧外眦（近侧外眦）为对焦点。早期拍摄技术不熟练时，也可采用多点对焦。

视频建议：照片拍摄完成后，建议同一位置，同一眼部动作顺序，拍摄视频。

（五）右前斜45°位照相，6张动作照片（图5-1-5A～F）

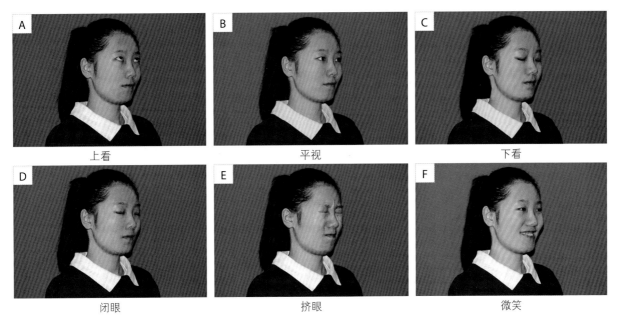

图5-1-5　右前斜45°位照相。A 上看；B 平视；C 下看；D 闭眼；E 挤眼；F 微笑

右前斜45°位照相技术要点

眼部动作：上看、平视、下看、闭眼、挤眼、微笑，共6张照片。

动作口诀：上中下、闭挤笑。

体位：采用自然水平面头部摆位，不要强求绝对平视位（眶耳平面）。

患者与拍摄者的体位关系：

拍摄患者右前斜45°位时，患者面向拍摄者的右后方，双方面胸膝足平面相交成拍摄者右侧45°。

患者有面部偏斜、不对称等情况时，会造成同样的45°，两侧面部所见不同。换到另一侧拍摄时，一般仍然按前侧相同的鼻面关系来确定本侧45°，除非有特殊凹陷、缺损或隆起。

对焦：单点对焦，以左侧外眦（近侧外眦）为对焦点。早期拍摄技术不熟练时，也可采用多点对焦。

视频建议：照片拍摄完成后，建议同一位置，同一眼部动作顺序，拍摄视频。

（六）右侧位照相，6 张动作照片（图 5-1-6A ～ F）

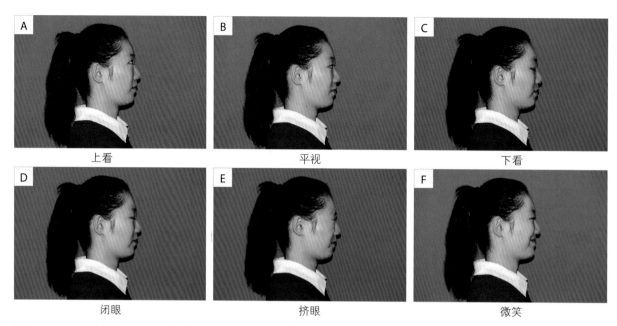

图 5-1-6　右侧位照相。A 上看；B 平视；C 下看；D 闭眼；E 挤眼；F 微笑

右侧位照相技术要点

眼部动作：上看、平视、下看、闭眼、挤眼、微笑，共6张照片。

动作口诀：上中下、闭挤笑。

体位：采用自然水平面头部摆位，不要强求绝对平视位（眶耳平面），尤其是中老年人、上睑下垂患者，不要刻意调整患者的自然仰头姿势。

患者与拍摄者的体位关系：

右侧位，患者面向拍摄者的右方，双方面膝脚平面相交成拍摄者右侧90°。

由于患者面部偏斜、不对称等原因，会出现同样的侧位，两侧面部所见有所不同。换侧拍摄时，一般仍然按前侧相同的方法来确定本侧90°侧位，除非有特殊凹陷、缺损或隆起。

对焦：单点对焦，以右侧外眦（近侧外眦）为对焦点。早期拍摄技术不熟练时，也可采用多点对焦。

视频建议：照片拍摄完成后，建议同一位置，同一眼部动作顺序，拍摄视频。

（七）下前斜45°位照相，4张动作照片（图5-1-7A～D）

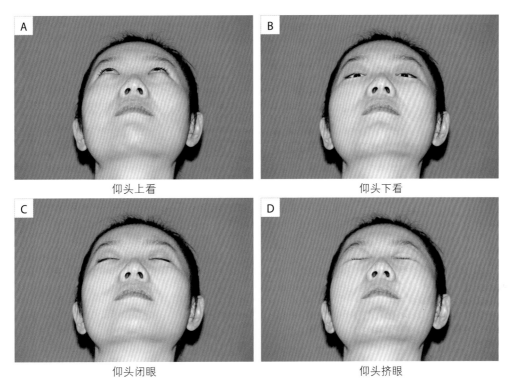

图 5-1-7 下前斜 45° 照相，采用正面仰头位照相，也是尾侧照相一种。A 仰头上看；B 仰头下看；C 仰头闭眼；D 仰头挤眼

下前斜 45° 位照相技术要点

眼部动作：上看、下看、闭眼、挤眼，共4张照片。

动作口诀：上下闭挤。此4张可以完成绝大部分信息采集，有进一步采集要求的可以加上平视、微笑两张，口诀则变为：上中下、闭挤笑。

体位：采用正面仰头45°位。一般要求鼻尖投影位于内眦连线，根据眼部显露情况调整。

患者与拍摄者的体位关系：拍摄者与被拍摄者正面相对。角度以患者面胸膝足平面与拍摄者的面胸膝足指向平面的夹角来确定。例如：正位，双方面胸膝足平面正对，夹角为0°。

对焦：单点对焦，以一侧下睑缘内端为对焦点。注意相机水平线与双眼内眦连线平行。

视频建议：照片拍摄完成后，建议同一位置，同一眼部动作顺序，拍摄视频。

（八）上前斜 45° 位照相，6 张动作照片（图 5-1-8A ～ F）

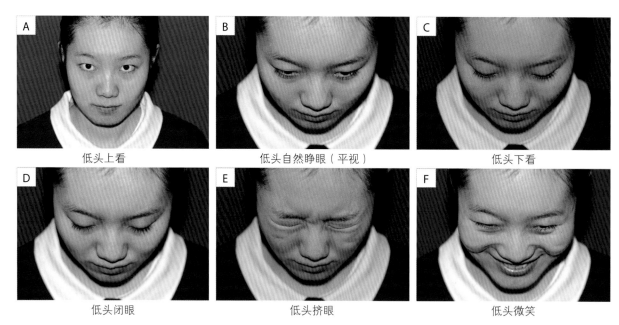

低头上看　　　　　　　　　低头自然睁眼（平视）　　　　　　　　低头下看

低头闭眼　　　　　　　　　　低头挤眼　　　　　　　　　　低头微笑

图 5-1-8　上前斜 45° 位，采用正面低头位照相，也是头侧位照相的一种。A 低头上看（照片 A 低头程度不够，这也说明了在成套照片拍摄中的不容易，要时刻关注每一张照片的方位和动作符合要求）；B 低头自然睁眼（平视）；C 低头下看；D 低头闭眼；E 低头挤眼；F 低头微笑

上前斜 45° 位照相技术要点

眼部动作：上看、平视、下看、闭眼、挤眼、微笑，共6张照片。临床拍照中，意义最大的照片为上看、挤眼、微笑照片，其他眼部动作可为补充观察。

动作口诀：上中下、闭挤笑。

体位：采用正面低头45°位。观察鼻尖与上唇的重合程度可作为参考标准。还要根据额部、眉部对眼部所观察项目的遮挡情况调整患者低头程度。

患者与拍摄者的体位关系：

确定拍摄者与被拍摄者正面相对。

调整患者低头角度。

调整拍摄者、照相机、拍摄部位的关系。

对焦：单点对焦，以一侧眉部为对焦点，或根据观察项目下移到眼睑。注意相机水平线与双眼内眦连线平行。

视频建议：照片拍摄完成后，建议同一位置，同一眼部动作顺序，拍摄视频。

（九）左后斜45°位照相，6张动作照片（图5-1-9A～F）

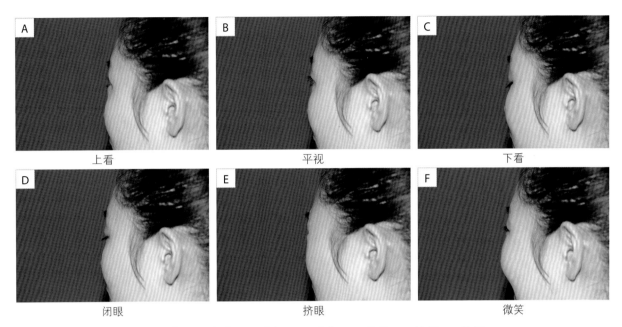

图 5-1-9　左后斜45°位照相。A 上看；B 平视；C 下看；D 闭眼；E 挤眼；F 微笑

左后斜45°位照相技术要点

　　眼部动作：上看、平视、下看、闭眼、挤眼、微笑，共6张照片。

　　重点照片：平视、闭眼、挤眼、微笑照片，观察在这些动作下的左后斜45°面部曲线和光影变化，尤其是在注射填充中的应用。

　　动作口诀：上中下，闭挤笑。

　　体位：采用端坐位，自然水平面头部摆位，拍摄左后斜45°位。

　　患者与拍摄者的体位关系：

　　患者指向平面与拍摄者指向平面在拍摄者左前方形成135°夹角。

　　确定左后斜45°位的面部指标，以平视时鼻尖和近侧颊部相切为准。

　　对焦：单点对焦，以近侧外眦为对焦点。

　　取景范围：最好包含顶部和下颌，利于观察面部曲线的完整性。

　　视频建议：照片拍摄完成后，建议同一位置，同一眼部动作顺序，拍摄视频。

（十）右后斜 45° 位照相，6 张动作照片（图 5-1-10A ~ F）

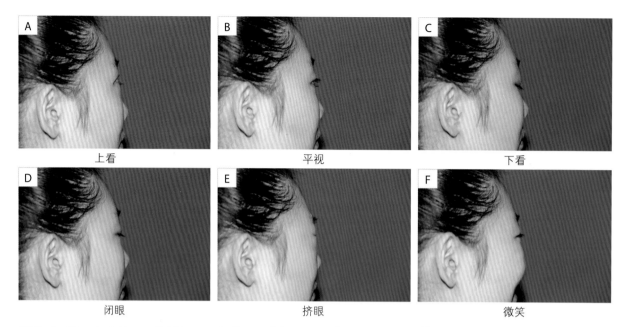

图 5-1-10　右后斜 45° 位照相。A 上看；B 平视；C 下看；D 闭眼；E 挤眼；F 微笑

右后斜 45° 位照相技术要点

基本要求同左后斜45° 位照相。

注意转换体位时的面胸膝足四位一线。

 临床应用说明

（一）大模板的应用场景选择

目前，有的医生轻视初眼的详细检查，认为只有复杂修复的眼睛才需要详细检查、多方位检查。这是一个认识误区。一些看似条件很好的初眼，其实也会暗藏许多问题。我们在临床中遇到的大量重睑修复案例，除了少部分病例确实是初学者经验不足、技术不过硬造成的，相当一部分重睑效果不良案例，不是由于术者的手术技术不好，而是缘于信息采集不够、术前评估不够完善、制订方案不是很合理，以至于手术中的步骤和技术应用也不合理，导致最终的手术效果不理想。所以说，要想做好重睑手术，哪怕是看起来条件很好的初眼，也要常规全面采集信息，全面分析评估，制订完善的方案和预案。养成程序化的工作方法，逐项采集，逐项分析，不要"跳台"！看似很笨的机械化的程序，才是减少差错的真正完善的重要手段。

基于以上认知，我们推荐常规使用大模板，尤其是对于以眼整形为主的机构和医生。以诊室照相为主来实现，照相室可使用中模板。

大模板在具体使用中，可根据条件适当增减。

（二）与通用的中模板相比，大模板增加了哪些内容

（1）增加了5个模块：上前斜45°位模块、下前斜45°位模块、左后斜45°位模块、右后斜45°位模块、九宫格模块。

（2）增加了动作照片张数：正位6张增加为正位9张。

（三）九宫格照片

主要用于检查眼球运动，客观上也观察了眼睑的运动和形态。

（四）大模板与全模板的关系

（1）大模板是全方位的模板，包含了眼睛检查照相的全部9个方位，并在正位完善了九宫格照相。大模板的"全"体现在方位。

（2）大模板与全模板的差别，大模板少了检查板块、测量板块、特殊点板块、抱怨点板块等。这些大多分散在相关章节。全模板的"全"体现在全方位加各种检查、测量和特殊点照相。

（3）二者的应用选择。大模板用于眼整形机构和专业人员的常规使用；全模板用于复杂、疑难病例；在大模板的使用中，可以根据需要向全模板"借用"某些内容。

第二节 **眼整形美容照相的中模板**

张诚 侯俊杰 田怡 李强

- ▸ 中模板的构成
  - ▸ 正位照相
  - ▸ 前斜45°位（左、右）照相
  - ▸ 侧位（左、右）照相
- ▸ 各方位照相的技术要点
- ▸ 注意事项
- ▸ 临床应用说明

一 中模板的构成

眼整形美容照相的中模板，包括水平正位、左前斜45°位、左侧位、右前斜45°位、右侧位共5个方位，每个方位包含相应的6个眼部动作（上中下、闭挤笑）。

方位口诀：一正两斜双侧。

5个方位，每个方位拍摄6个动作，共30张照片。也称5630照相法。

（一）正位照相，6张动作照片（图5-2-1A～F）

动作口诀：上中下、闭挤笑。

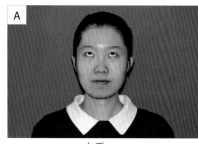

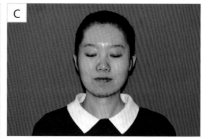

上看　　　　　　　　　　平视　　　　　　　　　　下看

图 5-2-1　正位照相。A 上看；B 平视；C 下看；D 闭眼；E 挤眼；F 微笑

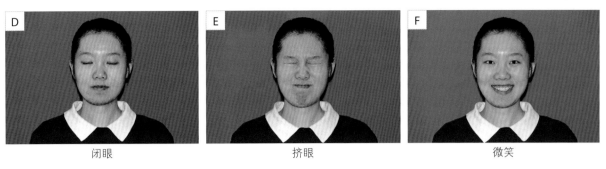

图 5-2-1 （续）

（二）左前斜 45° 位照相，6 张动作照片（图 5-2-2A ~ F）

动作口诀：上中下、闭挤笑。

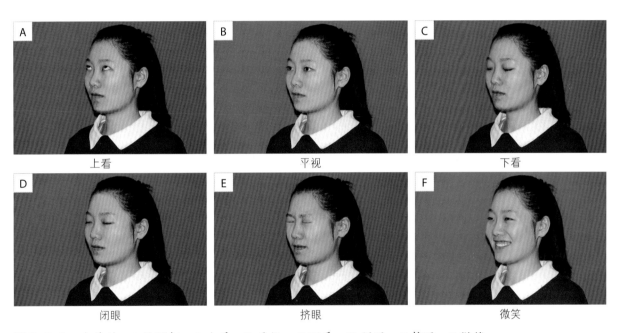

图 5-2-2　左前斜 45° 位照相。A 上看；B 平视；C 下看；D 闭眼；E 挤眼；F 微笑

（三）左侧位照相，6 张动作照片（图 5-2-3A ~ F）

动作口诀：上中下、闭挤笑。

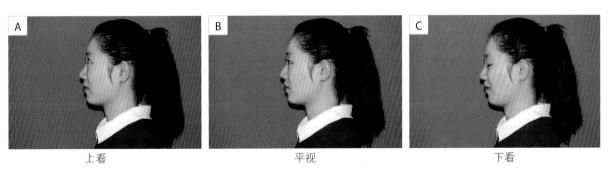

图 5-2-3　左侧位照相。A 上看；B 平视；C 下看；D 闭眼；E 挤眼；F 微笑

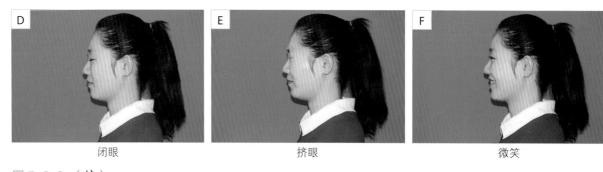

图 5-2-3 （续）

（四）右前斜 45° 位照相，6 张动作照片（图 5-2-4A～F）

动作口诀：上中下、闭挤笑。

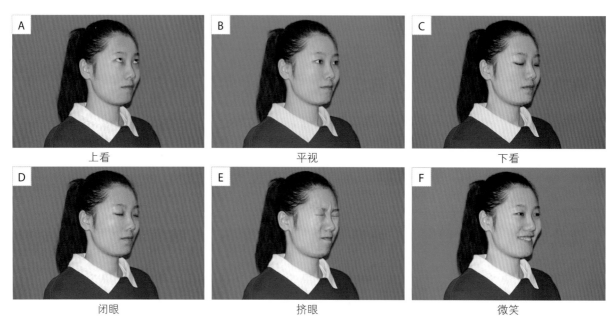

图 5-2-4 右前斜 45° 位照相。A 上看；B 平视；C 下看；D 闭眼；E 挤眼；F 微笑

（五）右侧位照相，6 张动作照片（图 5-2-5A～F）

动作口诀：上中下、闭挤笑。

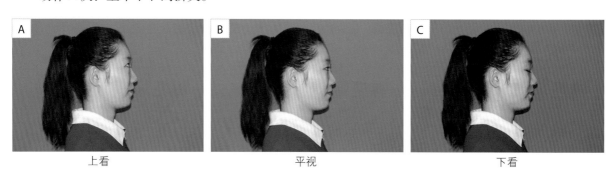

图 5-2-5 右侧位照相。A 上看；B 平视；C 下看；D 闭眼；E 挤眼；F 微笑

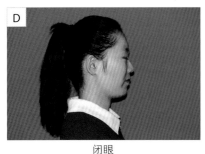
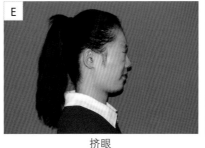
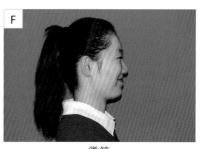

| 闭眼 | 挤眼 | 微笑 |

图 5-2-5 （续）

二 各方位照相的技术要点

（一）正位照相技术要点

眼部动作：上看、平视、下看、闭眼、挤眼、微笑，共6张照片。

动作口诀：上中下、闭挤笑。

体位：采用自然水平面头部摆位，不要强求绝对平视位（眶耳平面）。挺胸收腹坐直，避免塌肩含胸。

患者与拍摄者的体位关系：拍摄者与被拍摄者正面相对。角度以患者面正中、双膝、双脚尖指向平面（面胸膝足平面、正中矢状面），与拍摄者的正面、胸部、双膝、双脚尖指向平面的夹角来确定。例如：正位，双方面膝脚平面正对，夹角为0°。

人机距离：根据镜头焦段和取景范围，调整合适的拍照距离。

对焦：建议单点对焦，以一侧瞳孔为对焦点；也可以一侧内眦为对焦点。

重点对焦病情严重的眼别，或者重点对焦医患双方关注的眼别。

相机焦平面平行于患者正位平面，对面部偏斜、歪头者，建议以胸腹垂直面为基准。

早期，拍摄技术不熟练时，也可采用多点对焦，先保证图像的采集工作完成。多点对焦照片，有可能会出现关注部位的清晰度不够的情况。

视频建议：照片拍摄完成后，建议同一位置，同一眼部动作顺序，拍摄视频。

（二）前斜45°位（左、右）照相技术要点

眼部动作：上看、平视、下看、闭眼、挤眼、微笑，共6张照片。

动作口诀：上中下、闭挤笑。

体位：采用自然水平面头部摆位，不要强求绝对平视位（眶耳平面）。

患者与拍摄者的体位关系：

左前斜45°位，患者面向拍摄者的左后方，双方面胸膝足平面相交成拍摄者左侧45°。

右前斜45°位，患者面向拍摄者的右后方，双方面胸膝足平面相交成拍摄者右侧45°。

对焦：建议单点对焦，以右侧外眦（近侧外眦）为对焦点。早期拍摄不熟练时，也可采用多点对焦。

视频建议：照片拍摄完成后，建议同一位置，同一眼部动作顺序，拍摄视频。

（三）侧位（左、右）照相技术要点

眼部动作：上看、平视、下看、闭眼、挤眼、微笑，共6张照片。

动作口诀：上中下、闭挤笑。

体位：采用自然水平面头部摆位，不要强求绝对平视位（眶耳平面），尤其是中老年人、上睑下垂患者，不要刻意调整患者的自然仰头姿势。

患者与拍摄者的体位关系：左侧位，患者面向拍摄者的左方，双方面胸膝足平面相交成拍摄者左侧90°。

对焦：单点对焦，以左侧外眦（近侧外眦）为对焦点。避免采用多点对焦。

视频建议：照片拍摄完成后，建议同一位置，同一眼部动作顺序，拍摄视频。

 注意事项

（1）采用自然水平面头部摆位。

（2）因头面颈关系和面部发育不对称等原因，注意左右两侧的前斜45°位和侧位照片的对称性。

（3）转换方位时，要面胸膝足四位一线连轴转。

（4）随时注意提醒患者挺胸坐直。

 临床应用说明

建议机构和相关个人常规采用此模板，作为机构的通用模板、基础模板，甚至可作为标准模板。无论是在诊室的诊察性照相过程中，还是在照相室的术前程序化照相中，都能够比较全面地采集患者的相关信息。

而且5个方位，每个方位都是重复的6个动作——上中下、闭挤笑，顺序相同。拍摄者不会遗忘拍照项目，被拍摄者也容易听指令、做动作，甚至可以自行按节奏和顺序做动作。

按照此模板，可以顺利、迅速地完成拍照工作。

其他模板都是在这个模板基础上的增减。有条件的单位和个人，可以在正位照片中，垂直位增加瞪眼、皱眉、眯眼动作的照相，水平方向增加左看、右看各1张，就比较全面了。此时模板可称为**强化标准模板**。有意以眼整形为主要业务的机构和医生可以考虑推广使用。

强化标准模板区别于大模板，所谓强化，只是在中模板的基础上增加正面的几个眼部动作，并没有在其他方位增加眼部动作，也没有像大模板那样包含头侧、尾侧和后斜45°这些方位。

第三节 眼整形美容照相的小模板

张诚

- ▸ 小模板的构成
  - ▸ 正位照相
  - ▸ 前斜45°位（左、右）照相
  - ▸ 侧位（左、右）照相
- ▸ 技术要点及注意事项
- ▸ 临床应用说明

一 小模板的构成

眼整形美容照相的小模板，包括正位、左前斜45°位、左侧位、右前斜45°位、右侧位共5个方位。每个方位又包含相应的眼部动作若干，正位6张、左前斜45°位3张、左侧位3张、右前斜45°位3张、右侧位3张。也称33633照相法。

方位口诀：一正两斜加双侧。

（一）正位照相，6 张动作照片（图 5-3-1A ~ F）

动作口诀：上中下、闭挤笑。

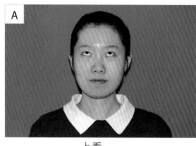 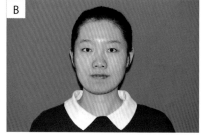 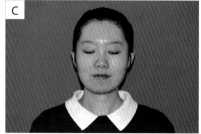

| 上看 | 平视 | 下看 |

图 5-3-1　正位 6 张照相。A 上看；B 平视；C 下看；D 闭眼；E 挤眼；F 微笑

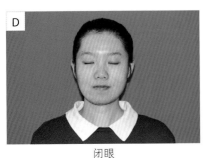
闭眼

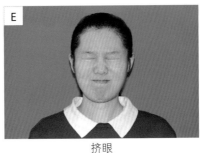
挤眼

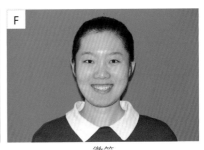
微笑

图 5-3-1 （续）

（二）左前斜 45° 位照相，3 张动作照片（图 5-3-2A ~ C）

动作口诀：睁眼、闭眼、微笑。

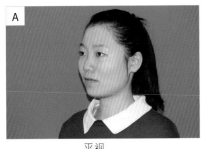
平视

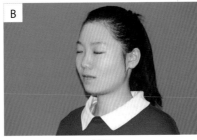
闭眼

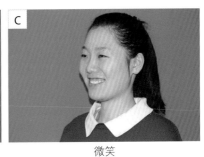
微笑

图 5-3-2 左前斜 45° 位照相。A 平视；B 闭眼；C 微笑

（三）左侧位照相，3 张动作照片（图 5-3-3A ~ C）

动作口诀：睁眼、闭眼、微笑。

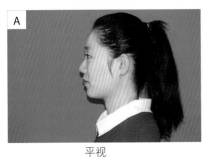
平视

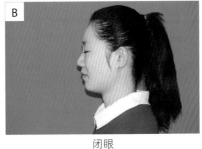
闭眼

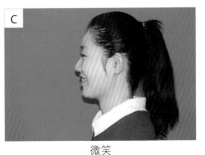
微笑

图 5-3-3 左侧位照相。A 平视；B 闭眼；C 微笑

（四）右前斜 45° 位照相，3 张动作照片（图 5-3-4A ~ C）

动作口诀：睁眼、闭眼、微笑。

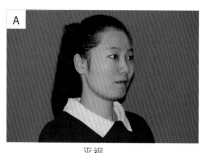 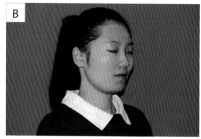 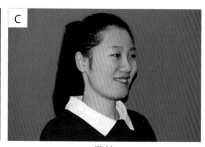

平视　　　　　　　　　　　　　闭眼　　　　　　　　　　　　　微笑

图 5-3-4　右前斜 45° 位照相。A 平视；B 闭眼；C 微笑

（五）右侧位照相，3 张动作照片（图 5-3-5A ～ C）

动作口诀：睁眼、闭眼、微笑。

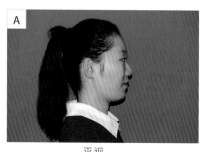 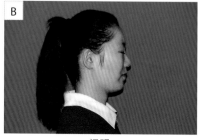 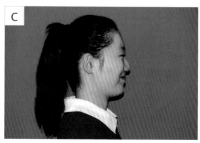

平视　　　　　　　　　　　　　闭眼　　　　　　　　　　　　　微笑

图 5-3-5　右侧位照相。A 平视；B 闭眼；C 微笑

 # 技术要点及注意事项

（一）正位照相

眼部动作：上看、平视、下看、闭眼、挤眼、微笑，共6张照片。

动作口诀：上中下、闭挤笑。

体位：头部采用自然水平面头部摆位，平视，不要强求绝对平视位（眶耳平面）。

患者与拍摄者的体位关系：拍摄者与被拍摄者正面相对。

人机距离：根据镜头焦段和取景范围，调整合适的拍照距离。

对焦：建议单点对焦，以一侧瞳孔为对焦点；相机焦平面平行于患者正位平面，对面部偏斜、歪头者，建议以胸腹垂直面为基准。

也可以一侧内眦为对焦点。重点对焦病情严重的眼别，或者重点对焦医患双方关注的眼别。

早期，拍摄技术不熟练时，也可采用多点对焦，先保证图像的采集工作完成。多点对焦照片，有可能会出现关注部位的清晰度及解析度不够的情况。

视频建议： 照片拍摄完成后，建议同一位置，同一眼部动作顺序，拍摄视频。

（二）前斜45°位（左、右）照相

眼部动作： 平视、闭眼，共2张照片。注意睁眼的口令，实际为平视。

体位： 采用自然水平面头部摆位，不要强求绝对平视位（眶耳平面）。

患者与拍摄者的体位关系：

（1）左斜45°位，患者面向拍摄者的左后方，双方面膝脚平面相交成拍摄者左侧45°。

（2）右斜45°位，患者面向拍摄者的右后方，双方面膝脚平面相交成拍摄者右侧45°。

对焦： 建议单点对焦，以近侧外眦为对焦点。早期拍摄不熟练时，也可采用多点对焦。

视频建议： 照片拍摄完成后，建议同一位置，同一眼部动作顺序，拍摄视频。

（三）侧位（左、右）照相

眼部动作： 平视、闭眼共2张照片。睁眼的口令实际为平视。

体位： 采用自然水平面头部摆位，不要强求绝对平视位（眶耳平面），尤其是中老年人、上睑下垂患者，不要刻意调整患者的自然仰头姿势。

患者与拍摄者的体位关系：

（1）左侧位，患者面向拍摄者的左方，双方面膝脚平面相交成拍摄者左侧90°。

（2）右侧位，患者面向拍摄者的右方，双方面膝脚平面相交成拍摄者右侧90°。

对焦： 单点对焦，以近侧外眦为对焦点。早期拍摄技术不熟练时，也可采用多点对焦。

视频建议： 照片拍摄完成后，建议同一位置，同一眼部动作顺序，拍摄视频。

（四）注意事项

（1）眼整形照相小模板，共拍摄18张照片，通过数张数可防止漏拍。

（2）所有体位中，拍摄者均需要随时注意观察、提醒被拍摄者，挺胸收腹坐直，避免塌肩含胸。

（3）转换体位时，一定要"面胸膝足四位一线连轴转"。

 临床应用说明

不以眼整形美容为重点的机构可以选用此小模板，基本能满足绝大部分的眼整形美容手术和治疗的需求。

第四节 **眼整形美容照相的微模板**

张诚

▸ 微模板内容
  ▸ 照片拍摄
    ◦ 临床应用说明
  ▸ 视频拍摄及优缺点

眼整形美容照相的**微模板**也可称为**咨询模板**，适用于快速采集、快速交流，也称4+1照相法。共拍摄5张照片。

微模板特别适用于咨询师面对顾客时采用，不需要繁复的检查、评估，不需要咨询师进行过于深入的挖掘。咨询师的工作更需要短平快，迅速抓取信息，进行方向分析，给后续环节提供良好的铺垫和对接。

精准的信息采集和评估工作是医生诊疗环节的工作。

针对这种情况，可以将其工作中的影像采集分为照片部分和视频部分。照片采集是根本；视频采集，对新形势下的咨询师在实际工作中也有着重要作用。

模板口诀：上中下闭，左平视（或右）。

一 照片拍摄部分

（一）模板

正4侧1。

（二）口诀

平闭上下，一侧平。

（三）操作流程

患者取端坐位，自然水平面头部摆位。

取景：包含全面部，上到包含发部，下至胸锁关节。

光线良好。

用手机、平板电脑拍照时，务必注意不要距离太近，以免造成面部畸形。

（四）操作口令

睁眼、闭眼、向上看、向下看，分别拍摄照片。

90°转身，拍摄一侧平视照片1张。

（五）正位照相（图5-4-1A～D）

口诀：上中下闭。

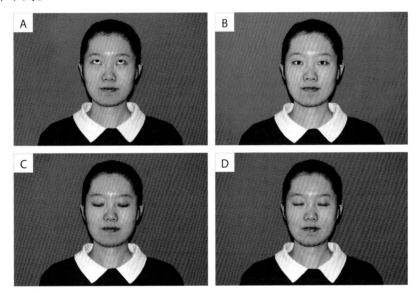

图5-4-1　微模板的正位照相。A上看；B平视；C下看；D闭眼

（六）侧位照相（图5-4-2A、B）

口诀：侧面睁眼。

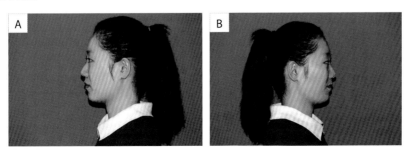

图5-4-2　侧位照相，一般拍摄一侧平视即可：A左侧平视；B右侧平视

（七）临床应用说明

微模板（咨询模板），主要用于不能大量、系统采集照片的情况，可以用来进行咨询，以及一些简单的讨论、交流。但凡有条件者，至少要按眼整形美容照相的中模板进行拍照。

本方法总共5张照片，对眼部信息的采集、分析做到"最少照片、最大信息"，几乎不能再精简了。相对于一睁一闭的照片，已经可以比较完善地提供大量有用信息了。"一睁一闭"的照片系统，采集信息量有限，掩盖、遗漏了大量信息，容易造成假象和误解。在复杂多变的临床工作中，要淘汰一睁一闭的拍照体系和认知。

1. 正位照相

4张：可以反映眼部正面的形态、大小、周边关系。

平视：可以初步判断眼部的一般情况，上睑缘位置初步反映有无下垂、退缩等情况；下睑的情况；眼周情况、大小、比例关系等。

上看：主要反映上睑缘位置的高低（下垂、退缩、外翻等），对上睑凹陷也有一定的观察价值，对内眦赘皮的牵拉状况也可以进行较好的观察，也可以观察下睑的改变，比如眼袋变化等。

下看：主要观察有无上睑迟滞（兔眼）情况，上睑表面情况和充盈情况，下睑的充盈变化。

闭眼：主要观察睑裂闭合，有无闭合无力或闭合不全等。

2. 侧位照相

1张：拍摄侧面平视动作照片1张。

平视：主要用于观察眼球突出度，上下睑充盈情况，以及额部、眼部、中下面部的曲线。

咨询使用过程中也可以只拍一侧平视照片，必要时再补充。

（八）本模板优点

（1）共5张照片，完成迅速，照片分析简单，患者容易配合。

（2）与医生、管理人员等其他环节交流起来很方便。

（九）本模板缺点

（1）信息量还不够全面。有经验的咨询师可以根据现场情况，加拍必要的其他方位和眼部动作，以及相应的特写照片，会更加专业和令人信服。

（2）缺乏面部动态变化表现。必要时，补充微笑、龇牙这些动作照片。

二 视频拍摄部分

现在有很多患者更喜欢"阅读"视频内容，视频也采集了照片不能完全显示的动态信息，所以在咨询师这个工作岗位上，视频拍摄和交流也是一项重要内容。

眼部动作同上：正4侧1。

（一）动作口诀

平闭上下，侧睁闭（拍视频时建议加上闭眼动作，连贯成睁眼、闭眼运动）。

（二）操作流程

患者取端坐位，自然水平面头部摆位。

取景：包含全面部，上到包含发部，下至胸锁关节，拍摄一遍；再取景上界眉上1cm，下界鼻翼沟上端，两侧含颞部，再次拍摄眼部局部动作。

光线良好。

用手机、平板电脑拍摄时，千万注意不要距离太近，以免造成面部畸形。

（三）操作口令

嘱患者：睁眼、闭眼、向上看、向下看。拍摄视频。

嘱患者：90°转身，睁眼、闭眼。拍摄视频。

（四）优点

（1）所需眼部动作少，动作连贯，动作衔接顺畅，能够采集到眼整形美容所需的大部分信息。

（2）通过视频可以看到更加丰富的眼部信息。

（3）顺应咨询师的工作环境和工作方式。用于咨询环节已经基本可以满足工作需求。

（五）缺点

眼部动作简单，不能用于复杂的眼部情况，只能做到粗筛。

遇到复杂、特殊的眼部情况时，此模板很难胜任。需要采用照片采集量丰富的模板，最好在医生的诊疗环节增加和完善拍摄，并进行评估。

第五节　眼整形美容照相的有创期模板

张诚

- ▶ 有创期模板的建立
  - ▶ 照片动作：上中下闭
- ▶ 有创期模板的应用

　　有创期，通常是指患者在手术局麻开始后、术中、术后即刻、换药时、拆线时、拆线后早期和急性并发症等时期，也有的是指急诊外伤和相关疾病的急慢性发作期。

一　有创期模板的建立

　　在有创期首先要有爱伤观念，要注意保护患者。此时照相要用最少的眼部动作达到最大限度地记录，避免剧烈眼部运动如挤眼，避免导致心理不适的动作，比如微笑。建议拍摄正位照片，眼部动作为平视、上看、下看、闭眼共4个动作，此正位4个眼部动作照相组成**有创期模板**。在有创期，如非必要，避免拍摄瞪眼、皱眉、挤眼、微笑等动作。

二　有创期模板的应用

　　此模板主要用于手术室、换药室、诊室和术后早期随访等。

　　（1）术中照相：最少的眼部动作能够反映问题即可；遵循手术室要求和伦理规范。

　　（2）术后即刻：重睑为例，可拍摄平视、上看、下看、闭眼4个动作（图5-5-1A～D），必要时可加拍斜位和侧位照片。

　　（3）术后换药：可拍摄瞪眼、闭眼照片，也可拍摄关注点照片（图5-5-2），如无必要，不要拍太多动作照片。

　　（4）术后拆线：肿胀基本消退，淤青开始消散，可以拍摄平视、上看、下看、闭眼4个动作，可加拍斜位和侧位照片。

（5）拆线后早期：属于瘢痕增生阶段，可能会有发红、发硬、形态不良等，没有了急性肿胀。此期一般按有创期模板拍照（图5-5-3A～D）。视情况可以拍摄上中下、闭挤笑，6张照片。一般避免进行瞪眼、皱眉等强力的表情性动作拍摄。眼部恢复情况良好者，可按中模板拍摄随访照片。

（6）术后并发症时：可拍摄睁眼、闭眼，或者有明显辅助检查及评估意义的照片，减少折腾。

（7）急诊外伤时：以外科、眼科等相关专业检查为准，需要整形美容专业时，可边检查边拍摄平视、上看、下看、闭眼4个动作照片，根据情况做出补充。

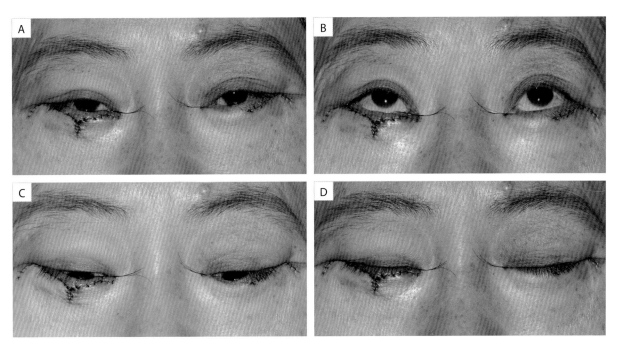

图5-5-1　下睑外翻修复术后即刻。A 平视；B 上看；C 下看；D 闭眼

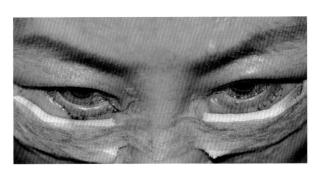

图5-5-2　术后换药照，患者下睑外翻修复术后第2天，低头上看拍照，观察外翻情况和结膜面缝线

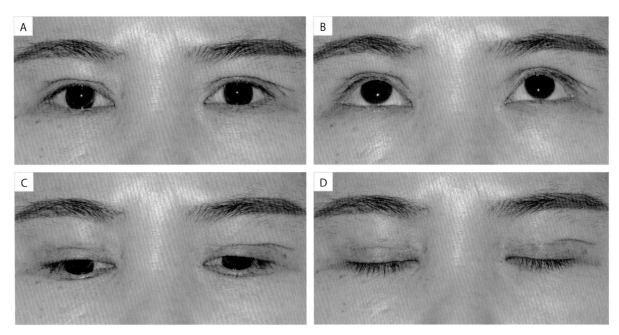

图 5-5-3 患者双侧重睑宽改窄、双侧上睑中层自体颗粒脂肪注射移植、双侧继发上睑下垂矫正、左侧高位重睑线自体细颗粒脂肪注射移植术后 1 个月。A 正位平视；B 正位上看；C 正位下看；D 正位闭眼

第六节　眼整形美容照相的模板选择

张诚

▶ 各模板比较

▶ 场所照相的模板选择

▶ 根据病例复杂程度选择模板

▶ 通用模板

▶ 根据手术部位选择模板

▶ 根据手术项目选择模板

　　眼整形美容照相的模板选择，通常与工作场所的工作性质和照相要求对应，与病例复杂程度相对应。本章给出的各种照相模板都有其适应的范围，随意扩大和缩小照相范围都不利于眼整形照相，也不利于眼整形美容临床工作的高质量顺利开展。

　　本节将对照相模板的选择使用给出相应的建议。

一　各模板比较

　　大模板、中模板、小模板、微模板和有创期模板等各自包含的内容不同，主要区别在于照相方位选择、眼部动作选择以及模板功用等几方面，详见表5-6-1。

表 5-6-1　眼整形美容照相几种常见模板的比较

模板名称	方位	眼部动作	模板功用
大模板	全方位（9方位＋九宫格）	正位9个动作，其他水平方位均6个动作（下前斜45°位4个动作），加上九宫格动作	全方位
中模板	水平面5个方位	每个方位6个动作	基础模板，基本够全
小模板	水平面5个方位	正位6个动作，其他方位各3个动作	简化模板，最简的全低配版本
微模板	水平面3个方位（正位、左右前斜）	正面4个动作，左侧1，右侧1	快速用途
有创期模板	正位	4个动作	适用有创期

二 场所照相与模板选择

诊室照相——建议采用大模板，尤其是后斜45°位照相，对注射填充医生非常重要。

照相室照相——包括术前照相和随访照相，以眼整形美容为重点的机构建议采用中模板（5630照相法）；普通整形美容机构建议采用小模板。

咨询室照相——建议采用微模板。

手术室照相（画线照相、术后即刻照相）——建议拍摄上中下闭4张照片，为有创期模板。

换药室（换药、拆线）照相——建议拍摄上中下闭4张照片，为有创期模板。

拆线后早期随诊照相——建议拍摄上中下闭4张照片，为有创期模板。

三 根据病例复杂程度选择模板

困难修复病例——首选全模板，至少要用大模板。

微调病例——建议采用中模板。

普通初眼病例——建议采用中模板。

研究型病例——根据手术医生的关注方向，选用大模板，并从全模板中选取有用的角度和动作，加强各种照相。

四 通用模板的确立

建议机构将中模板作为通用模板。

在通用模板的基础上，根据情况，可适当增减相应的方位和动作。

五 根据手术部位不同，选择相应模板

部位包括：上睑、内眦、外眦、下睑、睑裂、眉部等。

选择通用模板——中模板。

根据部位显露情况，再做增减。

根据手术项目选择照相模板

（1）重睑初眼：建议采用中模板（5630照相法），可简化为小模板（33633照相法）。

（2）重睑修复：建议至少采用中模板，困难病例时，可考虑全模板。

（3）内眦赘皮矫正（初眼）：中模板，正位即可。

（4）内眦赘皮矫正（修复）：中模板为基础，增加头侧模块和尾侧模块。

（5）眼袋（初眼）：建议采用中模板。

（6）眼袋（修复）：建议采用中模板+头侧模块。

（7）下睑外翻和退缩：建议采用中模板+头侧模块+下睑检查模块，对于有并发症者增加眼科检查。

（8）外眦开大初眼：建议采用中模板。

（9）外眦术后并发症修复：建议采用中模板+九宫格。

（10）眉部手术：建议采用中模板+正位瞪皱眯。

（11）眼周注射：建议采用中模板+瞪皱眯。

（12）眼周和面部填充：建议采用中模板+头侧视角+尾侧视角+加强后斜视角。

（13）上睑下垂：普通机构中一般病例采用中模板即可。针对疑难病例，建议采用全模板。

（14）上睑退缩：建议采用中模板+尾侧模块。

（15）睑缘肿物：正位6张+翻开眼睑照片。

（16）眼综合手术的适用模板：当前，有人将同时实施较多项目的眼整形手术称为"眼综合"，并且衍生出了"大综合""小综合"的说法。其实，这种说法并不是很严谨。在照相模板的适用上，不要因为手术项目多，从而将每个项目都按拍照体系走一遍。建议采用眼部拍照大模板。如果条件不允许，也可选用中模板，也基本涵盖眼部的各种信息了。

这里的模板选择，只是给普通工作人员一个简单工作模式。实际上，模板的选择是灵活的，并不需要死板对应。模板是人为划分的、局限的，但是人们对观察对象的细节探寻是无限的。对照相模板是机械性地套用。还是创造性地组合应用，检查者可根据患者情况、检查需求、照相场所和时机等自由裁量，争取做到"心中无模板，眼里只有眼"。

第七节	关于眼整形美容照相"全"模板的思考

张诚　韩雪峰

▸ 全模板的内涵
　　▸ 全方位
　　▸ 检查模块
　　▸ 测量模块
　　▸ 抱怨指示点模块
　　▸ 重点观察点模块
▸ 临床应用提示

　　眼整形美容照相的"全模板"是在大模板基础上的"全"。全模板包括大模板+检查模块+测量模块+抱怨指示点模块+重点观察点模块等拍照模块，基本上涵盖了当前眼整形美容照相的全方位、全动作、全检查、全测量、全部点。全模板是眼整形美容照相的最理想化状态，可实现信息采集最大化、最全化。

一　全模板的"全"

（一）全方位的"全"（大模板）

1. 水平全方位

　　包括：正位、左前斜45°位、左侧位、左后斜45°位、右前斜45°位、右侧位、右后斜45°位，在水平面上旋转观察共7个方位。每个方位和相应动作组成相应的方位模块，每个方位均选取最多的眼部动作。

2. 垂直全方位

　　包括：上前斜45°位和下前斜45°位。上前斜45°位又分为坐位仰头仰拍和平卧位尾侧45°位两种方位照相方式；下前斜45°位又分为坐位低头俯拍和平卧位头侧45°位两种方位照相方式。每个方位和相应眼部动作组成模块。矢状面的正位和水平面的正位重叠，一般不再重复照相。

3. 眼科九宫格照相

包括平视、上转、下转，左转、右转，左上斜、左下斜、右上斜、右下斜。九宫格中的上看、平视、下看和正位照相有重叠，可不必重复拍摄。

以上1～3条照相内容详见第五章第一节"眼整形美容照相的大模板"。

（二）检查模块

包括内眦赘皮检查，上睑检查（上睑皮肤量检查、睑裂闭合不全检查、上睑下垂检查、上睑退缩检查、上睑迟滞检查、Bell现象检查、赫林现象检查、张口瞬目现象检查等），下睑检查（夹捏试验、牵拉复位试验、推拉试验），外眦检查，眶脂肪检查（按压检查法、眼部动作检查法），眼球运动检查等。

1. 内眦赘皮检查

（1）内眦赘皮牵拉检查法。

（2）内眦赘皮推挤检查法。

2. 上睑检查

（1）上睑皮肤量检查。

（2）睑裂闭合不全检查。

（3）上睑下垂检查。

（4）上睑退缩检查。

（5）上睑迟滞检查。

（6）Bell现象检查。

（7）赫林现象检查。

（8）张口瞬目现象检查。

（9）重症肌无力检查。

3. 下睑检查

（1）夹捏试验。

（2）牵拉复位试验。

（3）推拉试验。

■ 4. 外眦检查

（1）外眦牵拉检查。

（2）眼球转动检查。

■ 5. 眶脂肪检查

（1）按压检查法。

（2）眼部动作检查法。

■ 6. 眼球运动检查

九宫格照相。

（三）测量模块

（1）上睑下垂量。

（2）额肌力量。

（3）提肌力量。

（4）角膜映光点睑缘距离（MRD1、MRD2）。

（四）抱怨指示点模块

患者的抱怨指示点照相，患者用牙签等明确指示抱怨点，或者模拟所需要的形态、程度，并照相。

（五）重点观察点模块

医生的重点观察点照相，主要是医生根据病史、体检等，有目的地进行重点观察和探查，并照相。

二　临床应用提示

（1）本节主要介绍的是照相机层面的"全"。实际上广义的"全"，还应包括影像科检查照相、眼科检查照相等。

（2）这个全模板只是在当前照相和认知条件下，给出的一个眼整形美容照相的各种可用方位和动作经验集。学习者可以毫不费力地从中直接拿取、使用，不需要再费力地琢磨是否还有多少方位和动作可用了。

（3）在模板的选择中，大模板已经算是很全面的了，尽管如此，还是不能穷尽所有事项。

（4）在临床应用中，要注意避免"全"的想法。笔者早些年，在眼整形美容照相中总是怕漏掉什么重要信息，打闪光拍一遍，不打闪光再拍一遍，灯光角度变化了，再拍一遍，卸妆前拍一遍，卸妆后拍一遍。按这种想法，简单的一组照片，经常折腾出很多倍的工作量。这样的"全"，只能说是精神可嘉，实用不行。在当前"单击单发"（做一个动作、按一下快门、出一张照片）的实际工作中，工作量是巨大且烦琐的，不能要求在每位患者中都能全面实现。

（5）一般患者照相并不需要这种"全"，不能每一个患者都常规拍全，只能拍"有选择的'全'"。

（6）全模板是一个理想化的"全"，也是难以实现的"全"。即便这些已知的方位和动作都拍了照片，实际上还是一种"不全"。只能说这是一种"全"的想法、"全"的思考、"全"的理想。实际上，不存在真正的"全"。我们需要"全"的思考，不一定需要"全"的照相。

第六章

眼整形美容照相的临床应用：部位、体征与项目

上睑相关的临床照相

张诚　潘贰　王梓

- ▶ 上睑凹陷的照相
- ▶ 上睑迟滞的照相
- ▶ 上睑退缩的照相
- ▶ 上睑下垂的照相
- ▶ 重睑修复的照相

上睑相关的照相，主要是针对临床上常见的上睑体征和手术项目，限于篇幅，本节主要针对①上睑凹陷、②上睑迟滞、③上睑退缩、④上睑下垂、⑤重睑修复等内容进行临床照相的示范性、启发性阐述。

第一部分　上睑凹陷的照相

上睑凹陷是眼部整形美容临床上常见的体征。上睑凹陷也会合并上睑下垂、重睑形态不良等。上睑凹陷是上睑整形美容中需要重视并认真解决的问题。

上睑凹陷的形成有生理性原因，也有继发性原因；有全身因素，也有局部因素。临床所见案例大多为上睑局部原因导致的，比如腱膜前脂肪移位或被手术去除，上睑提肌力量不足等。但是，也要考虑ROOF的影响、眉上提的影响、下睑的原因、眼球突出度的影响、眶腔扩大、眶内容物减少等因素，以及考虑全身疾病、营养状态、疲劳、失水及精神状态不良等的影响。此处不做更深层次的机制探讨，仅从照相角度进行现象观察和关联描述，示范上睑凹陷的照相方法。

一　模板选择

基础模板+仰头位2张+低头位2张。

本部分以正位6张+仰头位2张+低头位2张为例进行简要说明。

二　案例照相

患者女性，58岁，以"上眼窝凹陷10余年"就诊，无重睑手术史，无眼袋手术史。

1. 正位 6 张照相（图 6-1-1-1 ～图 6-1-1-6）

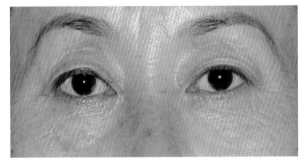

图 6-1-1-1　平视，可见双侧上睑凹陷

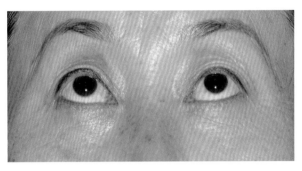

图 6-1-1-2　上看，可见上睑凹陷，较平视加重

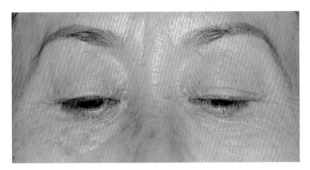

图 6-1-1-3　下看，可见上睑凹陷减轻，但上眶缘下仍不饱满

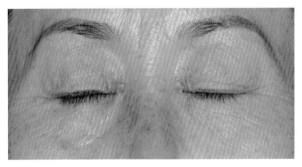

图 6-1-1-4　闭眼，上睑凹陷减轻，但上眶缘下，尤其是内侧段仍可见凹陷

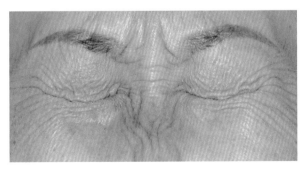

图 6-1-1-5　挤眼，可见眼睑皮肤存在明显的收缩纹理，无明显上睑凹陷

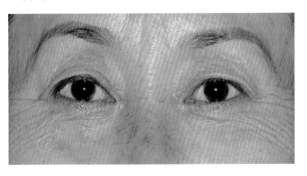

图 6-1-1-6　微笑，可见上睑明显的凹陷区

■ 2. 侧位照相（图 6-1-1-7）

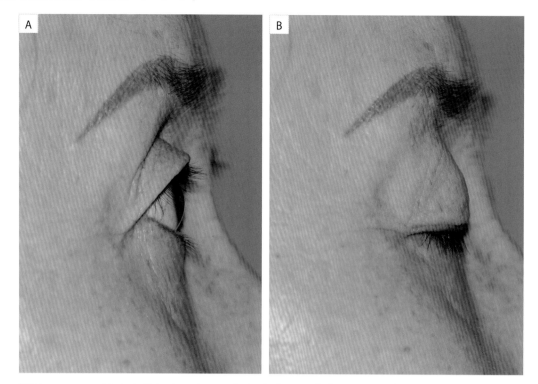

图 6-1-1-7　侧面观察上睑凹陷。A 患者睁眼，观察者从侧方观察上睑凹陷的形态、程度；B 患者闭眼，观察者从侧方观察上睑的侧面形态和凹陷改变

■ 3. 尾侧（下前斜 45° 位）照相（图 6-1-1-8 ~图 6-1-1-10）

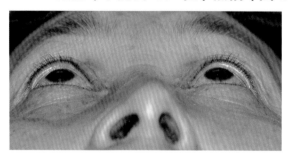

图 6-1-1-8　患者仰头上看，观察者从尾侧，观察其上睑凹陷及上睑缘位置

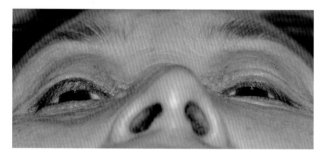

图 6-1-1-9　患者仰头下看，观察者从尾侧，观察其上睑凹陷及上睑缘位置

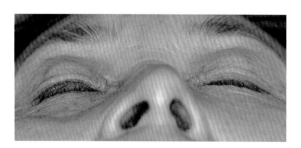

图 6-1-1-10　患者仰头闭眼，观察者从尾侧，观察其上睑凹陷情况，以及与眶上缘的关系

4. 头侧（上前斜45°位）照相（图6-1-1-11、图6-1-1-12）

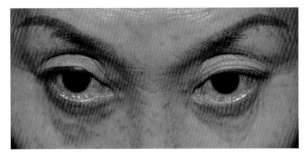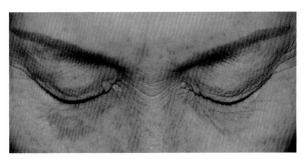

图6-1-1-11　患者低头上看，观察者从头侧拍照，观察其上睑凹陷的程度和范围，上睑缘的位置，以及下睑缘是否有外翻、退缩情况

图6-1-1-12　患者低头闭眼，观察者从头侧拍照，观察其上睑凹陷情况，注意有无泪腺脱垂

 ## 临床应用提示

　　在重睑的初眼和修复案例中，经常会遇到上睑凹陷和/或上睑缘位置偏低的情况，容易和先天性上睑下垂产生联系，造成混淆，甚至有些学者将其归入特发性上睑下垂或腱膜性上睑下垂，从而施行错误的提肌手术。要注意加强鉴别，详细询问病史，全面采集照片和视频，全面科学评估，慎重制订手术方案。

第二部分　上睑迟滞的照相

　　上睑迟滞，有的称为上睑迟落，是指眼球向下转动时，上睑不能随之下落或出现收缩，表现为角膜和上方巩膜显露增多。通常在甲状腺相关性眼病中多见，先天性上睑下垂患者也会出现。近年来，在眼整形美容的临床上，也多见于各种重睑术后效果不良的案例中。

　　本部分以重睑术后上睑迟滞和先天性上睑下垂伴迟滞为例进行照相示范和说明。

 ## 模板选择

　　基础模板+下前斜45°位。

　　本部分均以正位6张+下前斜45°位照相进行简要说明。

二　案例照相

（一）多次重睑术后的上睑迟滞

■ 1. 案例简介

患者，女，40岁，身高156cm，体重45kg，最近因焦虑减重5kg。每周练习瑜伽和器械。无眼干、眼胀，无近视。① 2000年，在某医院切开重睑，未做内眦赘皮；② 2001年在北京做重睑修复，术后即刻出现三眼皮、眼窝塌陷；③ 半年后，由另外一位医生行重睑修复术，术后三眼皮症状消失；④ 2018年再次行重睑修复手术。在此期间另经历3次内路眼袋手术。

■ 2. 正位 6 张照相（图 6-1-2-1～图 6-1-2-6）

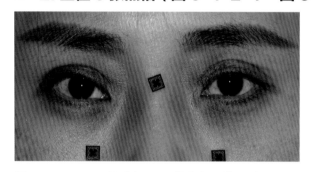

图 6-1-2-1　正位平视，观察其上睑缘位置

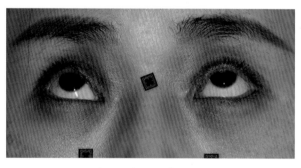

图 6-1-2-2　正位上看，观察其上睑缘位置和眼部其他情况

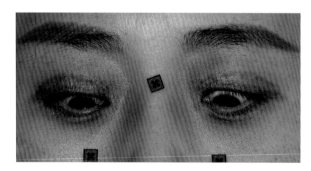

图 6-1-2-3　正位下看，重点观察其上睑缘位置，可见迟滞

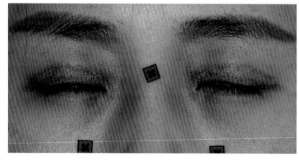

图 6-1-2-4　正位闭眼，观察其睑裂闭合情况，可见闭合不全

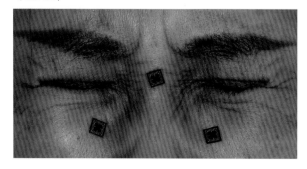

图 6-1-2-5　正位挤眼，观察其睑裂紧闭情况，可见左眼上睑闭合不良

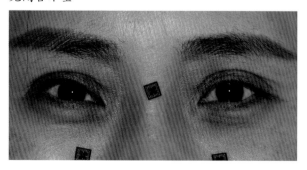

图 6-1-2-6　正位微笑，观察其微笑状态下的上睑缘下降情况，左侧下降不足

■ 3. 尾侧方向，下前斜 45°位（仰头位）照相（图 6-1-2-7、图 6-1-2-8）

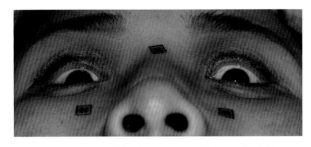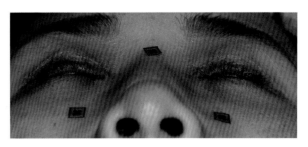

图 6-1-2-7 患者仰头下看，观察者从尾侧拍照观察，可见双侧上睑缘下降不良，左侧上睑缘内段成角畸形

图 6-1-2-8 患者仰头闭眼，观察者从尾侧拍照观察，可见双侧睑裂闭合不全

■ 4. 临床应用提示

重睑术后出现上睑迟滞现象，可能与前层皮肤软组织去除过多、中层瘢痕收缩、后层提肌折叠缩短等有关。远隔部位手术，如额部提升、眉部提升和切眉手术，也都有可能造成上睑前层组织的紧张。在重睑修复手术制订方案时，要关注眉部、额部手术对上睑皮肤量的影响。

尾侧观察，对上睑迟滞有着更明显的意义。

（二）先天性上睑下垂初眼的上睑迟滞

■ 1. 案例简介

患者，女，25 岁，自幼发现双眼睁眼无力。

■ 2. 正位 6 张照相（图 6-1-2-9 ~图 6-1-2-14）

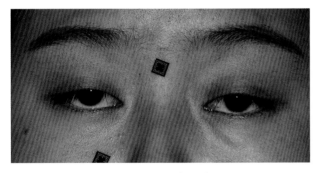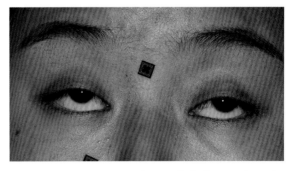

图 6-1-2-9 正位平视，观察患者上睑缘位置，可见上睑下垂

图 6-1-2-10 正位上看，观察患者上睑缘位置，可见上睑缘提升不良，遮盖瞳孔

173

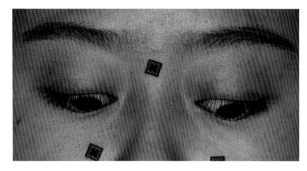

图 6-1-2-11　正位下看，可见双侧上睑下降不良，存在迟滞

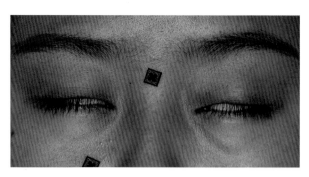

图 6-1-2-12　正位闭眼，可见双侧睑裂闭合不全

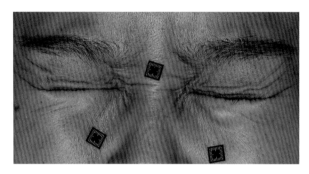

图 6-1-2-13　正位挤眼，可见双侧睑裂紧密闭合

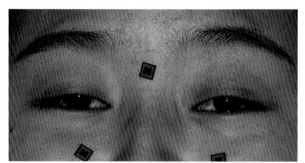

图 6-1-2-14　正位微笑，可见双侧上睑缘低于瞳孔上缘

■ 3. 尾侧方向，下前斜 45° 位（仰头位）照相（图 6-1-2-15 ~ 图 6-1-2-17）观察

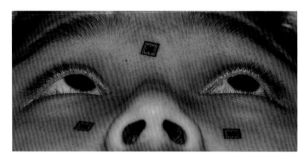

图 6-1-2-15　患者仰头上看，观察者从尾侧拍照观察，可见上睑抬举无力，眉上抬，上睑凹陷

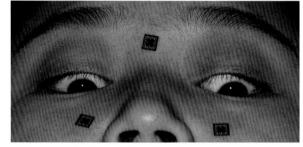

图 6-1-2-16　患者仰头下看，观察者从尾侧拍照观察，可见上睑迟滞明显

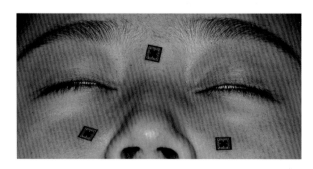

图 6-1-2-17　患者仰头闭眼，观察者从尾侧拍照观察，可见睑裂闭合不全

4. 临床应用提示

先天性上睑下垂多伴有上睑迟滞。反过来讲，没有做过上睑手术的患者，假如发现存在上睑迟滞，除了考虑甲状腺相关眼病以外，也要重点考虑患者存在先天性上睑下垂的可能。

第三部分　上睑退缩的照相

原位注视时，正常情况下上睑缘位于角膜上缘下2mm，如睑缘高于此位置则视为上睑退缩。上睑退缩发病的主要因素有甲状腺相关眼病、各种外伤、手术创伤、面神经麻痹、先天性上睑提肌和上直肌纤维化、Parinaud综合征（又称丘脑底部综合征，四叠体上丘综合征）等。上睑各层出现向上牵拉、缩短或挛缩，都有可能造成上睑退缩。受赫林定律支配，对侧眼的上睑下垂，可在本侧健眼出现上睑退缩。有些年轻人用力睁眼时也会出现上睑缘提高，上方巩膜暴露增多；因一些眼病造成眼球下转，也会呈现上方巩膜暴露增多，这些多为假性上睑退缩。上睑凹陷致使角膜和巩膜显露，容易造成睑裂闭合不全、角膜暴露、干眼等，同时也会造成容貌上的缺陷。

眼整形美容临床工作中，上睑下垂矫正术的迅猛发展，以及重睑术中过度强调暴露率而滥用提肌折叠、缩短等，使得上睑退缩的发生也在增多，给医患双方都造成了不小的困惑。

一　模板选择

基础模板+下前斜45°位+侧位。

本部分以正位6张+侧位照相进行简要说明。

二　案例1

上睑松弛矫正术后左眼睁眼过大1年多。

1. 正位 6 张照相（图 6-1-3-1 ~ 图 6-1-3-6）

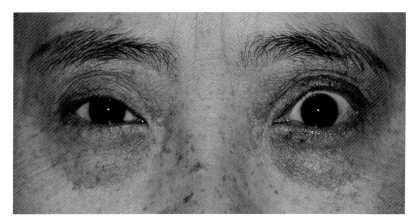

图 6-1-3-1　正位平视，可见左眼上睑缘位于角膜上缘以上，露白。双侧重睑形成不良

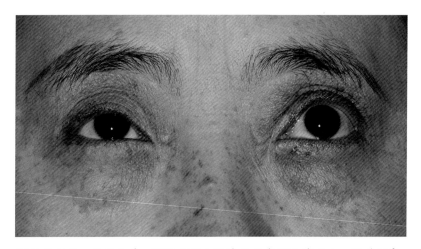

图 6-1-3-2　正位上看，可见左眼上睑缘位于角膜上缘以上，遮盖不良

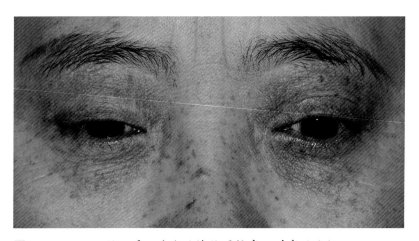

图 6-1-3-3　正位下看，左上睑缘位置较高，并高于右侧

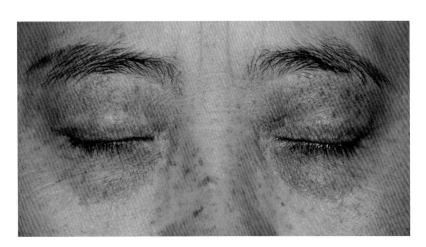

图 6-1-3-4　正位闭眼，双侧睑裂闭合欠佳，左眼见上睑皮肤绷紧明显

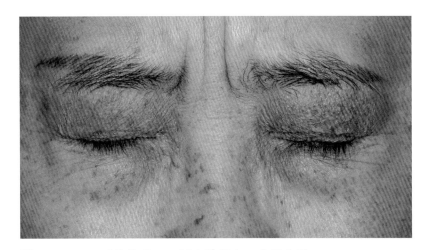

图 6-1-3-5　正位挤眼，双侧睑裂闭合，左眼略弱

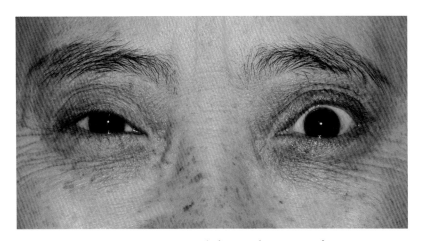

图 6-1-3-6　正位微笑，左上睑缘未能下降，仍处于高位

■ 2. 侧位照相（图 6-1-3-7）

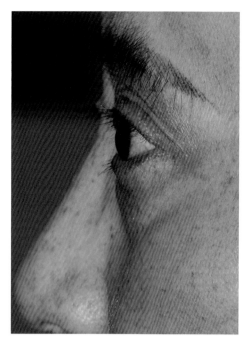

图 6-1-3-7 侧位平视，未见明显眼球突出，可见左侧上睑缘位于高位

 案例 2

重睑修复术后左眼睁眼过大8个月。

■ 1. 正位 6 张照相（图 6-1-3-8 ~ 图 6-1-3-13）

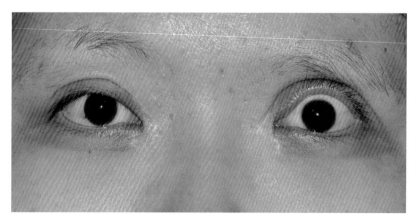

图 6-1-3-8 正位平视

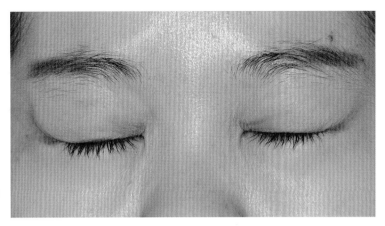

图 6-1-4-5 正位挤眼，显示患者挤眼力量弱

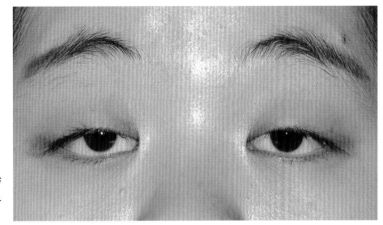

图 6-1-4-6 正位瞪眼，患者极力抬眉，角膜上方暴露度较平视未见明显增加。患者做出瞪眼动作比较困难

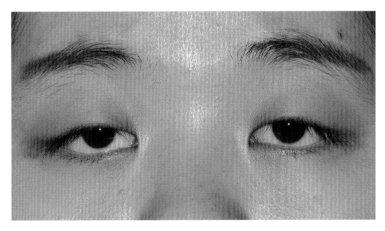

图 6-1-4-7 正位皱眉，皱眉困难。上睑下垂患者在维持当前有限的视野状况下，皱眉难以进行。极力抬眉的"展"和皱眉的"收"发生矛盾

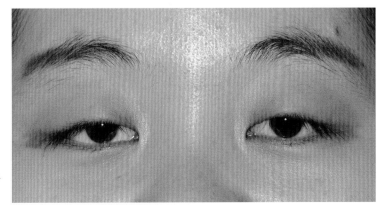

图 6-1-4-8 正位微笑，上睑缘下降不明显，下睑缘抬高明显

4. 尾侧方向，下前斜45°位（仰头位）照相（图6-1-4-9～图6-1-4-11）

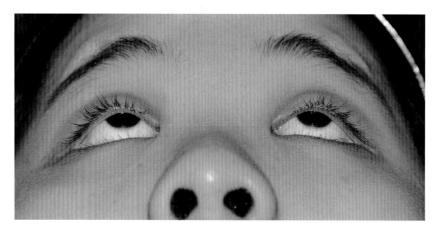

图6-1-4-9　患者仰头上看，观察者从尾侧观察，可见上睑提升困难，下方巩膜显露较多，眉抬高和形态异常，眉眼间距加大，出现凹陷

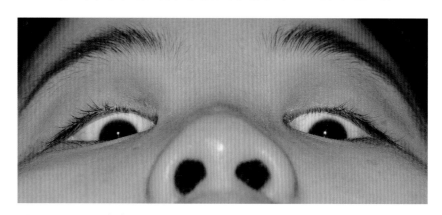

图6-1-4-10　患者仰头下看，观察者从尾侧观察，可见上睑迟滞明显

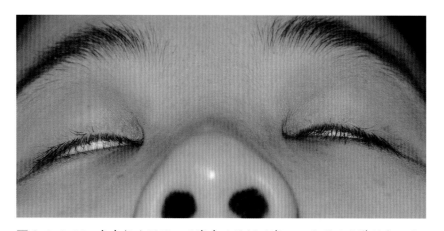

图6-1-4-11　患者仰头闭眼，观察者从尾侧观察，可见明显睑裂闭合不全

5. 头侧方向，上前斜45°位（低头位）照相（图6-1-4-12）

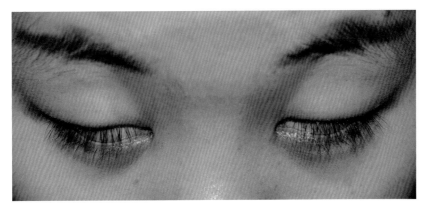

图6-1-4-12 患者低头上看，观察者从头侧观察，可见其上睑抬举无力，不能暴露角膜

6. 临床应用提示

（1）要注意真性上睑下垂与假性上睑下垂的鉴别。

A. 正位平视照片，自然无表情。

总体观察：是否存在大小眼？眉毛高低？下睑缘的位置是否对称？是否一侧退缩导致不对称？睑裂（眼横轴的方向是否对称？是否一侧偏平，一侧上扬？）。

眼睛的亚单元观察：角膜（黑眼球）、巩膜（白眼球）、角膜上缘、上睑皮肤缘、瞳孔、瞳孔上缘、瞳孔下缘；上睑缘灰线、睫毛根部、重睑褶皱高度；下睑缘、下睑退缩、睑球分离等。

B. 双手提拉上睑皮肤露出睫毛照片（图6-1-4-13），观察真正的睑缘位置。

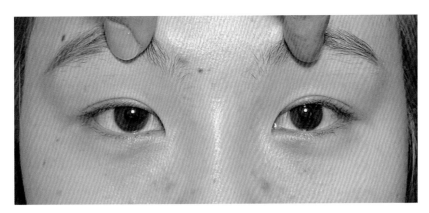

图6-1-4-13 检查者双手提拉患者上睑皮肤，露出睫毛根部，数秒后拍照

（2）特别提醒：一定要露出睫毛根部来观察黑眼球的暴露度才有意义，这才是真正意义上用来判断眼睛大小的方法。常规平视照片，导致不少人被松弛的皮缘掩盖了上睑缘，造成对眼睛大小（黑眼珠的暴露大小）的误判。

二 上睑下垂的测量照相

（一）上睑提肌功能测定

■ 1.Berke 法测定上睑提肌功能（图 6-1-4-14）

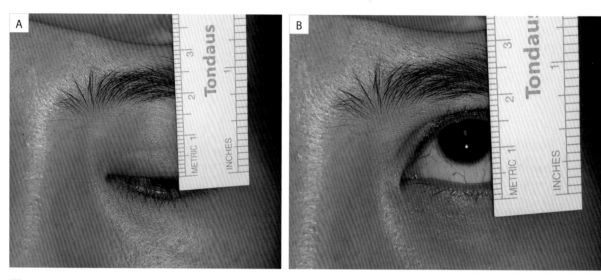

图 6-1-4-14　Berke 法测定上睑提肌功能。检查者用拇指按压患者眶上缘眉弓处，阻断其额肌对上睑的牵引作用，然后嘱患者下看，直尺"0"刻度平齐上睑缘，再嘱其上看，测量上睑缘移动的高度，即为上睑提肌肌力。睑缘移动高度为 13~16mm，为正常肌力；睑缘移动高度 4~7mm，为中等肌力；睑缘移动幅度 0~3mm，为上睑提肌力量弱。A 下看；B 上看

■ 2.MRD 法测定上睑提肌功能（上睑提肌肌力测定）（图 6-1-4-15）

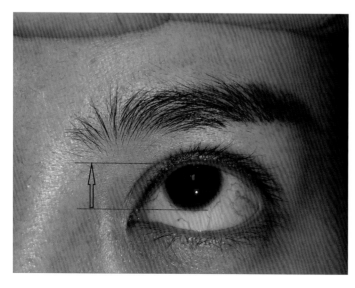

图 6-1-4-15　MRD 法测定上睑提肌功能。检查者拇指按压患者眶上缘眉弓处，阻断其额肌对上睑的牵引作用后，嘱患者尽力向上看，以毫米为单位测量 6 点钟方向自上睑缘中部至角膜下缘的距离。采用此方法测量韩国人数据为男性（6.5±1.0）mm，女性（6.6±1.0）mm

（二）额肌肌力测定（图6-1-4-16）

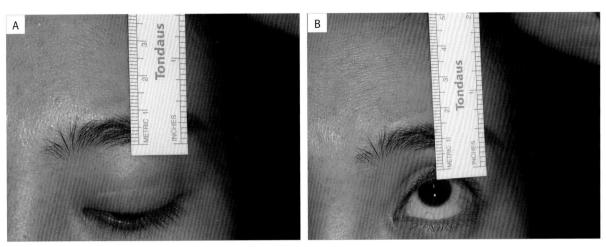

图6-1-4-16　额肌肌力测定。嘱患者向下看，使其额肌伸展放松，将直尺"0"刻度置于眶缘眉弓下缘处，再嘱患者尽力向上看，额肌收缩，眉部上提，观察眉下缘上提毫米数，即额肌运动幅度。测定额肌力量，可预测利用额肌进行提肌代偿的手术效果。额肌运动幅度>7mm，预期效果较好；运动幅度<7mm，则效果较差。A 下看；B 用力上看

（三）上睑下垂的定量测量

■ 1. 测定睑裂的垂直高度（图6-1-4-17）

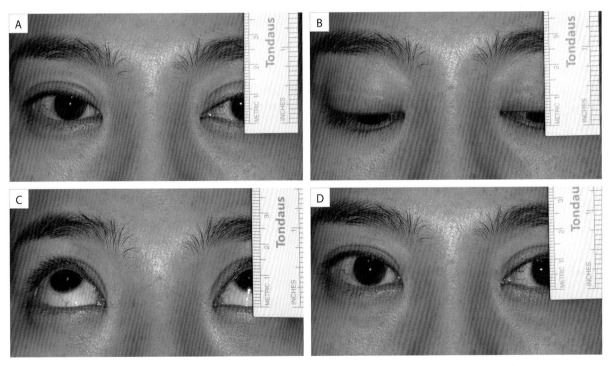

图6-1-4-17　睑裂垂直高度的测定。A 自然平视；B 下看；C 上看；D 用力睁眼（瞪眼）

2.MRD（Margin Reflex Distance）测量，即角膜反光点到睑缘的距离的测定（图6-1-4-18）

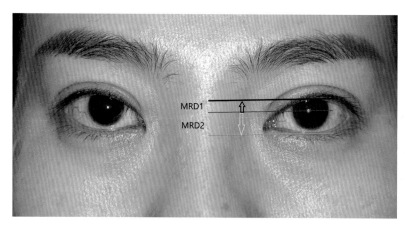

图6-1-4-18　MRD测量。通常亚洲人的MRD1值是4~4.5mm

 # 上睑下垂的特殊检查照相

（一）赫林定律：术前赫林现象及灵敏性判断

1. 抬高试验照相（图6-1-4-19A ~ C）

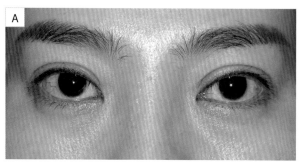
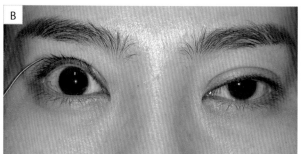
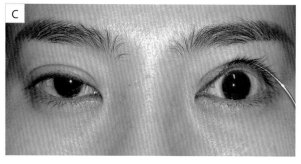

图6-1-4-19　抬高试验照相。A 双眼自然平视；B 右眼抬高，左眼自然平视；C 左眼抬高，右眼自然平视

（1）抬高试验：指人为将下垂侧上睑缘上提到正常位置，看对侧眼是否会出现反应性下垂现象，此方法被认为是最敏感的测试方法。因为提升患侧眼睑，大脑传递的神经冲动会减弱，导致对

侧的神经冲动同步减弱，对侧眼就会下降到原本正常的位置，这样可以准确判断对侧眼是否存在赫林现象。

（2）提升法检测所需时间：

· Zoumalan和Lisman认为几秒钟就可以。

· Worleyetal认为需要维持30s以上才准确。

· 而Fereydoun等认为大约5s就可以。

· Kratky和Harvey认为要提升上睑维持30s后再突然释放是检测关键。

· Austin Deng Chen等认为维持10s就可以，但提示或许维持更长时间会获得更准确的结果。

2. 遮盖试验照相（图6-1-4-20A ~ C）

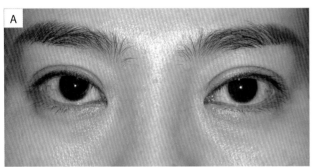
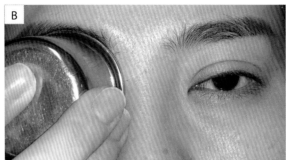
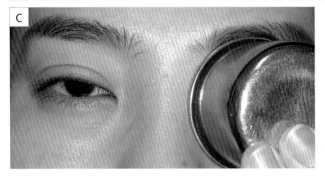

图6-1-4-20 遮盖试验照相。A 双眼自然平视；B 遮盖右眼，观察对侧眼变化；C 遮盖左眼，观察对侧眼变化

（1）遮盖试验：遮盖一侧眼观察对侧眼的方法。

（2）遮盖法检测所需时间：

· Meyer DR等认为15s是常规遮盖时间。

· 但是Zoumalan CI等认为延长遮盖时间可以得到更敏感的效果。

· Austin Deng Chen和Nahai认为应该遮盖5min。

3. 药物法

（1）去氧肾上腺素试验。

· 去氧肾上腺素试验是指上睑下垂侧眼滴2.5%盐酸去氧肾上腺素溶液，通过兴奋米勒肌中的α1肾上腺素受体收缩上提眼睑，再观察对侧眼的变化情况。

（2）药物法检测所需时间：

· Zoumalan和Lisman以及Lyon都是在滴2.5%盐酸脱氢肾上腺素溶液2滴，等待10min后观察。

这种方法可以因为持续刺激米勒肌收缩时间较长，适合检测轻微下垂的患者。

（二）Bell 征检查

检查者嘱患者自然闭眼，在此状态下轻轻上提上睑，观察眼球位置。若眼球上转良好，则为Bell征阳性（图6-1-4-21）；若眼球无上转，则为阴性（图6-1-4-22）；若眼球上转不佳，记作可疑阳性；若眼球下转，则为反向Bell征（图6-1-4-23A～C）。

Bell征反映了闭眼时眼球上转的功能，反映了患者是否有眼球上转的保护动作。通常，上睑下垂患者术后早期会存在眼睑闭合不全的情况，若Bell征阴性或可疑阳性，术中观察矫正上睑缘高度时，建议略欠矫，以利于术后保护角膜。

临床上，有不少医生认为Bell征不是阳性，就不能给儿童做上睑下垂手术。然而，如果不及时做矫正手术，下垂上睑的遮盖将会影响他们的视觉发育和心理健康。事实上，一些Bell征不是阳性的上睑下垂患儿，经过术后精心护理，也能够较好避免术后暴露性角膜炎的发生。

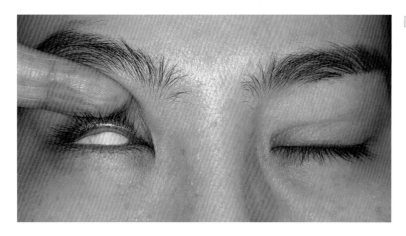

图 6-1-4-21　Bell 征阳性

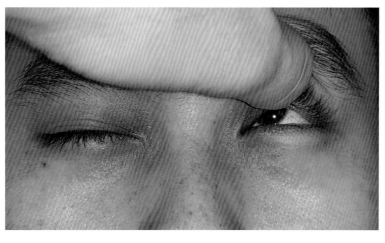

图 6-1-4-22　Bell 征阴性

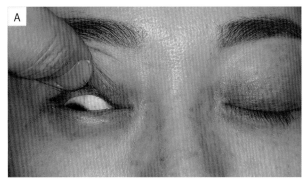
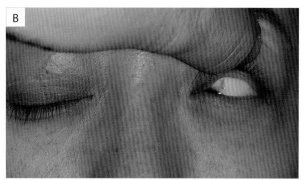
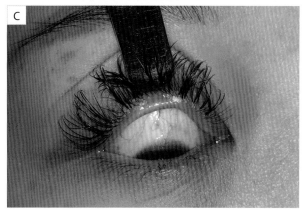

图 6-1-4-23　反向 Bell 征。A 30 岁女性患者右眼；B 30 岁女性患者左眼；C 另一患者右眼

四　特殊类型上睑下垂照相

案例，下颌瞬目综合征（Macus-Gunn 综合征）

　　下颌瞬目综合征是患者存在单侧上睑下垂及上直肌功能不全，但上睑下垂可随张口和咀嚼等下颌运动而消失的一种疾病征候。让患者做张口或咀嚼动作，观察其睑裂变化情况，即闭口平视时患侧眼裂较小，而张大口后患侧眼裂瞬间变大，甚至出现上睑退缩表现（图6-1-4-24A、B）。

图 6-1-4-24　下颌瞬目综合征观察。A 患者平视闭口时，右眼睑裂较小，上睑缘遮盖瞳孔，呈上睑下垂；B 患者平视，张大口，则右侧小眼裂变大，上睑缘提升，上睑下垂消失（照片由南华大学附属第二医院杨锋教授提供）

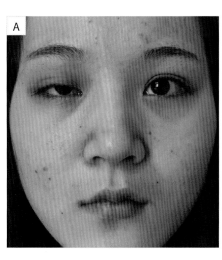
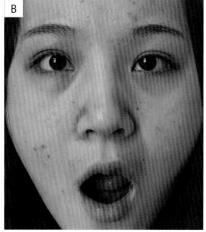

五 上睑下垂的探寻性照相

观察卧位与坐位之间的变化，推测肌力情况。

■ 1. 推测第一阶段（图 6-1-4-25A ~ D）

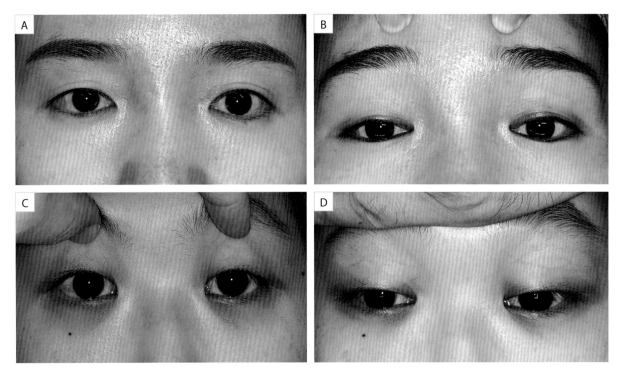

图 6-1-4-25 　坐位和卧位观察睑裂大小。A 常规坐位平视，睑裂无大小差异；B 卧位时露出睫毛根部，睑裂有大小差异；C 坐位时，睑裂大小尚可；D 卧位时，睑裂变小

坐位时睑裂尚可，而卧位时睑裂变小，说明坐位额肌的无意识代偿已经变得自然无意识，即自我感觉不到睁眼时存在额肌代偿在起作用使得自己能睁大眼睛；而卧位减弱这种代偿后就出现了黑眼珠暴露减少。这种情况同样要考虑是否需要通过调整提肌来改善。

■ 2. 推测第二阶段（图 6-1-4-26A ~ D）

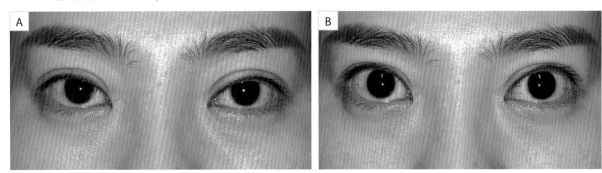

图 6-1-4-26 　额肌肌力的观察。A 平视睑裂尚可；B 用力睁眼，睑裂增大；C 压住额部，阻断额肌，睑裂明显变小；D 不按压额头时卧位睁眼，睑裂变小

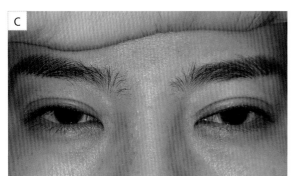
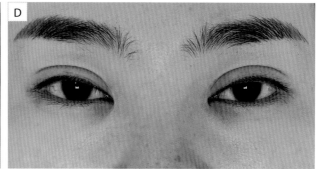

图 6-1-4-26 （续）

本组照片进一步说明了额肌的无意识代偿的存在和影响，患者不知道自己平视时其实已经存在额肌收缩辅助睁眼。嘱患者用力睁眼时，可以见上方角膜显露更多，但是压住额头或卧位时，角膜上方都出现明显暴露减少。通常这类患者会有睁眼费力的感觉，这说明存在上睑提肌肌力不足的问题。

■ 3. 推测第三阶段（图 6-1-4-27A、B）

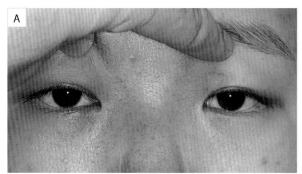
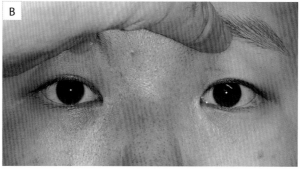

图 6-1-4-27　检查者用左手食指和拇指轻轻提升患者双侧上睑皮肤，露出睫毛根部，观察患者不同睁眼情况下的睑裂大小（或观察上睑缘位置）。A 患者自然放松睁眼，可见睑裂小；B 患者有意用力睁眼，可见睑裂增大

案例说明：有的患者放松睁眼时，表现为角膜暴露不足，眼裂小；但是当患者刻意用力睁眼时，角膜暴露增加，睑裂增大。此时要考虑是否需要按上睑下垂路径来诊断，并决定是否需要调整提肌。

六　上睑下垂的术后效果评价照相

■ 1. 术前，正位 6 张照相（图 6-1-4-28A ～ F）

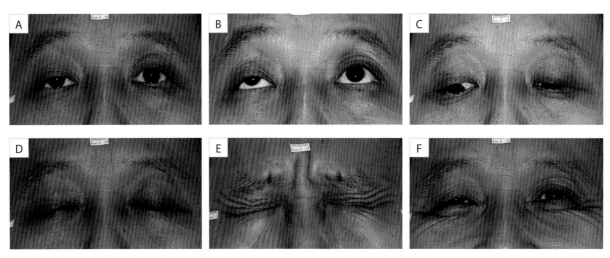

图 6-1-4-28　右眼先天性上睑下垂术前，正位 6 张照相。A 平视；B 上看；C 下看；D 闭眼；E 挤眼；F 微笑

■ 2. 术后，正位 6 张照相（图 6-1-4-29A ～ F）

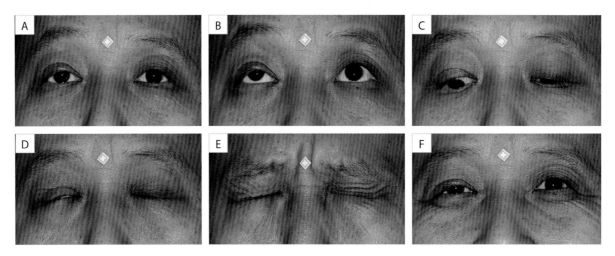

图 6-1-4-29　先天性上睑下垂矫正术后 2 个月，正位 6 张照相。A 平视；B 上看；C 下看；D 闭眼；E 挤眼；F 微笑

■ 3. 案例效果的照相说明

（1）本例是笔者的 1 例术后效果并不良好的案例。

（2）术前术后的效果对比，建议采用正位 6 张照相，才能够更好地从各个动作观察术后的效果。而不仅仅是平视状态看上睑缘高度，闭眼状态看睑裂闭合。

七　上睑下垂的术后并发症的照相

上睑下垂的术后并发症通常有过矫，欠矫，上睑下垂复发，睑缘弧度异常（成角畸形、部分低垂、睑峰外移等），睑内翻，睑外翻，睑球分离，球结膜水肿脱垂，球结膜出血、血肿，上睑迟滞，下视时双侧上睑缘高度不对称，睑裂闭合不全，以及暴露性角膜炎等。

1. 球结膜出血（图6-1-4-30A、B）

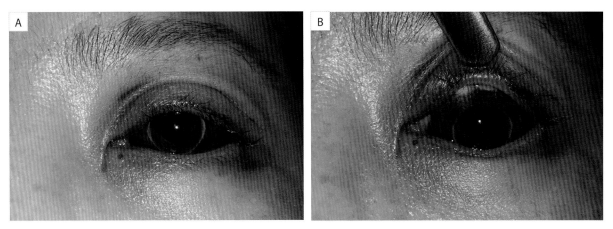

图6-1-4-30　球结膜出血。A 平视观察，可见几乎全部球结膜下出血；B 牵开上睑，可见球结膜出血与穹隆和上睑没有延续性

2. 血肿（图6-1-4-31）

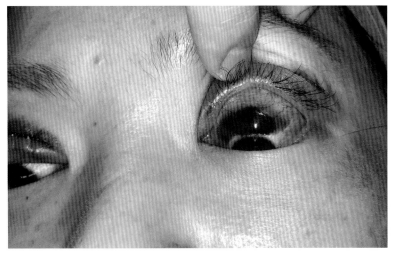

图6-1-4-31　上睑下垂术后血肿。可见左眼上睑睑结膜浅面及结膜囊上方有血肿

■ 3. 结膜脱垂（图6-1-4-32A～D、图6-1-4-33）

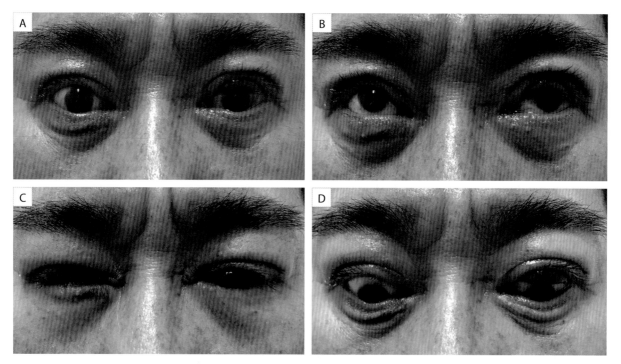

图6-1-4-32　上睑下垂术后结膜脱垂，血肿可疑。A 患者平视；B 患者上看；C 患者闭眼；D 患者下看

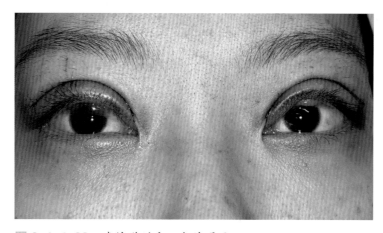

图6-1-4-33　球结膜脱垂，水肿明显

■ 4. 过矫、欠矫（复发）（图6-3-4-34A～C）

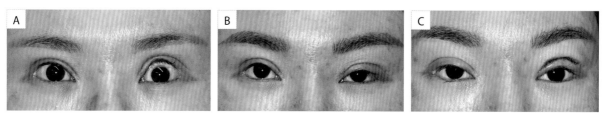

图6-1-4-34　上睑下垂的过矫和欠矫，同一患者左眼。A 左侧重睑修复、退缩矫正、脂肪填充术前，存在左眼过矫，上睑退缩；B 左眼下垂，退缩矫正术后7个月；C 左眼提肌调整术后即刻

▣ 5. 上睑迟滞（图 6-1-4-35A、B）

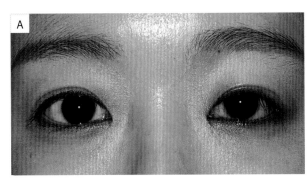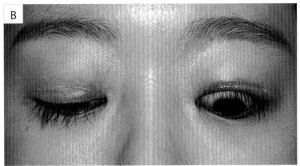

图 6-1-4-35　上睑迟滞现象。A 平视，此时上睑睑缘高度基本对称；B 下看，左上睑睑缘位于高位，角膜上方巩膜显露，可见上睑迟滞

▣ 6. 上睑退缩（过矫）（图 6-1-4-36）

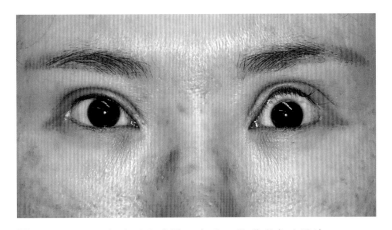

图 6-1-4-36　上睑下垂过矫，左眼可见明显上睑退缩

▣ 7. 上睑缘弧度异常（图 6-1-4-37）

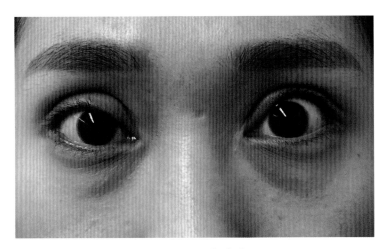

图 6-1-4-37　左眼上睑退缩，睑峰外移

■ 8. 上睑下垂矫正后的包扎护理（图6-1-4-38A ～ C ）

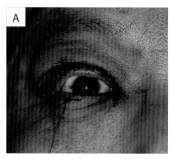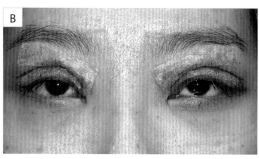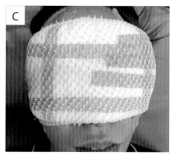

图 6-1-4-38 术后护理照相。A 上睑下垂矫正术后，下睑 Frorst 缝线；B 矫正术后重睑形成不良，用胶布贴敷的一种形式；C 为 6-1-4-36 患者，术后球结膜水肿脱垂的双眼包扎

八　临床应用提示

（1）上睑下垂的诊断和手术治疗，一直是眼整形美容手术的热点和难点。

（2）目前业内存在上睑下垂诊断混淆和分类交叉模糊的情况，造成不少假性上睑下垂误诊为真性，甚至有的人为了强调角膜暴露度，宁可错诊，也要提升上睑缘，造成术后一些问题的出现。

（3）上睑下垂诊断和治疗复杂，照相、视频等各种影像检查有助于上睑下垂的诊断和治疗。

第五部分　重睑修复的照相

重睑修复手术，面临的眼部情况复杂多变，并且经常是多种症状、体征并存，互为因果。尤其是多次手术后的眼部情况，可能会有组织萎缩变化，以及不良力学关系下的组织相互关系改变。这些情况，仅凭肉眼是难以观察和记忆的，务必要采用照相等影像方法来帮助记录、评估、诊断以及治疗计划的制订和实施。

相当多的重睑修复案例合并内眦问题需要同步修复，因此，重睑修复的照相分为两大部分：重睑部分、内眦部分。

本部分以重睑修复患者的实际诊室照相为例进行示范和阐述。

一　模板选择

大模板+检查模块+测量模块+抱怨指示点模块+重点观察探寻模块。

大模板不包括后斜位。

二 案例照相

■ 1. 正位 9 张照相（图 6-1-5-1A ~ I）

动作口诀：上中下，闭挤笑，瞪皱眯。

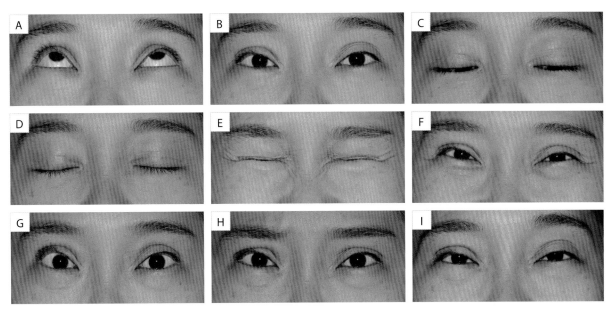

图 6-1-5-1　A 上看；B 平视；C 下看；D 闭眼；E 挤眼；F 微笑；G 瞪眼；H 皱眉；I 眯眼

■ 2. 左右看照相（图 6-1-5-2A、B）

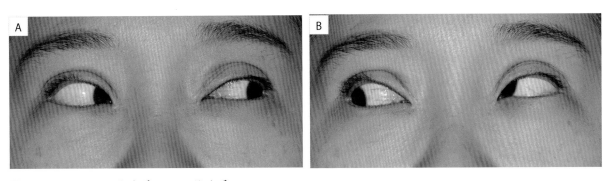

图 6-1-5-2　A 正位左看；B 正位右看

■ 3. 左前斜 45° 位照相（图 6-1-5-3A ~ F）

动作口诀：上中下，闭挤笑。

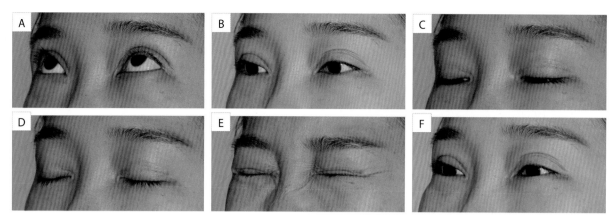

图 6-1-5-3　A 上看；B 平视；C 下看；D 闭眼；E 挤眼；F 微笑

■ 4. 左侧位照相（图 6-1-5-4A ~ F）

动作口诀：上中下，闭挤笑。

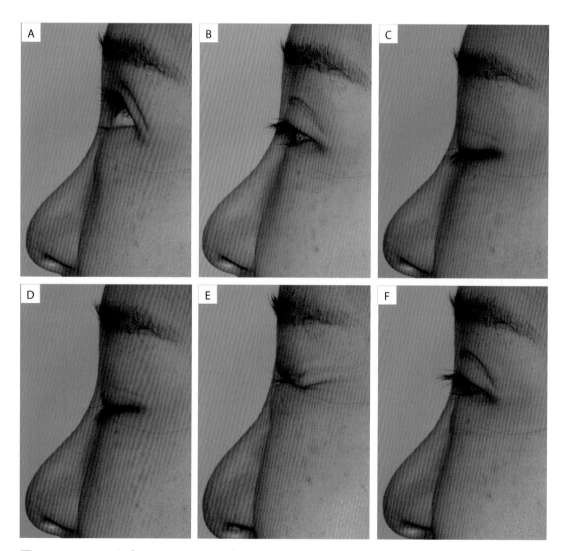

图 6-1-5-4　A 上看；B 平视；C 下看；D 闭眼；E 挤眼；F 微笑

■ 5. 右前斜45°位照相（图6-1-5-5A ~ F）

动作口诀：上中下，闭挤笑。

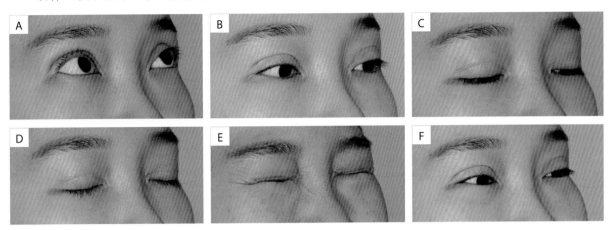

图6-1-5-5　A 上看；B 平视；C 下看；D 闭眼；E 挤眼；F 微笑

■ 6. 右侧位照相（图6-1-5-6A ~ F）

动作口诀：上中下，闭挤笑。

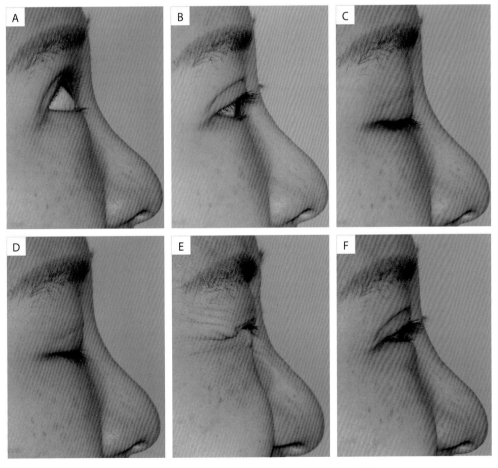

图6-1-5-6　A 上看；B 平视；C 下看；D 闭眼；E 挤眼；F 微笑

7. 下前斜 45°位（仰头位）照相（图 6-1-5-7A ~ D）

动作口诀：上下闭挤。

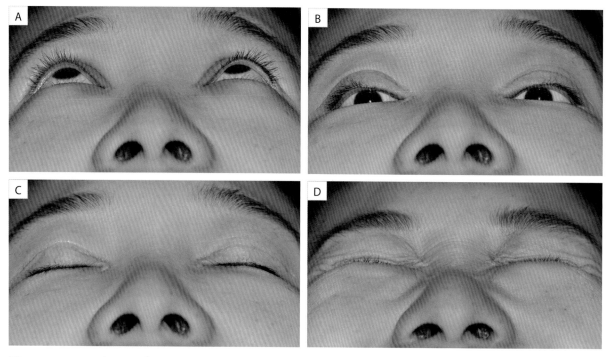

图 6-1-5-7　A 仰头上看；B 仰头下看；C 仰头闭眼；D 仰头挤眼

8. 上前斜 45°位（低头位）照相（图 6-1-5-8 ~ 图 6-1-5-10）

动作口诀：上闭挤。

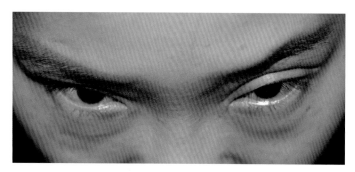

图 6-1-5-8　患者低头上看

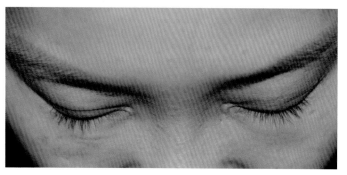

图 6-1-5-9　患者低头闭眼

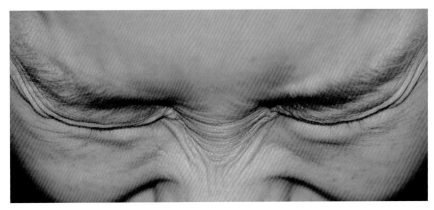

图 6-1-5-10　患者低头挤眼

■ 9. 上睑皮肤量及闭睑功能检查照相（图 6-1-5-11A、B）

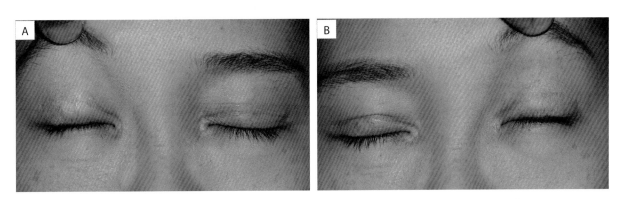

图 6-1-5-11　患者自然闭眼，检查者上提并绷紧其眉部，观察上睑皮肤量和睑裂闭合情况。A 右眼；B 左眼

■ 10. 内眦赘皮检查照相

（1）左侧内眦赘皮检查（图6-1-5-12A～C）。

动作口诀：闭平上。

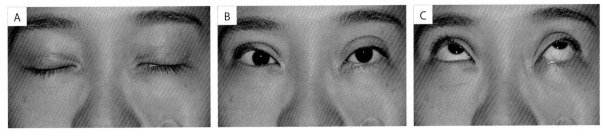

图 6-1-5-12　检查者将食指置于患者左侧鼻翼上缘水平线与瞳孔垂线交接处，向外下绷紧皮肤，观察内眦赘皮形态和牵拉情况。A 闭眼；B 平视；C 上看

（2）右侧内眦赘皮检查（图6-1-5-13A～C）。

动作口诀：闭平上。

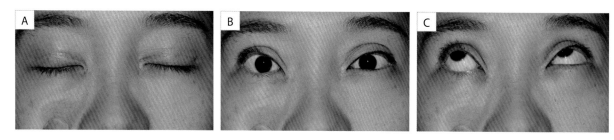

图 6-1-5-13　检查者食指置患者右侧鼻翼上缘水平线与瞳孔垂线交接处，向外下绷紧，观察内眦赘皮形态和牵拉情况。A 闭眼；B 平视；C 上看

■ 11. 抱怨指示点照相（图 6-1-5-14A ~ F）

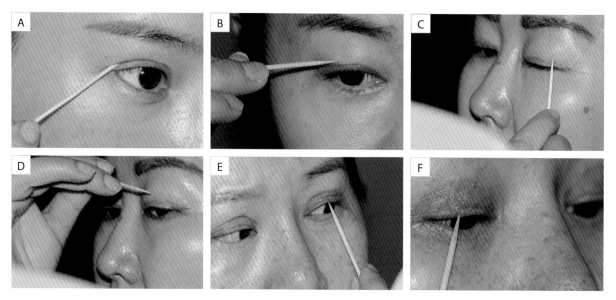

图 6-1-5-14　患者抱怨指示点照相。A 用牙签指示重睑线不到头；B 指示重睑皮褶存在下压；C 指示局部皮肤片状增厚；D 指示重睑线白色瘢痕；E 指示重睑多重褶；F 指示上睑睫毛乱生

■ 12. 特殊点、探寻性照相（图 6-1-5-15A ~ C）

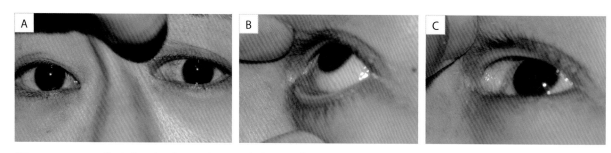

图 6-1-5-15　特殊点、探寻性照相。A 患者如此牵拉才会缓解上睑的箍紧感；B 检查者分开患者内眦，向深处探寻是否存在条索限制；C 检查者用拇指将患者内眦上方向鼻上方牵拉，患者不适症状消失

临床应用提要

■ **1. 临床工作中重睑修复照相模板的可行性问题**

（1）照相室内可按照中模板照相。由于照相人员缺乏相应的医学背景知识，不能达到相应的眼整形专业人员的认知，给一个具有操作性的步骤流程，遵守照做就可以了。

（2）作为主刀医生，在看诊时至少要按照重睑大模板照相。最好参照重睑修复的模板，尽量多地采集信息，以利于分析、评估，利于做出正确的诊断，利于制订正确的手术或治疗方案及预案。

■ **2. 一个患者身上，可能不一定能够完成这些照片**

因为场合问题、患者配合问题、患者的表达问题等原因，不一定能采集到上述那么完善、成体系的照片。

■ **3. 在面诊时，一定要做到"心中有体系，拍照有顺序"**

即便这次没有拍全，甚至造成重要照片漏拍、拍模糊了，也不要担心、懊悔，总结经验，寻找差距，下次继续完善。

■ **4. 避免先入为主，避免差不多心态**

在面诊重睑修复患者时，医生保持"空杯"心态，保持敬畏心理，保持警惕状态，保持"挖矿"精神，尽可能多动作、多方位采集患者的眼部相关信息，才有可能进行比较全面、比较科学的分析，才有可能做出更接近真实的判断，后续才有可能制订出更正确的治疗方案。

第二节　下睑相关的临床照相

张诚

▸ 眼台的照相

▸ 眼袋的照相

▸ 下睑退缩的照相

　　▸ 眼袋术后下睑退缩

　　▸ 先天性下睑退缩

▸ 眼睑外翻的照相

▸ 下睑外翻修复术后的下睑异常

　　下睑的临床照相，本节主要针对①眼台、②眼袋、③下睑退缩、④下睑外翻、⑤眼袋并发症修复后的下睑内端畸形等几部分，进行示范性、启发性的阐述。

第一部分　眼台的临床照相

　　眼台，是位于下睑缘的一条肌肉隆起，微笑时明显，也称卧蚕。对下睑的箍紧、眼睑闭合与睑球关系等有重要意义，也有着重要的美学意义。

　　临床所见，眼台形态各异，有人明显，甚至比较肥大，成为假性眼袋；有人阙如，显得下睑很单薄。外切眼袋手术、内眦手术、外眦手术以及眼部肉毒素注射等可能对眼台产生影响。随着人们对美的追求增加，眼台塑形、再造也成了眼部重要美容项目。

　　对眼台进行全面、客观的照相分析和评价，成了迫切的需要。

一　模板选择

　　常规选用基础模板（中模板、5630模板）+低头上看（不笑、微笑）+仰头平视（不笑、微笑）。

案例照相，玻尿酸注射隆眼台术后

■ **1. 正面6张照相（图6-2-1-1～图6-2-1-6）**

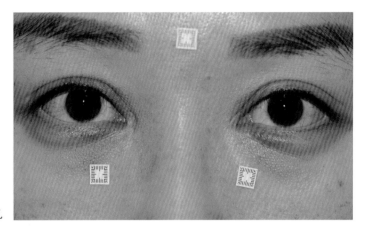

图 6-2-1-1 正位平视

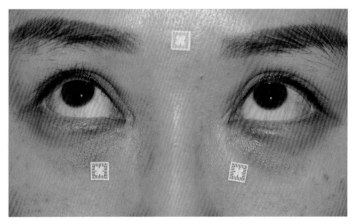

图 6-2-1-2 正位上看

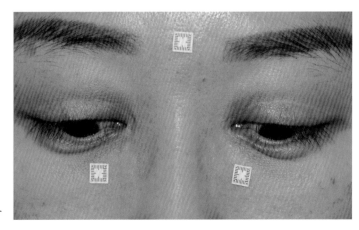

图 6-2-1-3 正位下看

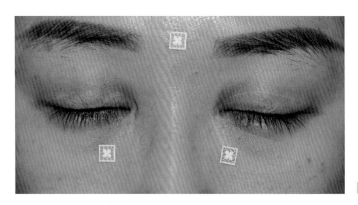

图 6-2-1-4　正位闭眼

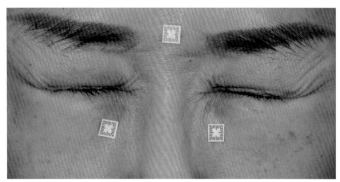

图 6-2-1-5　正位挤眼

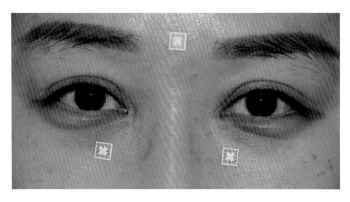

图 6-2-1-6　正位微笑

■ 2. 前斜 45° 位照相（图 6-2-1-7A ~ F）（右侧为例）

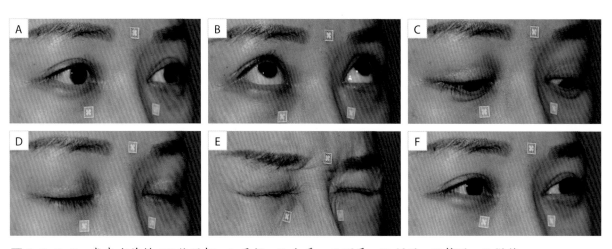

图 6-2-1-7　患者右前斜 45° 位照相。A 平视；B 上看；C 下看；D 闭眼；E 挤眼；F 微笑

3. 侧位照相（图 6-2-1-8A ～ F）（右侧为例）

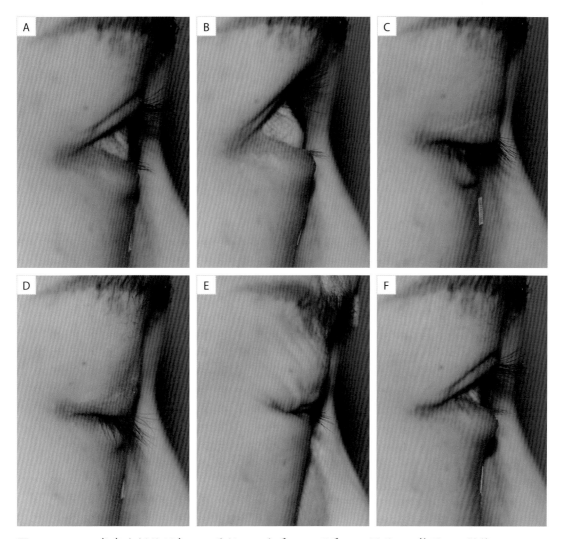

图 6-2-1-8　患者右侧位照相。A 平视；B 上看；C 下看；D 闭眼；E 挤眼；F 微笑

4. 上前斜 45°位（低头俯拍）照相（图 6-2-1-9、图 6-2-1-10）

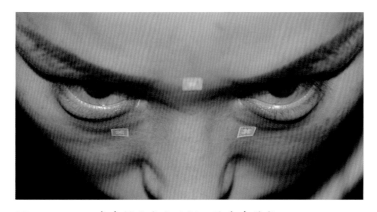

图 6-2-1-9　患者低头向上注视，检查者俯拍

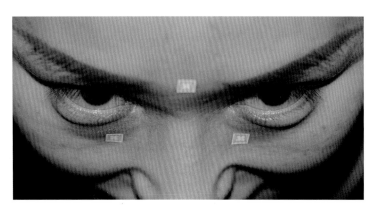

图 6-2-1-10 患者低头向上注视并微笑，检查者俯拍

■ 5. 下前斜 45° 位（仰头位）照相 ·（图 6-2-1-11 ~ 图 6-2-1-14）

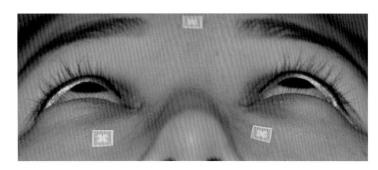

图 6-2-1-11 患者仰头上看

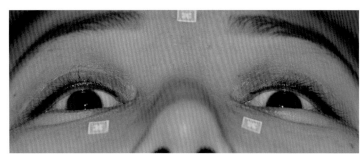

图 6-2-1-12 患者仰头下看

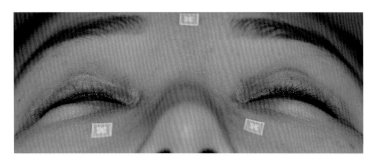

图 6-2-1-13 患者仰头闭眼

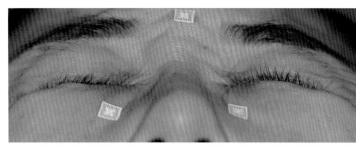

图 6-2-1-14 患者仰头挤眼

临床应用提示

■ 1. 眼台的观察方位和动作

（1）方位：正位、侧位、头侧、尾侧。

（2）观察动作：无表情平视，直视前方微笑。

■ 2. 眼台的观察项目

（1）隆起度（饱满度）、连续性和整体性、内眦处延续性、外眦处延续性、下缘、上缘、表面皮肤质地和纹理等。

（2）内眦赘皮矫正术、外路眼袋、外路下睑下至、外眦成形术等对眼台的影响；眼台的注射、脂肪填充、真皮脂肪再造等。

■ 3. 眼台的简化照相体系

（1）正面平视、正面微笑。

（2）侧面平视、侧面微笑。

第二部分 眼袋（下睑袋）的照相

眼袋是眼整形的两大重要手术部位之一（另一个是重睑），在临床上有着举足轻重的地位。

要注意与眼台明显、下睑眼轮匝肌肥厚、下睑松弛、水肿等进行鉴别。同时，要注意眼球突出度以及中面部的突出情况。注意完善病史采集、实验室检查和眼科检查。关注甲状腺相关疾病。

眼袋的照相也是信息采集、诊断分析及制订方案所必需的。

模板选择

建议采用基础模板。

以正位 6 张照相 + 侧位 4 张照相为例说明

1. 正位 6 张照相（图 6-2-2-1 ~ 图 6-2-2-6）

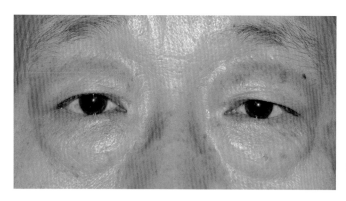

图 6-2-2-1　平视，显示患者的眼部整体情况，眼袋的范围、隆起情况。双侧下睑缘位置（患者 61 岁，采用自然平视头位，为略仰头状态）

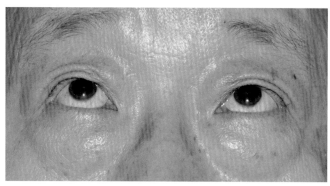

图 6-2-2-2　上看，眼袋膨出表现更明显。双侧下睑缘等高

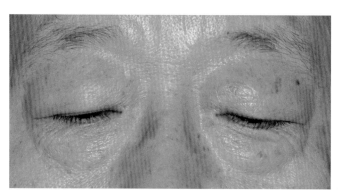

图 6-2-2-3　下看，显示眼袋缩小情况。未见上睑迟滞

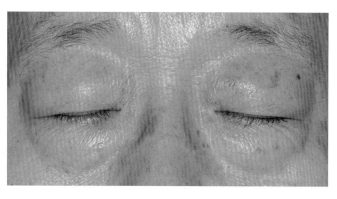

图 6-2-2-4　闭眼，眼袋膨隆，睑裂闭合良好，其他眼部情况观察

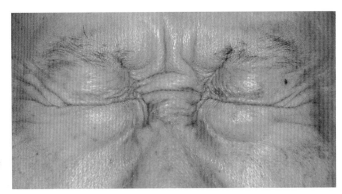

图 6-2-2-5　挤眼，显示眼轮匝肌强力收缩下的眼袋情况

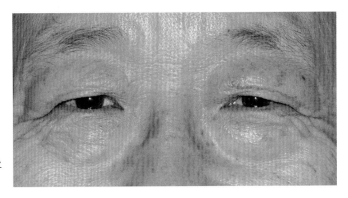

图 6-2-2-6　微笑，下睑轮匝肌收缩，眼袋较平视时缩小

■ 2. 侧位照相（图 6-2-2-7A ~ D）

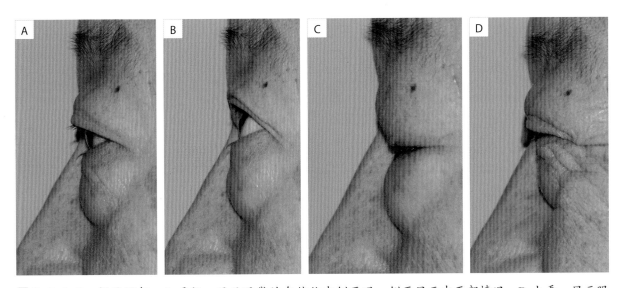

图 6-2-2-7　侧位照相。A 平视，显示眼袋的自然状态侧面观，侧面显示中面部情况；B 上看，显示眼袋的增大变化；C 闭眼，眼袋的侧面观；D 微笑，眼轮匝肌收缩后，眼袋的压缩情况侧面观

　临床应用提示

（1）眼袋的照相，主要指初次眼袋手术前照相。初眼眼袋的术前观察，要注意眼台、泪沟、颧颊沟、皮肤松弛、皱纹、色泽、中面部发育等情况。眼袋二次手术和并发症（下睑外翻、退缩等）

213

在相应章节描述。实际上，一些中老年求美者可能存在下睑松弛、睑球分离、下睑退缩及下睑外翻等情况，需要检查下睑的相应情况。

（2）有些求美者，从很早就开始尝试进行各种美容治疗，局部可能有反复注射、手术、并发症及修复的历史，要注意病史的全面、深入采集。切实加强影像采集，以免遗漏重要信息，影响决策。

（3）眼袋照相时，既不要通过上看人为造成眼袋存在或严重的假象，也不要通过强光、微笑等减轻眼袋的严重程度。通过科学照相，真实、全面采集眼部情况，利于术前评估、鉴别诊断、制订方案。

第三部分 下睑退缩的照相

正常人的下睑缘中央位置与角膜下缘平齐或略低，当下睑缘低于角膜下缘时，巩膜暴露，即为下睑退缩。不同年龄阶段下睑缘处于角膜下缘的不同对应位置。睑缘越低，越显得老化。近年来，随着眼袋手术的广泛开展，造成不少出现不同程度下睑缘退缩的案例。下睑下至手术也会对下睑产生退缩性的影响。

本部分对眼袋术后下睑退缩和先天性下睑退缩进行照相示范和阐述。

一 模板选择

基础模板+上前斜45°位模块。

二 案例1，眼袋术后下睑退缩照相

1. 正位6张照相（图6-2-3-1～图6-2-3-6）

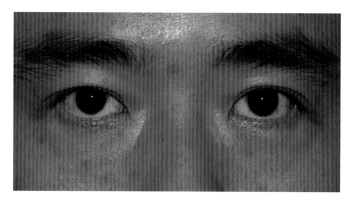

图 6-2-3-1　正位平视

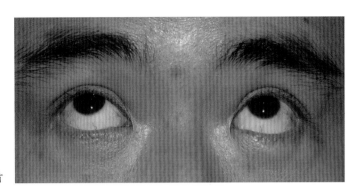

图 6-2-3-2 正位上看

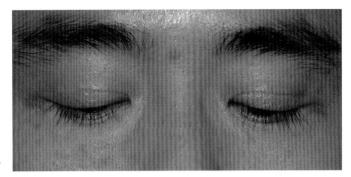

图 6-2-3-3 正位下看

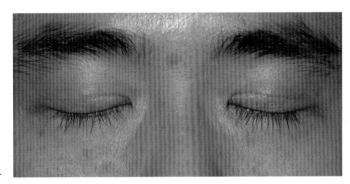

图 6-2-3-4 正位闭眼

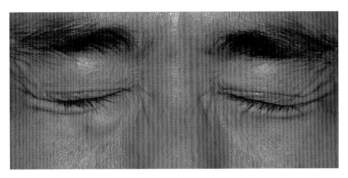

图 6-2-3-5 正位挤眼

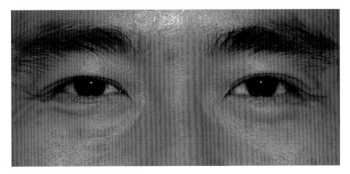

图 6-2-3-6 正位微笑

■ 2. 下睑上推试验（图 6-2-3-7）

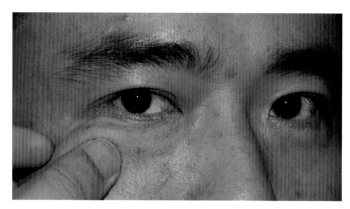

图 6-2-3-7　右前斜 45° 位，检查者上推下睑，见下睑退缩改善

■ 3. 临床应用提示

（1）外切（皮肤入路）眼袋整形术，术后有不少患者出现下睑退缩，退缩程度轻重不一，并伴有相应的症状。有时下睑退缩并不明显，但是患者症状却比较明显，需要医方引起足够的重视。

（2）术前、术后拍摄完善的影像资料，用于术前全面评估，制订科学计划，术后效果客观、全面的评价，加强回溯、反馈工作。

 三 # 案例 2，先天性下睑退缩照相

■ 1. 正位 6 张照相（图 6-2-3-8 ～图 6-2-3-13）

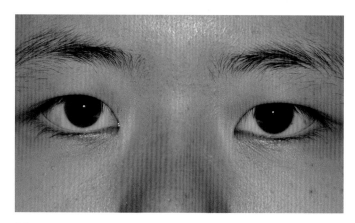

图 6-2-3-8　正位平视

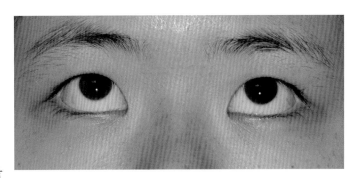

图 6-2-3-9 正位上看

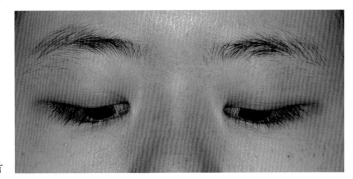

图 6-2-3-10 正位下看

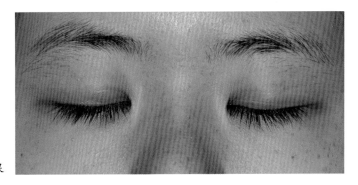

图 6-2-3-11 正位闭眼

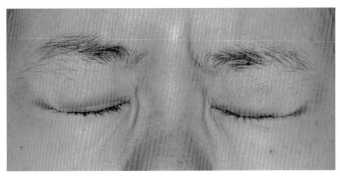

图 6-2-3-12 正位挤眼

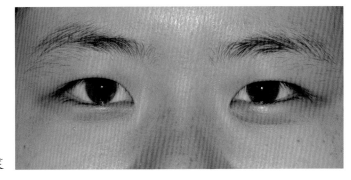

图 6-2-3-13 正位微笑

■ 2. 下睑牵拉照相（图6-2-3-14）

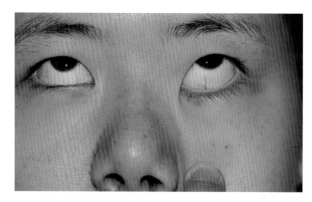

图 6-2-3-14 下睑牵拉照相。检查者用左手食指置于患者左侧瞳孔垂线与鼻翼水平线相交位置，向下牵拉下睑组织，患者同时做向上看的动作，观察者正位拍摄照片，观察眼部情况

■ 3. 侧位照片（图6-2-3-15）

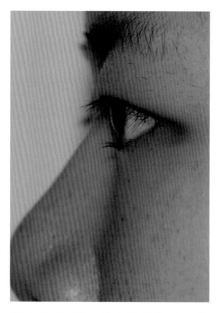

图 6-2-3-15 患者侧位平视，检查者观察其下睑缘位置

■ 4. 上前斜45°位（低头位）照相（图6-2-3-16）

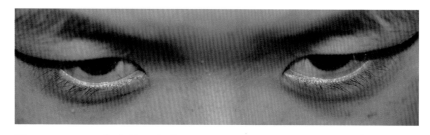

图 6-2-3-16 患者低头上看

5.临床应用提示

发现患者存在先天性下睑退缩，要做到及时、全面告知；

此类患者的眼部手术计划，要注意内眦赘皮矫正、上睑缘提升可能造成新的睑球关系，从而影响下睑退缩的严重程度。

第四部分　眼睑外翻的照相

眼睑外翻，通常指睑缘离开眼球，上睑和下睑都可能发生。本部分以眼整形美容临床上常见的下睑外翻为例进行照相示范和阐述。

一　模板选择

基础模板+上前斜45°位。

二　案例照相，眼袋术后下睑外翻

1.正位6张照相（图6-2-4-1～图6-2-4-6）

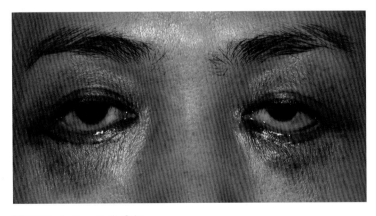

图6-2-4-1　正位平视

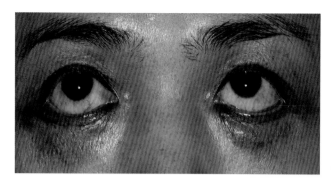

图 6-2-4-2 正位上看

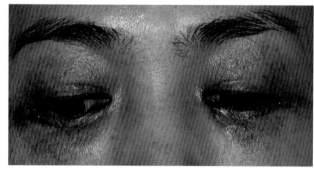

图 6-2-4-3 正位下看

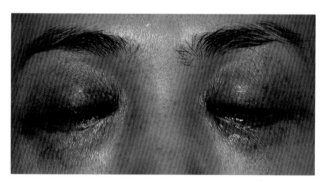

图 6-2-4-4 正位闭眼

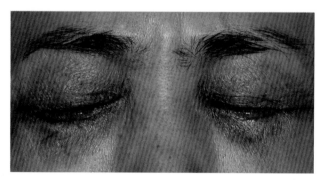

图 6-2-4-5 正位挤眼

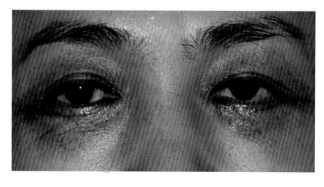

图 6-2-4-6 正位微笑

■ 2. 侧位照相（左侧为例）（图 6-2-4-7A ~ C）

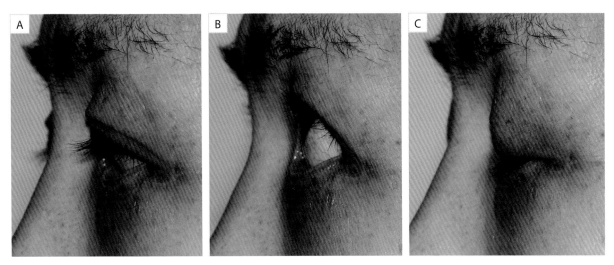

图 6-2-4-7　左侧位照相。A 平视；B 上看；C 闭眼

■ 3. 上前斜 45° 位（头侧位、低头上看）照相（图 6-2-4-8）

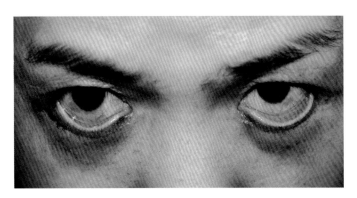

图 6-2-4-8　患者低头上看

 临床应用提示

（1）下睑外翻是睑球分离的一种严重表现形式。

（2）下睑外翻和下睑退缩通常会相伴出现，要注意信息采集。

▒ 第五部分　眼袋术后下睑外翻修复术后的下睑异常

　　眼袋术后造成下睑退缩、睑球分离、下睑外翻的不在少数，大多通过外眦悬吊术、外眦成形术等方法进行修复，修复术后有可能存在部分内眦牵拉、弧度异常，下睑的功能也有可能受到影响。

本部分只是通过照相进行扼要展示，不做过多分析。

 模板选择

基础模板+上前斜45°位。
必要时，补充其他。

 案例照相

■ 1. 正位6张照相（图6-2-5-1~图6-2-5-6）

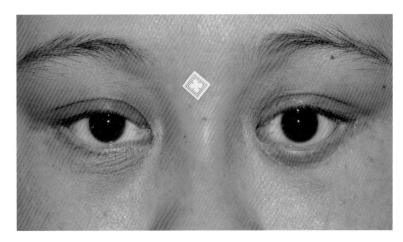

图6-2-5-1 正位平视

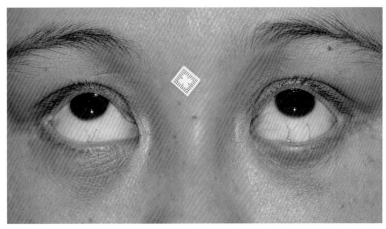

图6-2-5-2 正位上看

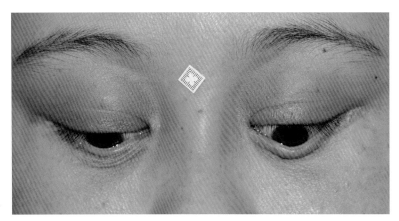

图 6-2-5-3　正位下看

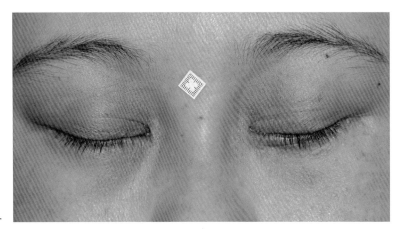

图 6-2-5-4　正位闭眼

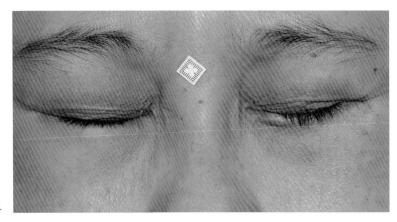

图 6-2-5-5　正位挤眼

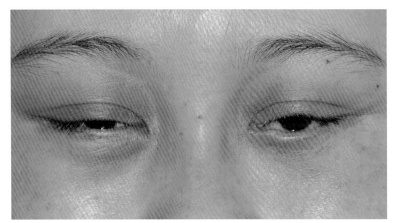

图 6-2-5-6　正位微笑

2. 上前斜 45°位（低头位）照相（图 6-2-5-7、图 6-2-5-8）

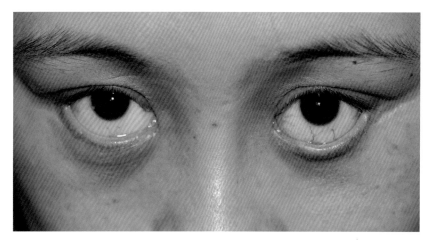

图 6-2-5-7　上前斜 45°位，患者低头上看

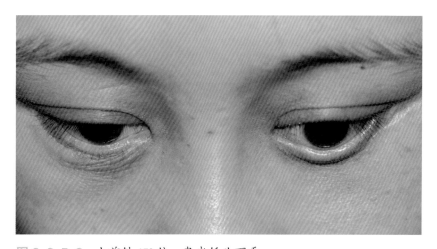

图 6-2-5-8　上前斜 45°位，患者低头下看

3. 下前斜 45°位照相（图 6-2-5-9）

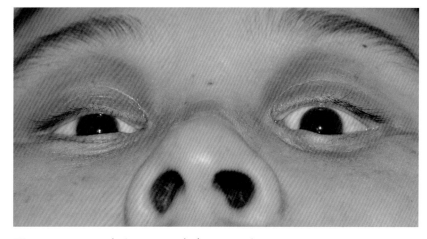

图 6-2-5-9　下前斜 45°位，患者仰头下看

4. 正位左右看（图 6-2-5-10、图 6-2-5-11）

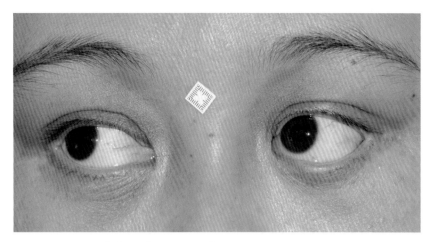

图 6-2-5-10 患者右看，正位照片

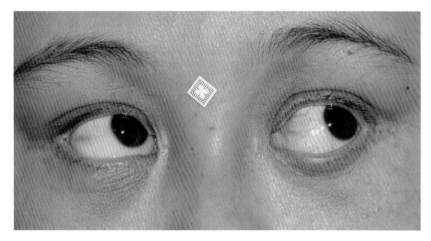

图 6-2-5-11 患者左看，正位照片

5. 患者自己模拟内眼角理想状况（图 6-2-5-12）

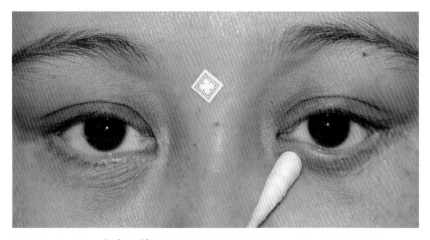

图 6-2-5-12 患者用棉签上推左眼下睑内侧段，模拟期望的形态

临床应用提示

（1）下睑外翻术后造成内侧端残余畸形或新畸形的情况并不少见，要加强影像学采集和分析。

（2）针对复杂病例，建议增加照相方位和动作。

第三节 睑裂相关的临床照相

张诚

▸ 睑裂闭合不全

▸ 上睑缘弧度异常

▸ 下睑缘弧度异常

▸ 睑球分离

本节主要针对睑裂相关的内容，包括睑裂闭合不全、睑缘弧度异常、睑球分离等几部分内容进行示范性、启发性阐述。

第一部分　睑裂闭合不全的照相

眼睑闭合不良通常包括睑裂闭合不全、眼睑闭合无力、眼肌痉挛、眼睑闭合关系异常等几种情况。临床上以睑裂闭合不全最为常见，也最受眼整形美容医生关注，可表现为固有睑裂闭合不全和内眦裂闭合不全。

临床上，常见睑裂闭合不全大多为上睑原因，与上睑退缩、上睑迟滞、上睑凹陷、上睑瘢痕、上睑皮肤短缩、上睑提肌缩短等相关。但是，也要考虑与下睑、内眦、外眦以及眼球相关的原因。下睑引起闭合不全的情况主要有：下睑袋术后的下睑异常及睑裂闭合异常，下睑下至造成的中外段闭合异常，老年性下睑退缩与外翻造成的睑裂闭合不全。睑裂闭合也受内眦、外眦的影响和眼球突出度的影响。要关注甲状腺疾病、面神经瘫痪等。

外伤、肿物、炎症、手术等造成的眼周异常也可能造成睑裂闭合不良。从现有的眼周美容项目观察，主要关注眉部手术、眼周肉毒素注射、眼周光纤治疗、水光注射、眼周和面部线提升以及眼周面部的脂肪和填充物抽吸术等情况。

本部分对几种睑裂闭合不全情况进行拍照示范和阐述。

一 模板选择

基础模板+仰头4张。

简化选择：正位6张+仰头4张。

本部分以正位6张+仰头4张为例简化说明。

二 案例照相

■ 1. 案例情况简介

王某，女，22岁，身高163cm，体重46kg，无近视。患者于2016年在朋友工作室行埋线重睑术。2019年10月硅胶加肋骨隆鼻，同时切开重睑加内眦赘皮矫正术，否认行下睑下至术和外眦开大术。否认半年内眼周肉毒素注射史。本次就诊，诉重睑和内眦瘢痕、眼睛闭合不全、重睑外侧膨隆。

■ 2. 正位 6 张照相（图6-3-1-1～图6-3-1-6）

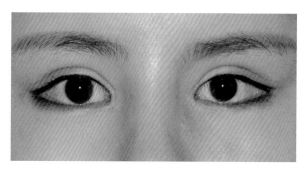

图 6-3-1-1　正位平视，双侧上睑缘约位于角膜上缘下 1mm 以内，为正常范围高位。下睑缘位于角膜下缘下，巩膜显露。下睑可见睫毛向内倾斜

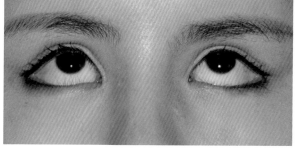

图 6-3-1-2　正位上看，双侧上睑缘等高，未见下垂，因眼线影响，未能准确观察、评估上睑外翻情况。内眦赘皮存在牵拉、遮挡，术后瘢痕明显。下睑缘较低，巩膜显露明显

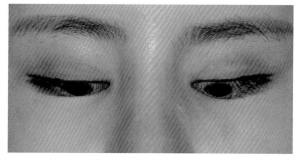

图 6-3-1-3　正位下看，上睑缘位置，右眼位于角膜上缘，左眼位于角膜上缘上 1～2mm，双侧均显示上睑迟滞。上睑皮肤绷紧，左眼为甚

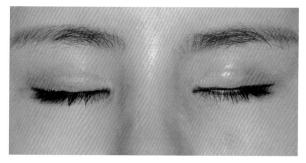

图 6-3-1-4　正位闭眼，可见双眼睑裂均露白，显示闭合不全，左侧严重，以固有睑裂为主，内眦裂闭合尚可

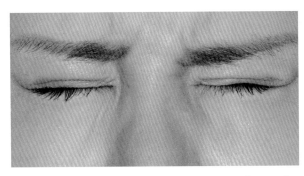 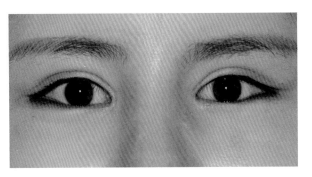

图 6-3-1-5　正位挤眼，睑裂紧密闭合情况不良，睫毛不能被包裹夹闭。左眼上睑中段下降不良

图 6-3-1-6　正位微笑，显示眼部情况，下睑缘上抬，眼台形成不明显

■ 3. 仰头位 4 张照相（图 6-3-1-7 ～图 6-3-1-10），去除妆容后

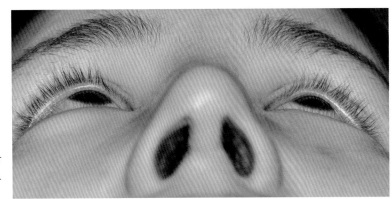

图 6-3-1-7　仰头上看，可见上睑缘弧度对称，无下垂，睑缘无明显外翻

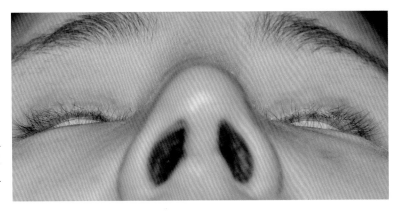

图 6-3-1-8　仰头下看，上睑缘位于较高位置，眼球露白明显，左侧为甚。上睑缘略外翻，睫毛整排上翘

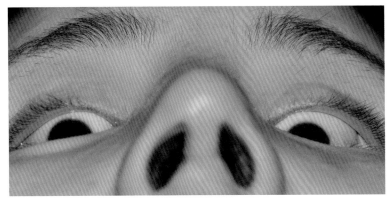

图 6-3-1-9　仰头闭眼，双侧均可见巩膜显露，睑裂闭合不全，上睑睫毛散乱

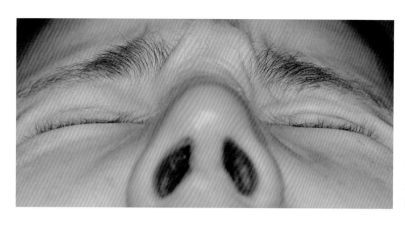

图 6-3-1-10　仰头挤眼，可见睑裂完全闭合，重睑线以下眼轮匝肌未能收缩下移，未形成紧密闭合

4. 上睑皮肤量检查（图 6-3-1-11A、B）

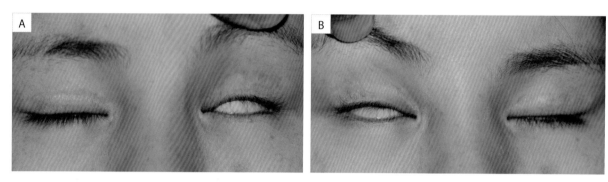

图 6-3-1-11　上睑皮肤量的检查，正位。嘱患者轻闭眼，检查者将患者眉部向上绷紧，可见睑裂不能闭合，根据力度和眼球暴露程度，来判断上睑前层缺失的程度和眼轮匝肌闭紧的能力。A 左眼；B 右眼

 临床应用提示

　　患者睡眠时眼睑闭合不全，有的会有家人发现并告知，从而患者自己有可能知道。但是，更多的人并不知道自己存在睡眠时睑裂闭合不全的情况。如果没有提前检查发现和告知，当实施眼睑手术后，患者能感知到闭合不全或闭合不全加重时，则会产生不必要的纷争。

　　医方需要仔细检查，发现睑裂不全，并事先告知患者睑裂闭合不全的情况，以及术后的可能情况。

 关于睑裂闭合的特殊情况举例

案例 1

　　上睑外伤后，睑裂闭合不全（图6-3-1-12、图6-3-1-13）

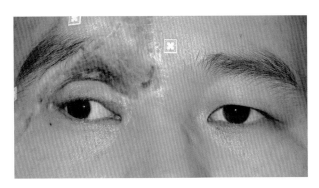

图 6-3-1-12 患者正位平视

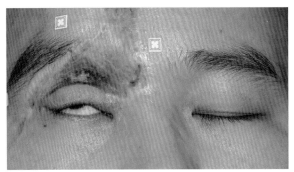

图 6-3-1-13 患者正位闭眼，可见右眼睑裂闭合不全

■ **案例 2**

下睑外翻、退缩性睑裂闭合不全（图6-3-1-14、图6-3-1-15）

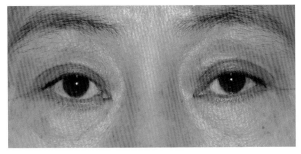

图 6-3-1-14 患者正位平视，可见双侧下睑中内侧退缩伴轻度外翻

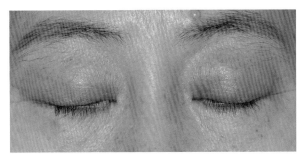

图 6-3-1-15 患者正位闭眼，可见双侧睑裂闭合不全，下睑中内段外翻

■ **案例 3**

内眦部外伤后睑裂异常（图6-3-1-16～图6-3-1-21）

以正位6张照相为例，进行简要说明。

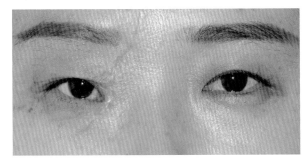

图 6-3-1-16 正位平视

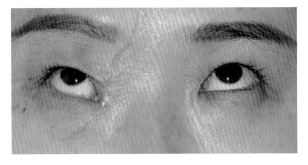

图 6-3-1-17 正位上看

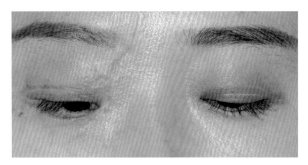

图 6-3-1-18　正位下看

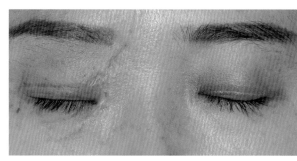

图 6-3-1-19　正位闭眼

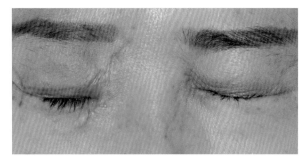

图 6-3-1-20　正位挤眼

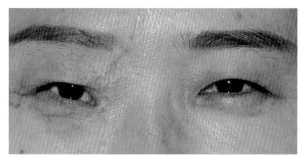

图 6-3-1-21　正位微笑

第二部分　上睑缘弧度异常

上睑缘弧度异常有各种表现，目前，临床上与眼整形美容相关的情况，主要以内侧低平、中段过高、睑峰外移、成角畸形这4种情况多见。上睑的前、中、后3层，任何一层发生异常，均有可能引起上睑缘弧度异常，眼睑和眼球的相应关系异常也可能导致睑缘弧度异常。

　照相模板选择

基础模板+下前斜45°位。

基础模板完成对眼部的水平面全面信息采集，基本满足眼部评估；下前斜45°位（立位仰头位正位或仰卧位尾侧45°位）加强对上睑的观察评估。

基础模板的水平面观察以正位6张照相为例简化说明。

以睑峰外移为例进行照相说明

1. 正位 6 张照相（图 6-3-2-1 ~ 图 6-3-2-6）

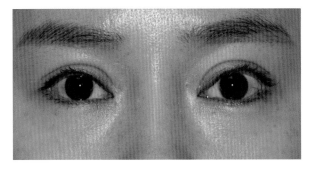

图 6-3-2-1　正位平视，可见左眼上睑缘位置高，睑峰外移

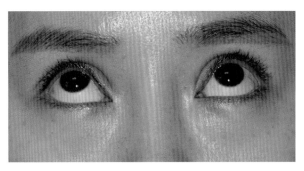

图 6-3-2-2　正位上看，左眼外侧巩膜三角大于右眼，显示该部位睑缘高起

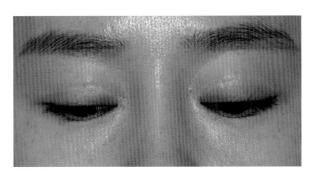

图 6-3-2-3　正位下看，左上睑缘略高于右侧

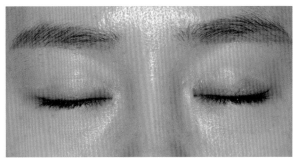

图 6-3-2-4　正位闭眼，左侧睑裂闭合不如右侧紧密

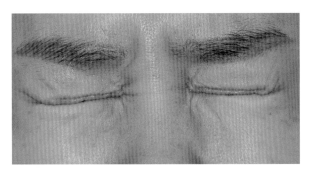

图 6-3-2-5　正位挤眼，未见明显异常

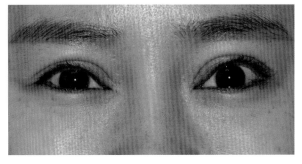

图 6-3-2-6　正位微笑，可见左眼外上睑缘高位

■ 2. 下前斜 45°位（仰头正位）照相（图 6-3-2-7 ~ 图 6-3-2-10）

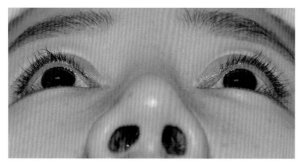

图 6-3-2-7 患者仰头上看，上睑未见明显异常，左眼外侧角巩膜三角略大于右眼

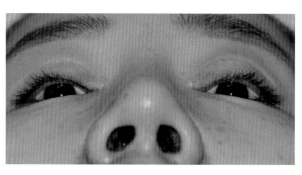

图 6-3-2-8 患者仰头下看，左上睑缘略高于右侧

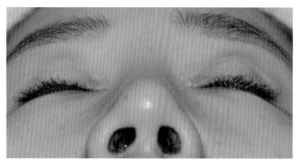

图 6-3-2-9 患者仰头闭眼，可见左眼巩膜显露，左侧睑裂闭合不全

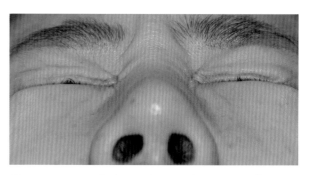

图 6-3-2-10 患者仰头挤眼，未见明显异常

临床应用提示

（1）在重睑术中，由于过度强调角膜暴露度，进行提肌的短缩处理（前徙、折叠、重睑缝合中腱膜部纵向缝合等），经常会造成平视时上睑缘位置上移，尤其以外侧为甚，表现为睑峰外移。

（2）睑峰外移，是上睑退缩的一种表现，一般多见于甲状腺相关眼病，有突眼时明显。随着上睑美容手术的广泛、深入开展，因过度强调角膜暴露率，术后出现睑峰外移的情况并不少见。

（3）上睑缘弧度异常也可见于过度提眉、额部提升、眼部肿物、上睑瘢痕牵拉、眼球突出度改变、斜视等情况。

▓▓▓ 第三部分　下睑缘弧度异常

多种原因可以造成下睑缘弧度异常。近些年，下睑下至手术成为"眼综合"的重要"点睛"项目之一，笔者认为此项手术的开展尚存争议。下睑下至术后，下睑会出现不同程度的弧度异常。

一 模板选择

基础模板+上前斜45°位。

以正位6张照相替代基础模板照相简化说明。

二 以下睑下至术后下睑弧度异常为例说明

1. 正位6张照相（图6-3-3-1～图6-3-3-6）

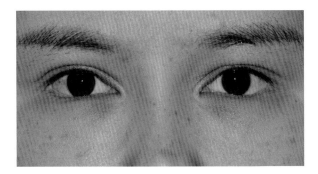

图6-3-3-1　正位平视

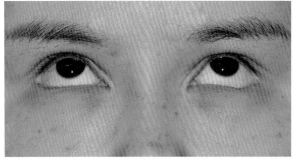

图6-3-3-2　正位上看

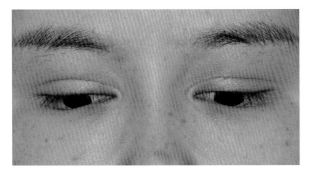

图6-3-3-3　正位下看

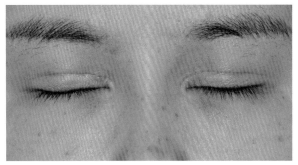

图6-3-3-4　正位闭眼

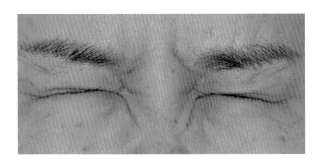

图6-3-3-5　正位挤眼

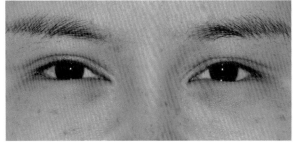

图6-3-3-6　正位微笑

■ 2. 上前斜 45° 位，患者低头上看（图 6-3-3-7）

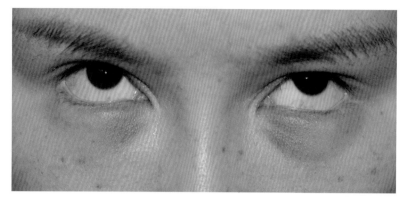

图 6-3-3-7　上前斜 45° 位，患者低头上看，检查者从正面拍摄

■ 3. 前斜 45° 位（左）照相（图 6-3-3-8）

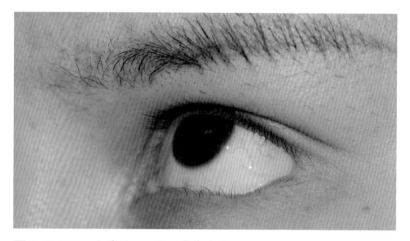

图 6-3-3-8　左前斜 45° 位，患者上看

■ 4. 侧位照相（左）（图 6-3-3-9A、B）

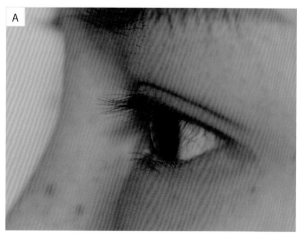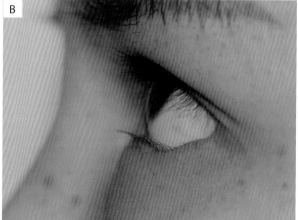

图 6-3-3-9　患者左侧位照片。A 平视；B 上看

临床应用提示

（1）眼袋术后的下睑形态、弧度异常，已经引起了人们的普遍关注。

（2）下睑下至手术还存在不小的争议，需要全面照相，采集信息，进行客观评估，以指导临床。

第四部分　睑球分离的照相

睑球分离，可分为上睑的睑球分离和下睑的睑球分离。需要采用不同的观察角度进行照相：上睑睑球分离，从下往上拍；下睑睑球分离，则从上往下拍。水平拍摄通常由于睑缘的遮挡，很难看到睑球分离，更不容易判断分离的程度。俯拍和仰拍，就是想办法避开遮挡，从睑球分离的"开口"看进去，观察眼睑和眼球之间的贴合程度以及分开距离。

模板选择

基础模板（中模板）+补充照相。

补充照相：上睑睑球分离，加下前斜45°位；下睑睑球分离，加上前斜45°位。

说明：对于急性期的睑球分离，多采用有创期模板。

上睑睑球分离（上睑下垂矫正术后）

有创期模板+下前斜45°位。

案例简介：左上睑下垂修复术后即刻。

■ 1. 正位照相：采用有创期模板照相（图6-3-4-1～图6-3-4-4）

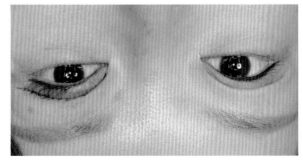

图6-3-4-1　正位平视

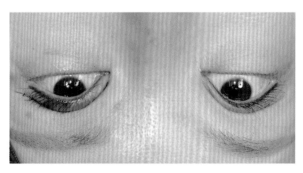

图6-3-4-2　正位上看

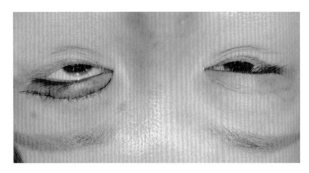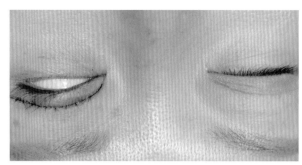

图 6-3-4-3　正位下看　　　　　　　　图 6-3-4-4　正位闭眼

■ 2. 下前斜 45° 位照相（图 6-3-4-5 ～图 6-3-4-8）

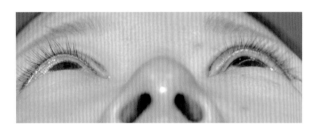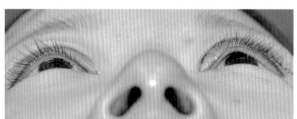

图 6-3-4-5　下前斜 45° 位，患者上看　　图 6-3-4-6　下前斜 45° 位，患者平视

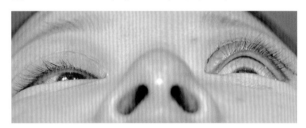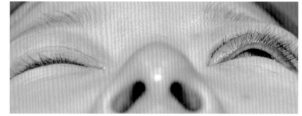

图 6-3-4-7　下前斜 45° 位，患者下看　　图 6-3-4-8　下前斜 45° 位，患者闭眼

■ 3. 补充说明

　　本例患者照片为术后即刻照片，笔者通常在患者仰卧位照相，所以正位照片为拍摄者位于患者头侧垂直拍摄的患者正位照片，此处下前斜45°位照片，为拍摄者从患者尾侧拍摄的照片。

　　对于随访患者、一般就诊患者，可以采用坐位照相。下斜45°位照相通常是在患者仰头位进行拍摄。

 ## 下睑睑球分离

　　案例简介：双眼外切眼袋术后半个月。

■ 1. 正位照相（图 6-3-4-9 ～图 6-3-4-12）

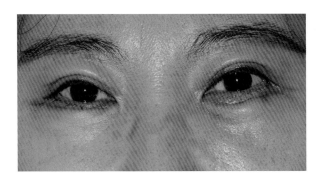

图 6-3-4-9 正位平视

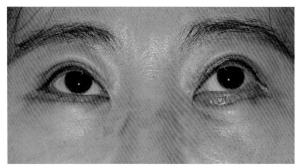

图 6-3-4-10 正位上看

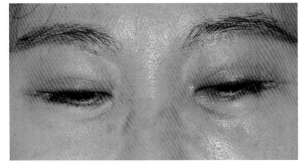

图 6-3-4-11 正位下看

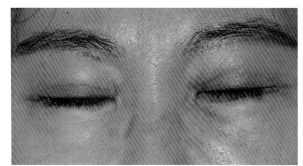

图 6-3-4-12 正位闭眼

2. 上前斜 45° 位照相（图 6-3-4-13 ~图 6-3-4-15）

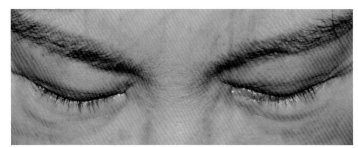

图 6-3-4-13 上前斜 45° 位，闭眼

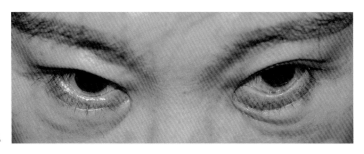

图 6-3-4-14 上前斜 45° 位，平视

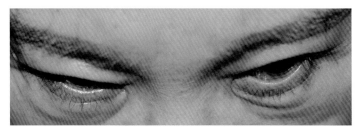

图 6-3-4-15 上前斜 45° 位，上看

3. 左侧位照相（图6-3-4-16）

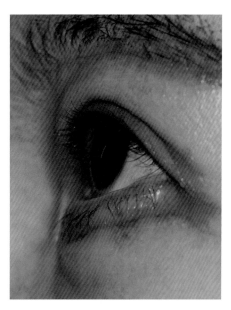

图6-3-4-16　右侧位照片，上看，可以显示瞳孔垂线位置及附近的睑球分离情况，但不能显示垂线外侧段的下睑分离情况

4. 左外上斜45°位照相（图6-3-4-17）

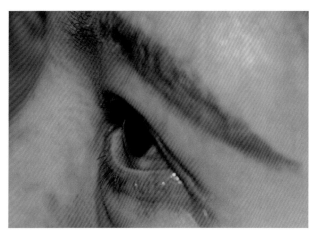

图6-3-4-17　左外上斜45°位，观察左眼的下睑睑球分离。对中内段分离观察效果好，外侧段受限

5. 临床应用提示

（1）在上前斜45°位，患者上看时拍照观察下睑，已经能较好地显示下睑的睑球分离情况了。

（2）图6-3-4-9～图6-3-4-12为正位平视、上看、下看、闭眼4张照片，对显示眼睑和眼球的冠状面关系（上下关系）比较好。因为眼睑对眼球的遮挡，并不能明确显示眼睑和眼球的水平面关系（前后关系）。对于下睑的睑球分离，需要俯拍观察，通常采用上前斜45°位。

内眦相关的临床照相

张诚

- ▶ 内眦赘皮照相的模板选择
  - ▶ 中模板照相
    - ◦ 正位 6 张照相
    - ◦ 前斜 45°位（左、右）照相
    - ◦ 上前斜 45°位（低头位）照相
    - ◦ 下前斜 45°位（仰头位）照相
  - ▶ 内眦赘皮的检查照相
    - ◦ 内侧（鼻侧）牵拉检查照相
    - ◦ 上方推压检查照相
    - ◦ 上方提拉检查照相
    - ◦ 下方牵拉检查照相
    - ◦ 检查模块的说明
- ▶ 内眦赘皮术后畸形案例举例
- ▶ 内眦赘皮照相的临床应用提示

内眦赘皮的位置接近面部中央，在冠状面位置上通常"低于"眼球，即位于经角膜顶点冠状面后方，再加上鼻背的遮挡，所以观察内眦赘皮的方位通常只有正位、前斜方位（左前斜、右前斜）、上前斜方位（可低头位取代）与下前斜方位（可仰头位取代）比较确切。可以从这些方位对内眦赘皮进行细致观察和照相。

内眦赘皮的检查照相动作，包括从内侧牵拉和推压、从上方牵拉和推压以及从下方牵拉和推压。从外侧方位牵拉和推压可用于观察下睑内眦部分的松弛。

本节按照①正位、②右前斜45°位、③左前斜45°位、④仰头位、⑤低头位、⑥内侧（鼻侧）牵拉检查、⑦上方推压检查、⑧上方提拉检查、⑨下方牵拉检查的顺序进行照片拍摄和描述。

一 内眦赘皮照相的模板选择

中模板+头侧模块+尾侧模块+检查模块。

正侧位照相因邻近组织遮挡，不能很好地观察内眦，故舍弃。

（一）中模板照相

■ 1. 正位 6 张（上中下闭挤笑）照相（图 6-4-1A ~ F）

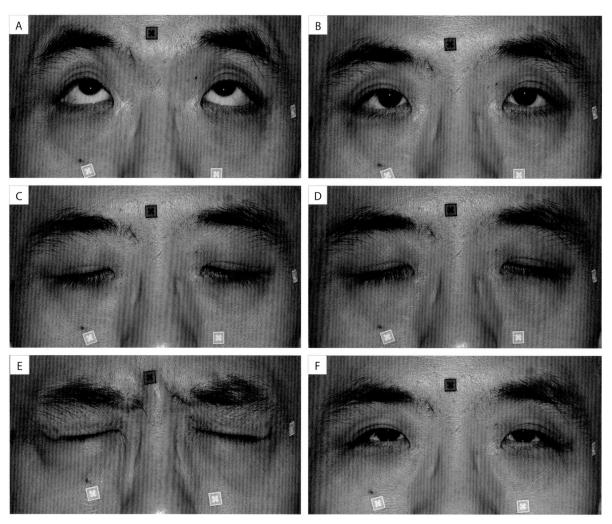

图 6-4-1 内眦赘皮的正位照相。A 正位上看；B 正位平视；C 正位下看；D 正位闭眼；E 正位挤眼；F 正位微笑

2. 右前斜 45° 位照相（图 6-4-2A ~ F）

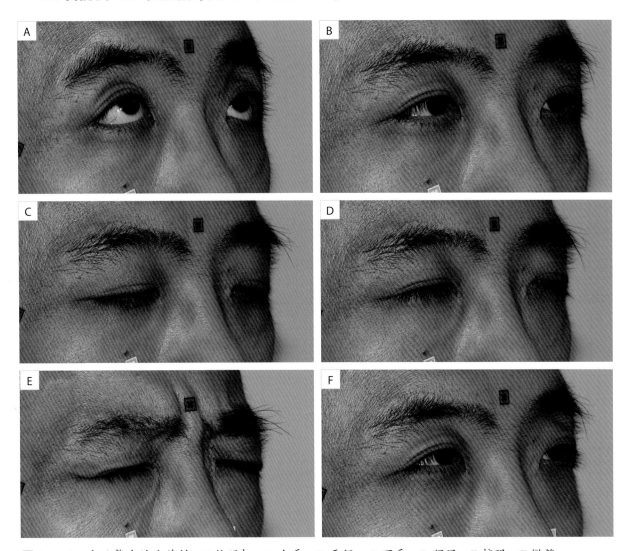

图 6-4-2 内眦赘皮的右前斜 45° 位照相。A 上看；B 平视；C 下看；D 闭眼；E 挤眼；F 微笑

3. 左前斜 45° 位照相（图 6-4-3A ~ F）

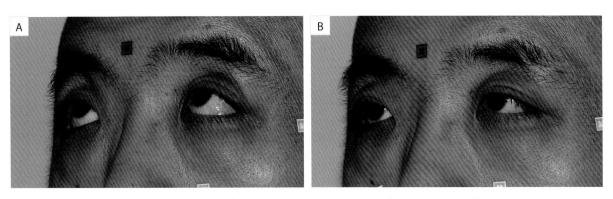

图 6-4-3 内眦赘皮的左前斜 45° 位照相。A 上看；B 平视；C 下看；D 闭眼；E 挤眼；F 微笑

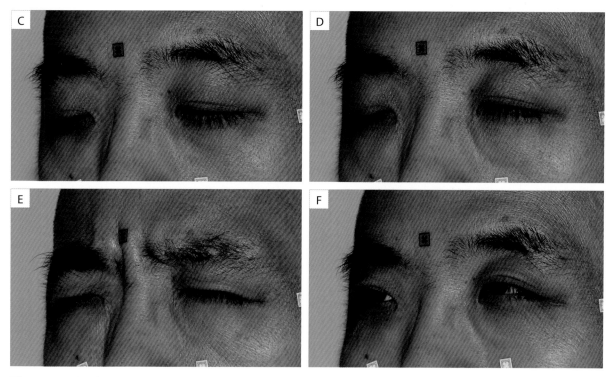

图 6-4-3（续）

（二）尾侧模块，下前斜 45°位（仰头位）照相（图 6-4-4A ～ D）

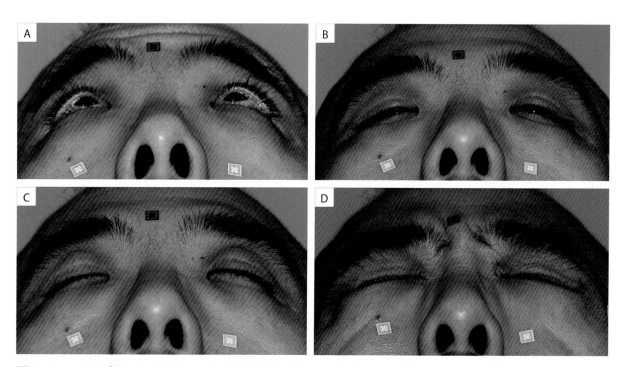

图 6-4-4　内眦赘皮的下前斜 45°位（仰头位）照相。A 上看；B 下看；C 闭眼；D 挤眼

（三）头侧模块，上前斜 45° 位（低头位）照相（图 6-4-5）

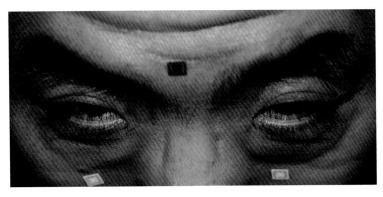

图 6-4-5　患者低头上看，观察其内眦赘皮和下睑情况。必要时还可拍摄闭眼、挤眼等眼部动作，观察内眦赘皮和下睑的变化

（四）检查模块

包括内侧（鼻侧）牵拉检查、上方推压检查、上方提拉检查、下方牵拉检查4个部分。

1. 内侧（鼻侧）牵拉检查照相（图 6-4-6A、B）

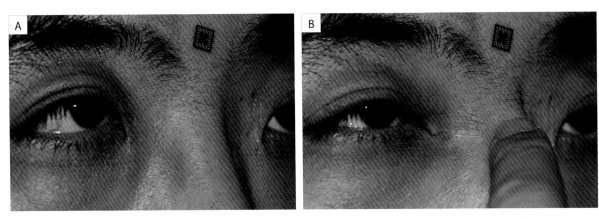

图 6-4-6　A 右斜 45° 位，右眼平视，未牵拉，拍照，显示内眦赘皮的附着、遮盖、牵拉情况；B 右斜 45° 位，右眼，平视，检查者用手指向鼻侧牵拉，拍照，观察内眦赘皮拉开后的表现

同理，左斜45° 位时把左侧内眦赘皮向鼻侧牵拉，观察。

2. 上方推压检查照相（图6-4-7A ~ D）

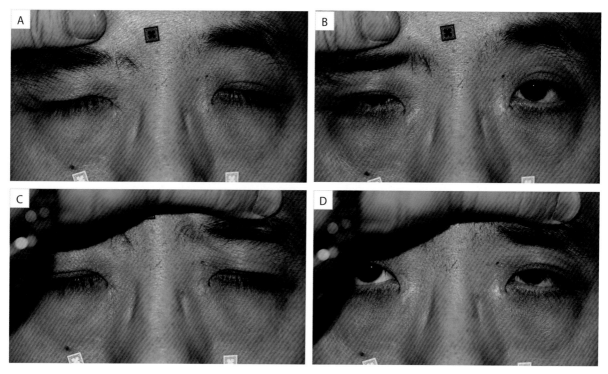

图6-4-7　内眦赘皮上方推压检查。A 患者右眼、闭眼，检查者下压其眉部，观察内眦赘皮；B 患者右眼、平视，检查者下压其眉部，观察内眦赘皮；C 患者左眼、闭眼，检查者下压其眉部，观察内眦赘皮；D 患者左眼、平视，检查者下压其眉部，观察内眦赘皮

3. 上方提拉检查照相（图6-4-8A ~ D）

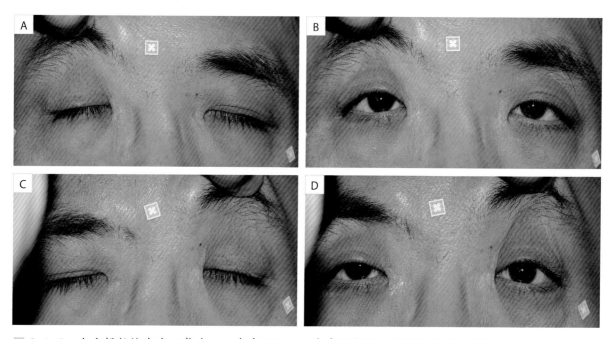

图6-4-8　上方提拉检查内眦赘皮。A 患者闭眼，检查者用拇指上提绷紧患者右眉部，观察右眼内眦赘皮形态；B 患者睁眼，检查者用拇指上提绷紧患者右眉部，观察右眼内眦赘皮形态；C 患者闭眼，检查者用拇指上提绷紧患者左眉部，观察左眼内眦赘皮形态；D 患者睁眼，检查者用拇指上提绷紧患者左眉部，观察左眼内眦赘皮形态

4. 下方牵拉检查照相，右眼（图6-4-9A ~ C）、左眼（图6-4-10A ~ C）

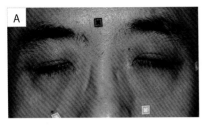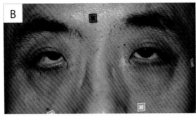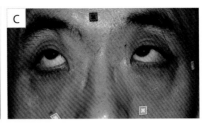

图 6-4-9 右眼内眦赘皮下方牵拉检查。检查者用食指在鼻翼上方水平线和瞳孔垂线交点处，向外下牵拉下睑，观察内眦赘皮形态。A 闭眼；B 平视；C 上看

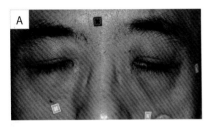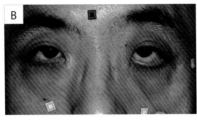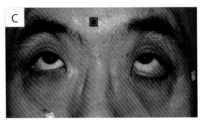

图 6-4-10 左眼内眦赘皮下方牵拉检查。检查者用食指在鼻翼上方水平线和瞳孔垂线交点处，向外下牵拉下睑，观察内眦赘皮形态。A 闭眼；B 平视；C 上看

5. 内眦赘皮检查模块说明

（1）上方检查内眦赘皮，通过平视、上看、眯眼等眼部动作，已经基本能完成。通过向上牵拉眉部，可以强化内眦赘皮的检查。从上方提拉眉部，观察内眦赘皮的形态、张力，可以通过从眉头到眉梢变换提拉位置，来强化观察效果。

（2）检查者通过按压患者眉头、眉体部，使得眉部不能在眯眼运动中上提，观察受压侧的内眦赘皮情况，同时观察对侧未受压状态的内眦赘皮情况，两侧对比。内眦赘皮的形态和张力大多由眉部上抬引起。通过下压眉部尽量去除眉部上提因素的影响，可以从无张力角度观察内眦赘皮。

（3）下方牵拉检查内眦赘皮，通过下方张力对抗眼部上方的力量，强化内眦赘皮的观察。

（4）内眦赘皮的受力方向，大多为额部、眉部对内眦部的牵拉。内眦下方的组织已经被提拉、上移，下睑没有多少上推的组织余地。故而，内眦部上推，检查内眦赘皮的形态等，意义不是很大。

内眦赘皮术后畸形案例举例

案例1：一字法内眦赘皮矫正术后1年

以正位6张照相（图6-4-11 ~ 图6-4-16）+低头上看（图6-4-17）为例说明。

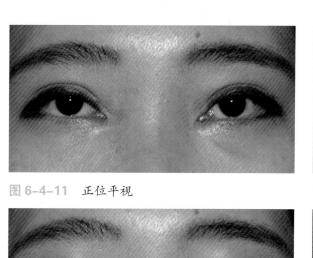

图 6-4-11　正位平视

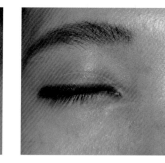

图 6-4-12　正位上看

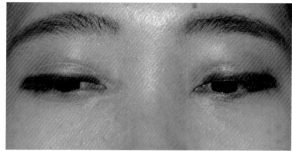

图 6-4-13　正位下看

图 6-4-14　正位闭眼

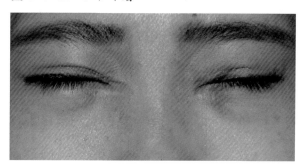

图 6-4-15　正位挤眼

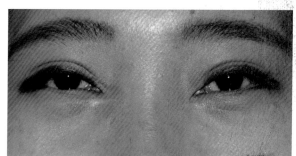

图 6-4-16　正位微笑

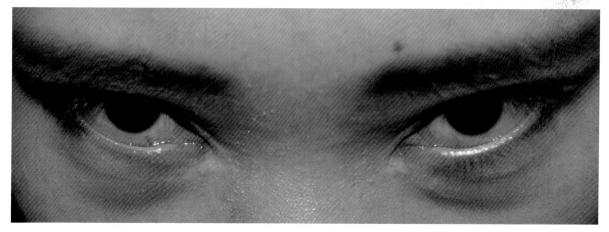

图 6-4-17　患者低头上看

- ## 案例 2：内眦赘皮矫正术后 4 年

以正位6张照相（图6-4-18~图6-4-23）说明。

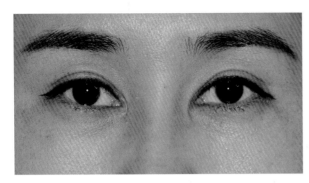

图 6-4-18　正位平视

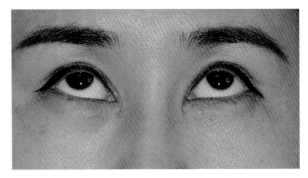

图 6-4-19　正位上看

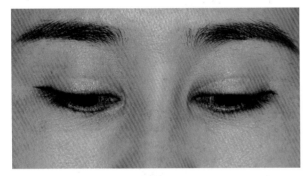

图 6-4-20　正位下看

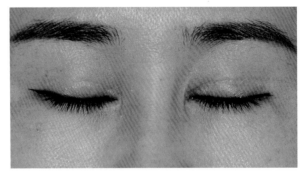

图 6-4-21　正位闭眼

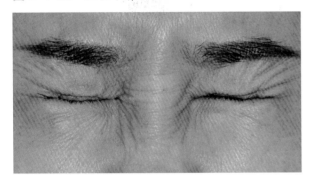

图 6-4-22　正位挤眼

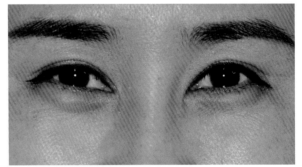

图 6-4-23　正位微笑

 内眦赘皮照相的临床应用提示

（1）目前，内眦赘皮的矫正手术仍处于多种认识、多种手术方法并存阶段。我们对内眦赘皮的认知尚有许多不够深入的地方，所以，内眦赘皮手术要争取以最小的干扰、最小的伤害，达到最好的结果。切忌自以为是。

（2）多方位、多动作照相是当前最好的评估方式，辅以视频拍摄，反复观察，去真正深入了解内眦和内眦赘皮，从而完善自己对内眦赘皮手术的认知。

第五节 外眦相关的临床照相

张诚

 外眦部照相的模板选择

 照相举例

▶ 临床应用提示

在外眦部位，临床上主要关注的内容包括：外眦的形态、角度；内外眦连线；外眦术后瘢痕、畸形；睑球粘连；外眦处韧带的连续性；外侧睑裂的形态、大小、比例；外眦与下睑的关系（下睑外翻、下睑松弛、下睑退缩、下睑睑球分离）等；外眦开大术、外眦成形术、睑板条成形术、泪腺手术等对外眦造成的影响。

目前人们对外眦的了解还很不够，在接诊评估、手术方案的制订以及手术的实施等方面，还需要采集更多的影像信息，外眦部位的照相成为当前最好的手段。

一 模板选择

基础模板+低头位+左右看+局部特写。

以正位6张照相+低头位+左右看+局部特写，进行简化说明。

二 案例1

简介：患者，女，30岁，外眦开大术后畸形3年。

■ 1. 正位6张照相（图6-5-1~图6-5-6）

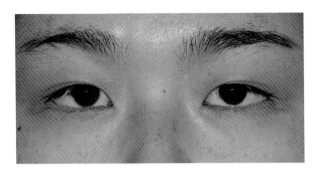

图6-5-1 正位平视

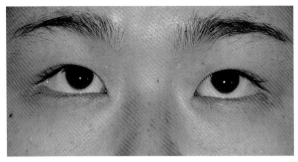

图6-5-2 正位上看

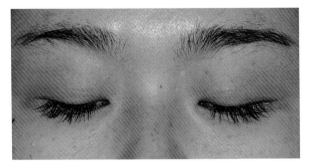

图6-5-3 正位下看

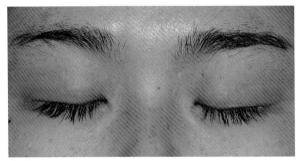

图6-5-4 正位闭眼

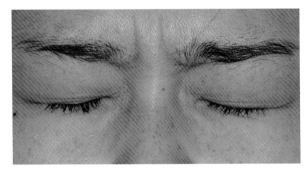

图6-5-5 正位挤眼

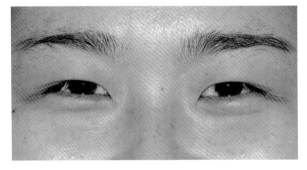

图6-5-6 正位微笑

■ 2. 左右看（图6-5-7、图6-5-8）

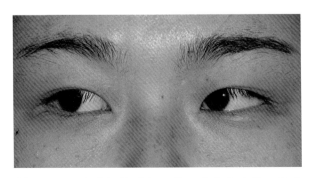

图6-5-7 患者保持面部正位，眼球向右转，显示双眼外眦情况，重点观察左侧有无粘连、牵拉

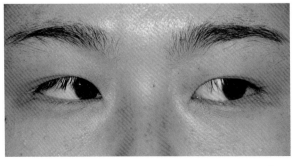

图6-5-8 患者保持面部正位，向左注视，观察双眼外眦情况，重点观察右眼的粘连、牵拉情况

3. 上前斜45°位（低头位）照相（图6-5-9）

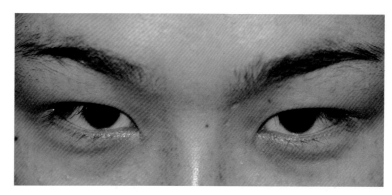

图6-5-9　患者低头上看，显示外眦情况，部分受上睑睫毛遮挡

4. 上前斜45°位（仰头位）照相（图6-5-10）

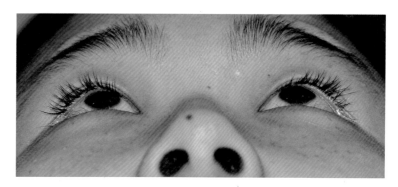

图6-5-10　患者正位仰头上看，观察其上睑情况，有无外眦手术造成的损害

5. 向下牵拉下睑，检查照相（图6-5-11）

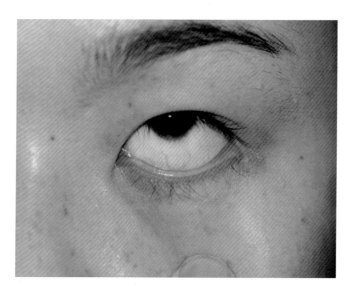

图6-5-11　检查者向下绷紧患者下睑，检查其下睑的张力和外翻情况，观察外眦情况，是否有下睑外侧衔接断裂、切迹、瘢痕、增生、睫毛缺失、形态破坏等

6. 外眦分开检查照相（图6-5-12、图6-5-13）

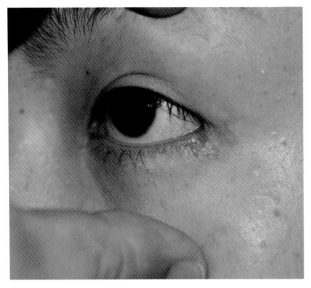 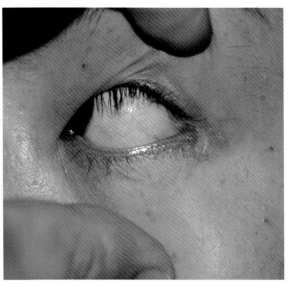

图6-5-12 患者正位平视，检查者用食指和拇指上下分开其外眦，观察、照相

图6-5-13 患者正位水平右看，检查者用食指和拇指上下分开其外眦，观察、照相

三 案例2

外眦粘连案例简介：左眼外侧摔伤后睁眼略受限10年。

1. 正位照相（图6-5-14）

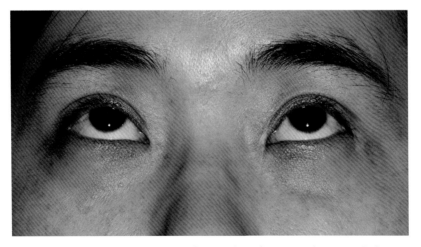

图6-5-14 患者正位上看，观察双侧外眦情况，左外眦可见瘢痕皮肤牵拉

■ 2. 左前斜 45° 位照相（图 6-5-15 ～图 6-5-17）

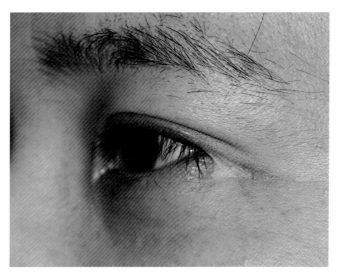

图 6-5-15　左前斜 45° 位，患者平视，观察其左眼外眦，可见外眦处瘢痕和牵拉

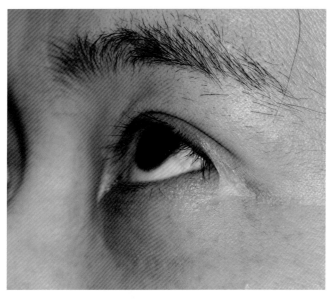

图 6-5-16　左前斜 45° 位，患者上看，观察其左眼外眦，可见外眦处有明显的瘢痕条索牵拉

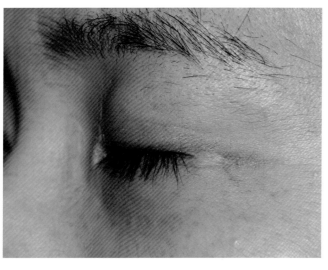

图 6-5-17　左前斜 45° 位，患者闭眼，观察其左眼外眦，可见外眦处有白色瘢痕

3. 外眦部检查并拍照（图6-5-18、图6-5-19）

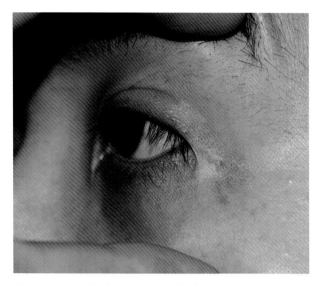 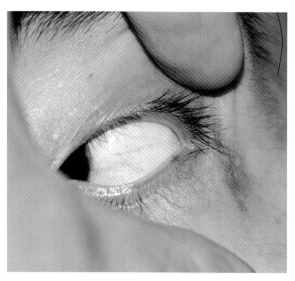

图 6-5-18 左前斜45°位，患者平视，检查者用左手食指和拇指上下分开其左眼睑裂，暴露外眦，可见明显的瘢痕牵拉

图 6-5-19 正位，患者眼球右转，检查者用左手食指和拇指上下分开其左眼睑裂，暴露外眦。观察外眦的形态、瘢痕，重点观察睑球粘连情况

四 临床应用提示

（1）"开外眼角"手术一直热度不减，但是临床效果却不尽如人意，需要更加深入的研究。用照相方法记录、观察外眦情况是其中的重要一步。

（2）在下睑外翻和下睑退缩的矫正手术中，外眦部位承担了太多的功能，这也需要进一步用影像记录外眦和下睑之间的一些关系。

（3）外眦在睑球关系中举足轻重，要注意外眦部睑球粘连、泪液分布的影响。这也需要通过影像进行记录。

眉部相关的临床照相

张诚

 一　眉部照相的目的和内容

从不同方位，对各种眉部形态和动作进行拍照，达到全面、准确地反映眉部的各种信息。主要包括以下几个方面：

（1）呈现眉的形态、大小、比例，以及毛发的细节等。

（2）反映周边毗邻关系及坐标定位。

（3）双侧对比。

眉的形态，主要与眼部的形态结构和动作关联，也会受到额部动作影响，也受到相关肿物、外伤、瘢痕、手术的影响。

眉的功能，主要是保护眼睛，缓冲机械性损伤，遮挡灰尘、光线，调节头部汗水的流向。

 二　眉部的照相

■ **1. 模板选择**

通常选用眼整形美容照相小模板，即33633照相法。因为眉的形态与表情动作相关，故加上瞪眼、皱眉、眯眼3张，成为33933照相法。

2. 正位照相，9 张动作照片（图6-6-1A～I）

动作口诀：上中下，闭挤笑，瞪皱眯。

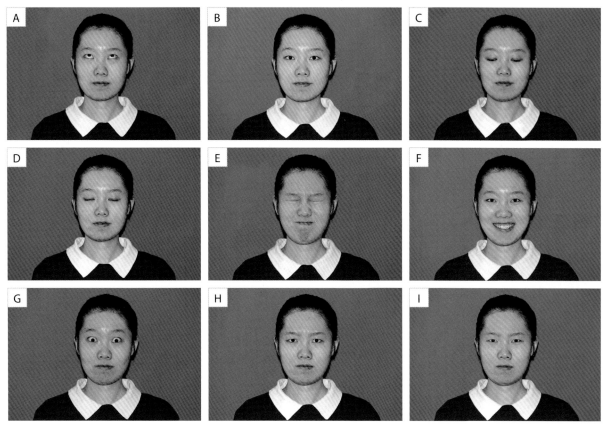

图 6-6-1　正位 9 张动作照片。A 上看；B 平视；C 下看；D 闭眼；E 挤眼；F 微笑；G 瞪眼；H 皱眉；I 眯眼

3. 左前斜 45°位照相，3 张照片（图6-6-2A～C）

眼部动作：睁眼、闭眼、微笑。

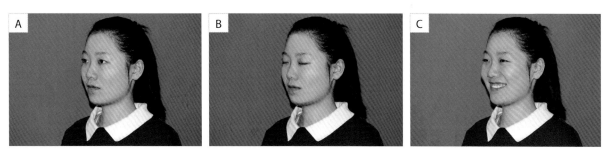

图 6-6-2　左前斜 45°位照相。A 平视；B 闭眼；C 微笑

■ 4. 左侧位照相，3 张照片（图 6-6-3A ～ C）

眼部动作：睁眼、闭眼、微笑。

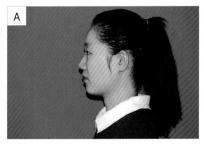 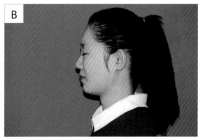 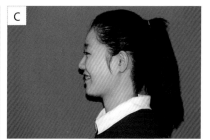

图 6-6-3　左侧位照相。A 平视；B 闭眼；C 微笑

■ 5. 右前斜 45° 位照相，3 张照片（图 6-6-4A ～ C）

眼部动作：睁眼、闭眼、微笑。

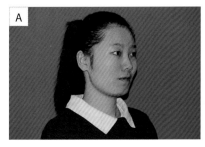 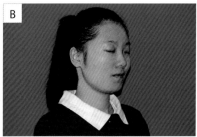 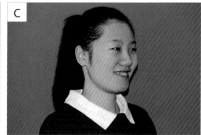

图 6-6-4　右前斜 45° 位照相，A 平视；B 闭眼；C 微笑

■ 6. 右侧位照相，3 张照片（图 6-6-5A ～ C）

眼部动作：睁眼、闭眼、微笑。

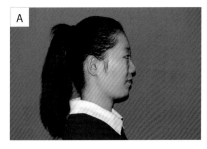 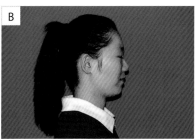 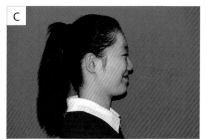

图 6-6-5　右侧位照相。A 平视；B 闭眼；C 微笑

临床应用提示

（1）眉毛的拍照需要反映眉毛的形态、位置、毛发特征（分布、方向、数量、质地、颜色），反映出与眼睛、鼻子、额部、颞部、发际线、两眉之间的位置和对称关系等，以及在不同动作下的形态、位置、毛发方向。

（2）各种眼部动作对眉毛的位置、形态都有影响，对再造眉、植发后的眉毛，毛发的生长方向影响更加直观。

（3）主要观察正位面部表情动作下的眉部变化。辅以侧位前斜45°位，加上低头位、仰头位，以及卧位外上内45°照相。

（4）眉部特写截图，以眉部为中心截图，突出眉部特征。

（5）眉部照相技术要求同一般眼部拍照。

（6）眉部病史的注意事项：

· 关注患者的头面部自然发育状况，有无面部偏斜、面瘫病史等。

· 眉部手术史：眉上切眉、提眉、眉下切除松弛上睑皮肤，内镜眉部上提术，假体隆额、隆颞、隆眉术、文眉史、洗眉、激光治疗。

· 眉部外伤史。

· 眉部瘢痕分析。

· 相关手术史：上睑手术史，面部除皱手术史，额部、颞部除皱手术史，面部线提升手术史。

· 相关注射史：额部、眉间、眼尾、眼周、瘦脸或面部其他部位肌力调整注射，最近一次注射的时间、品牌、剂量。注意肉毒素注射对眉部形态、运动的影响。

· 相关填充史：玻尿酸，溶解、吸取情况？面部脂肪加减情况？其他填充物。

（7）眉的定位描述方法（坐标系的建立），观察、定位眉与周边结构的坐标关系：

· 正面：内眦连线为水平坐标，面中部垂直线为垂直坐标。

· 侧面：以眶耳平面为水平线，垂直轴为垂直坐标。

· 前斜45°位：以眶耳平面为水平线，垂直轴为垂直坐标。

眼球突出／内陷的照相

张诚

- 眼球突出／眼球内陷简介
- 模板选择
- 眼球突出
- 眼球内陷

　　眼球的位置改变，通常包括：眼球突出、眼球移位和眼球内陷。国人正常眼球的突出度，采用Hertel突眼测量法，为3～22mm，均值为12.6～13.6mm，多数人两侧突出度相等，约1/3人两侧差值0.5～2mm，差值达2mm者仅有1%。也有研究者指出汉族人眼球突出度上限为19mm，眼球突出重新定义为个体的突出度增加至少2mm，而不是超过种族正常上限2mm。

　　临床上会因为肿物、炎症、甲状腺眼病、外伤（气肿、血肿）、手术、牛眼等，造成眼球突出。

　　眼外肌紧张、交感神经麻痹、眶脂肪萎缩、眶壁骨折、小眼球等可以引起眼球内陷。

　　在做眼部整形美容手术之前，即便不是专门调整眼球突出度的手术，也要对眼球突出度做相应的检查和评估。

照相模板选择：

　　基础模板，必要时，加拍上前斜45°位和下前斜45°位，以及正位眼球各个方向运动的照片。

　　本节以正位6张照相为基础+侧位照相进行简化描述，适当补充上前斜45°位和下前斜45°位照相，加强观察、评估。

一　眼球突出

（一）病情简介

　　患者，女性，45岁，外伤后左眼球内陷5年，过矫后眼球突出3年。

（二）眼球突出的照相

■ 1. 正位6张照相（图6-7-1～图6-7-6）

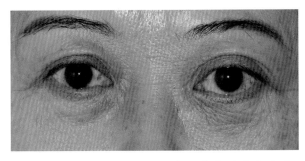

图 6-7-1　正位平视，可见左眼存在眼球突出感，左下睑缘降低，巩膜暴露

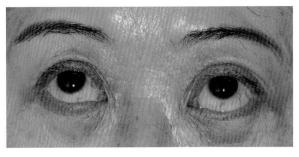

图 6-7-2　正位上看，左侧眼球突出感增强，巩膜暴露增多，较右侧范围大

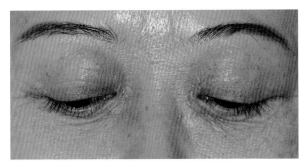

图 6-7-3　正位下看，可见左眼略膨隆。双侧上睑缘位置未见异常

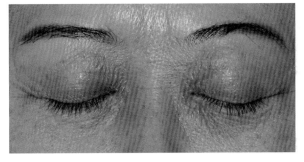

图 6-7-4　正位闭眼，双侧睑裂闭合正常。从皮肤面观察，左眼略膨隆

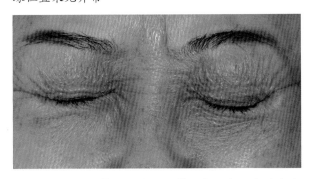

图 6-7-5　正位挤眼，左眼睑裂闭合不良，左眼膨隆

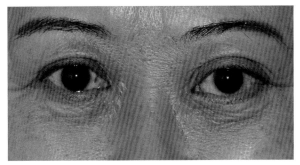

图 6-7-6　正位微笑，双侧睑裂缩小，下睑上抬，左眼下睑巩膜暴露，较平视减少。左侧眼球略突出

■ 2. 侧位照相（图6-7-7A、B）

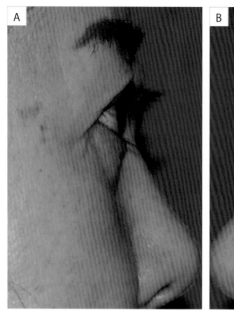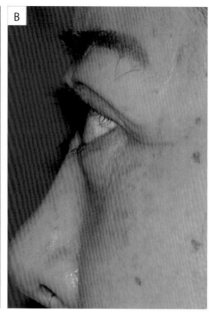

图6-7-7 患者侧面平视照片。A 患者右侧平视，可见眼球无明显突出；B 患者左侧平视，可见眼球明显突出。双侧对比明显

■ 3. 上前斜45°位照相，低头位照片（图6-7-8～图6-7-10）

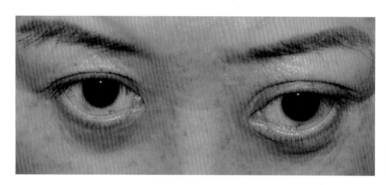

图6-7-8 低头上看，可见左眼上转受限，左下睑中内侧退缩

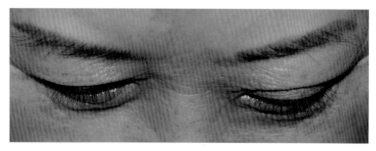

图6-7-9 低头下看，可见双侧上睑下降良好，从皮肤面可见左侧膨隆

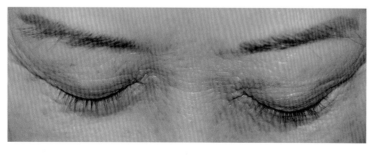

图6-7-10 低头闭眼，左侧眼睑闭合略不足，上睑缘弧度明显，左眼膨隆

4. 下前斜 45°位照相，仰头位照片（图 6-7-11 ~图 6-7-13）

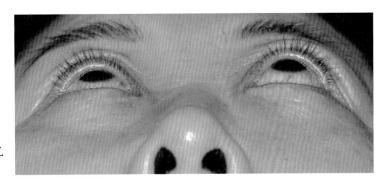

图 6-7-11 仰头上看，可见左眼下睑巩膜暴露较多，左侧眼球较右侧突出

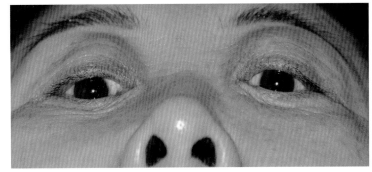

图 6-7-12 仰头下看，可见双侧上睑缘下降尚可，左眼上睑睑板上方膨隆明显

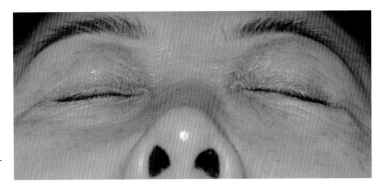

图 6-7-13 仰头闭眼，可见双侧睑裂闭合尚可，左眼膨隆明显

 ## 眼球内陷

（一）病情简介

患者，女性，35岁，车祸后右眼球内陷3年，右眼外伤性白内障术后2年，双眼重睑术后不满意1年。

（二）眼球内陷的照相

■ 1. 正位6张照相（图6-7-14～图6-7-19）

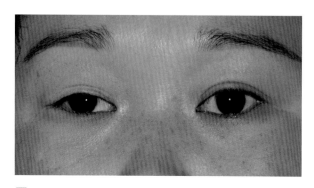

图6-7-14　正位平视，可见右眼饱满度低于左侧，右眼睑裂小，上睑缘较低，右眼角膜映光点偏位于角膜内侧部分，提示外斜视。左侧基本正常，角膜映光点基本位于瞳孔中心

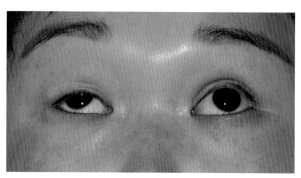

图6-7-15　正位上看，可见右眼上睑提升困难，眼球遮盖较多，伴有眼球向外上方旋转；右眼球内陷。左眼球有外上转倾向

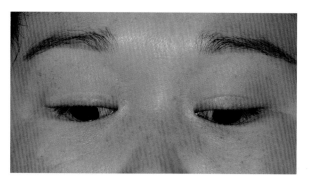

图6-7-16　正位下看，右眼部饱满度略低，右眼上睑睑缘位置略高，双侧眼球均有向外下转倾向

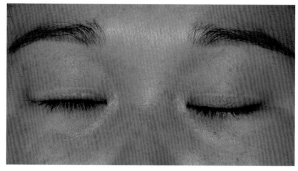

图6-7-17　正位闭眼，右眼睑裂闭合不良，右眼饱满度略低

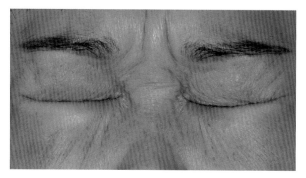

图6-7-18　正位挤眼，可见双侧挤眼动作良好，不能明显判断眼球内陷

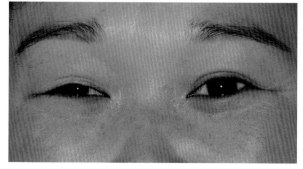

图6-7-19　正位微笑，右侧睑裂明显缩小，右眼部饱满度略低

2. 侧位照相（图 6-7-20A、B）

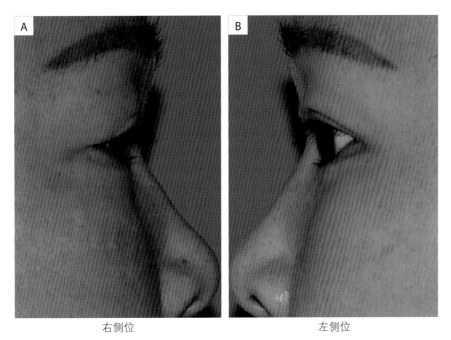

右侧位　　　　　　　　　　　左侧位

图 6-7-20　患者侧位照。A 右侧平视，可见患者右侧眼球内陷；B 左侧平视，可见患者左侧眼球突出度良好

3. 上前斜 45° 位（低头位）照相（图 6-7-21）

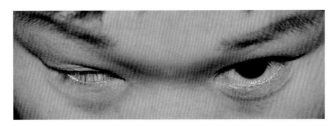

图 6-7-21　患者低头上看，可见右眼球内陷，上睑抬升困难，睑裂狭小

4. 下前斜 45° 位（仰头位）照相（图 6-7-22）

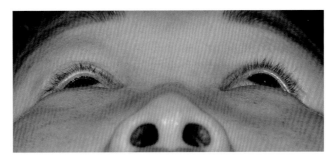

图 6-7-22　患者仰头上看，可见右眼角膜水平面明显偏低，眼球内陷，右侧睑裂狭小

眼球突出度检查照相的临床应用提示

（1）眼球突出度异常，通常提示眼球、眼外肌、眶内容、泪腺、眼眶等可能存在疾病或异常。

（2）眼球突出度，对重睑、上睑饱满度、眼袋、睑裂大小等都有影响。双侧眼球突出度差异明显时，会导致明显的美容效果差异。

（3）眼球大小和位置正常，是达成良好的眼部美容效果的重要基础。

（4）双侧眼球突出度的侧位照片观察，建议采用照片面对面角度，而不是照片背靠背，或同一面向摆放。

（5）本节眼球内陷案例为医患双方有争议的病例。医方在术前没有发现患者存在眼球内陷；没有检查视力，实际上，患者为低视力；术前没有发现患者存在斜视。医方盲目诊断为"右眼上睑下垂"，从而进行手术矫正，导致术后矫正效果不理想。

第八节 眼部注射美容的照相

韩雪峰　张诚

第一部分　肉毒素注射除皱

肉毒素注射治疗，是改善眼周动态性皱纹的主要手段。眼周的动态性皱纹包括眉间纹、鼻背纹、鱼尾纹、上睑纹、下睑纹和内眦皱纹。因眼部、面部在各个方位能够表达的信息侧重点会有不同，所以每种皱纹可不必完全按照全模板拍摄方位和动作进行依次拍照，采用其中部分拍摄方位并拍摄某些表情动作的照片，即可很好地记录患者的皱纹状态，并用以指导临床治疗。

模板选择：建议采用眼整形美容照相中模板，并做适当精减和增加。

对于眼周皱纹的照相记录，有两套方案可选。根据面部年轻化专科医生的经验，以下方案供参考。

一　方案一

3个方位，各3个表情动作（无表情、皱眉和皱鼻）。

■ 1. 正位平视（图6-8-1A～C）

（1）无表情平视。

（2）最大程度皱眉。用于观察有哪些肌肉参与皱眉纹的形成：皱眉肌、降眉肌、降眉间肌、眼轮匝肌、额肌。

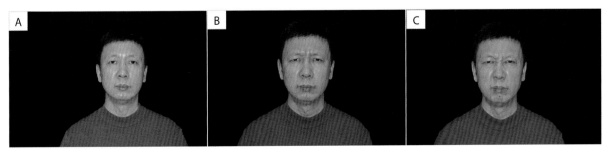

图6-8-1　正位眼部表情动作照相。A 无表情平视；B 最大程度皱眉；C 最大程度皱鼻

（3）最大程度皱鼻。用于观察有哪些肌肉参与鼻背纹的形成：降眉肌、降眉间肌、眼轮匝肌、鼻背肌、上唇鼻翼提肌。

此方位和动作对于观察降眉肌、降眉间肌以及上唇鼻翼提肌的参与程度和肌力最为适当。

■ 2. 左前斜45°位（图6-8-2A～C）和右前斜45°位（图6-8-3A～C）

（1）无表情平视。

（2）最大限度皱眉，可观察到有哪些肌肉参与皱眉纹的形成：皱眉肌、降眉肌、降眉间肌、眼轮匝肌、额肌。此体位观察降眉肌、降眉间肌的肌力最为适当。

（3）最大限度皱鼻，观察有哪些肌肉参与鼻背纹的形成：降眉肌、降眉间肌、眼轮匝肌、鼻背肌、上唇鼻翼提肌。

此方位和动作观察鼻背肌、眼轮匝肌的参与程度和肌力最为适当。

眉间纹、鼻背纹照相方案见图6-8-1B、C。

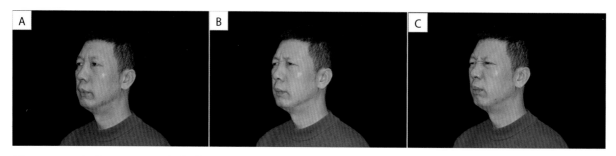

图6-8-2　左前斜45°位眼部表情动作照相。A无表情平视；B最大程度皱眉；C最大限度皱鼻

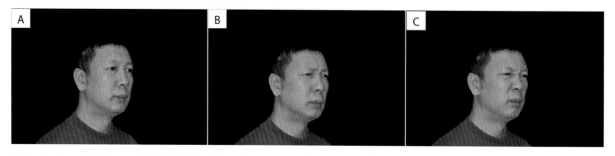

图6-8-3　右前斜45°位眼部表情动作照相。A无表情平视；B最大限度皱眉；C最大限度皱鼻

二 　方案二：5个方位，各4个表情动作（图6-8-4）

用于观察上睑纹、鱼尾纹、下睑纹和内眦纹。

方案二中所涉及的肌肉主要为眼轮匝肌，应重点关注不同部位眼轮匝肌的动态形态及肌力。采用微笑和挤眼的动作时，照片可反映出眼轮匝肌在不同的张力条件下的表现范围和程度会有不同，

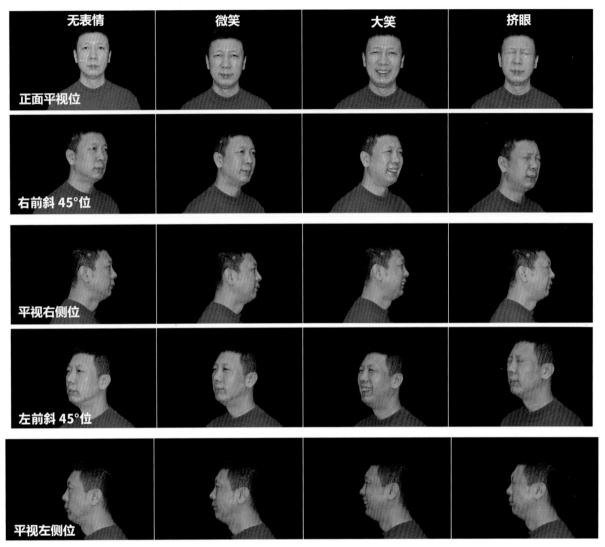

图 6-8-4　上睑纹、下睑纹、鱼尾纹和内眦纹照相图片，按方位分 5 行：正位平视位、右前斜 45° 位、右侧位、左前斜 45° 位、左侧位；按动作分为 4 列：无表情、微笑、大笑、挤眼

应结合轻度张力和最大张力条件下的范围和程度制订治疗方案，即所有表现出的皱纹和部位均应予以治疗。

■ 1. 正位平视

（1）无表情。

（2）微笑：嘱患者眯眼，口角向外上牵拉，并不露齿。

（3）大笑：嘱患者露出前8颗牙齿，尽力做口角外侧上扬的动作。

（4）挤眼：嘱患者闭眼并用力挤眼，部分患者在镜头下不能很好完成此动作，可告知患者做"假如眼睛进了灰尘"后的尽力闭眼动作。

（下文中，相同表情动作，做法同此。）

■ 2. 左前斜45°位、右前斜45°位及双侧侧位

患者自然水水平面平视后，重复正面正位动作，检查者进行拍照。

每个方位下，表情动作的幅度不同，反映皱纹的情况不同，通常内眦皱纹、下睑皱纹和上睑皱纹在正位"挤眼"时最为明显，鱼尾纹和上睑皱纹在侧位"大笑"时最为明显。

上睑纹、鱼尾纹、下睑纹和内眦纹照相方案见图6-8-4。

第二部分　眼周注射透明质酸的照相

一　泪沟、睑颊沟注射透明质酸矫正的照相

泪沟和睑颊沟的成因方面包括眼轮匝肌支持韧带-泪槽韧带复合体的松弛、颧韧带的松弛、面中部容量的缺失、局部软组织容量缺失、眼袋的突出、局部皮肤松弛、局部静态性皱纹和动态性皱纹等因素，因此除常规眼部照相外，还应针对上述成因适当增加几组特殊查体的照相，做更详细的记录。

模板选择：建议采用眼整形美容照相中模板，并做适当精减和增加。

■ 1. 正位（自然水平面头部摆位）

（1）无表情：观察泪沟和睑颊沟的局部软组织缺失情况，中面部容量缺失及下垂情况，局部静态性皱纹的影响。

（2）微笑：观察轻度动态下泪沟及睑颊沟的形态及与静态时对比的变化情况，可预估眼轮匝肌韧带-泪槽韧带复合体皮下粘连的程度和位置，指导手术的实施。

（3）大笑：观察中度动态下泪沟及睑颊沟的形态及与静态时对比的变化情况。

（4）挤眼：观察极度动态下泪沟及睑颊沟的形态及与静态时对比的变化情况。

（5）尽力提眉上看：观察尽力提眉上视后泪沟及睑颊沟的形态及与静态时对比的变化情况。

（6）下看：观察下视后泪沟及睑颊沟的形态及与静态时对比的变化情况。

可增加的查体照片：如考虑颧韧带松弛，则应做"提拉"试验（术者用食指和中指接触患者颧韧带处并向上外方向提拉，观察睑颊沟、泪沟和面中部的变化），记录颧韧带提拉后泪沟、睑颊沟的变化情况。如考虑中面部容量缺失和颧皮韧带的松弛有关，则应做"夹捏"试验（术者用食指和中指夹捏Ogee线与颧皮韧带最凹点交点处，观察睑颊沟、泪沟和中面部的变化），记录"夹捏"后的中面部及泪沟、睑颊沟的变化情况。

2. 正面仰头位

同眼部常规照相体位。

3. 正面低头位

此方位有利于观察和记录重力作用下泪沟和睑颊沟的变化情况。

4. 左前斜45°位、右前斜45°位及双侧侧位平视位

重复正面拍照内容的无表情、微笑、大笑和挤眼动作即可。

因正面照片的记录可最大限度地表达泪沟和睑颊沟的变化，为增加可操作性，双侧前斜45°位和侧位只需要平视位照相即可。

泪沟、颧颊沟照相方案中，除了图6-8-4中的方位和表情照片外，需增加的表情动作照相见图6-8-5。

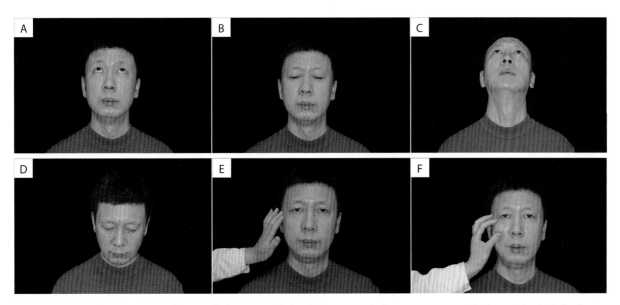

图6-8-5　泪沟、睑颊沟照相。A 患者正面尽力提眉上视；B 患者正面下视；C 患者正面仰头位上看；D 患者正面低头位下看；E 面部组织提拉试验；F 面部组织夹捏试验

有学者在注射美容中提出面部注射美容的多条原则，其中"医学摄影原则"提出"拍照后注射"原则。主张在注射美容操作前、操作中、操作后要进行影像记录。除了照相机、摄像机，还有VISIA医学成像系统、3D成像系统。注意到了照相的重要性，但是缺乏可操作的具体指南。

上睑凹陷透明质酸矫正的照相

上睑凹陷的成因复杂，只有上睑容量缺失为主要因素的情况下才适合做透明质酸填充矫正，且要控制填充剂量，否则极易造成上睑臃肿和睁眼费力等问题。

上睑凹陷的照相可重复泪沟和睑颊沟的照相内容，其中尽力上视和下视的体位对于记录上睑凹陷的情况至关重要，可反映上睑提肌的肌力以及粘连情况等，指导临床治疗。照片内容本节可参考图6-8-4和图6-8-5，详细可参考第六章第一节第一部分关于上睑凹陷的内容。

第九节　睑缘毛发的照相

张诚　王梓

- 倒睫的照相
- 过度翘睫的照相
- 眼袋术后下睑睫毛倒伏的照相
- 内眦部毛发的照相

　　睑缘毛发，通常分布在上睑缘、下睑缘和眦角（主要是内眦部）。毛发通常包括分布范围、浓密/稀疏、生长方向、粗细、颜色、弯曲度、异常附着物等，需要关注的细节很多，不一一赘述。本节分别针对上睑、下睑、内眦3个部位的毛发，结合临床，从倒睫、重睑术后上睑睫毛过度上翘、眼袋术后下睑睫毛外翻倒伏、内眦赘皮术后毛发分布异常等情况进行分别描述。

第一部分　倒睫的照相

　　眼科临床可见倒睫分为多种情况，从新生儿到老年人，都可发生。眼整形美容常见老年人倒睫和青少年倒睫。

　　本部分以老年人下睑倒睫为例，进行照相示范、说明。

 一　模板选择

　　基础模板+仰头下看+低头上看。

　　简化模板：正位6张+仰头下看+低头上看。

　　根据情况补充：前斜45°位平视，眼球转动照；正位，眼球转动照；眼睑翻转照等。

案例照相

以简化模板——正位6张+仰头下看+低头上看+眼球转动照+眼睑翻转照等为例进行照相描述。

■ 1. 正位 6 张照相（图 6-9-1-1 ~ 图 6-9-1-6）

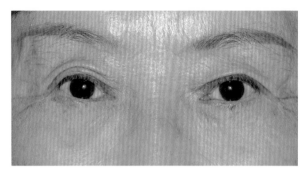

图 6-9-1-1　正位平视，观察睫毛的倒睫概况

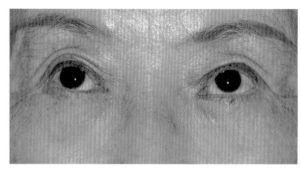

图 6-9-1-2　正位上看，观察黑色区域上转后的睫毛和眼球关系

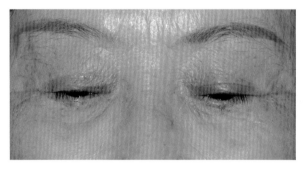

图 6-9-1-3　正位下看，观察上睑睫毛的变化，下睑睫毛的扎眼情况

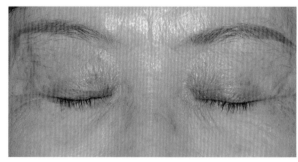

图 6-9-1-4　正位闭眼，观察睑裂闭合情况

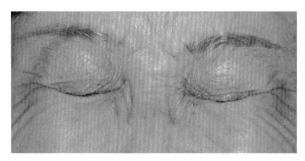

图 6-9-1-5　正位挤眼，观察眼睑的二次闭合能力，轮匝肌向睑缘收缩、移位情况

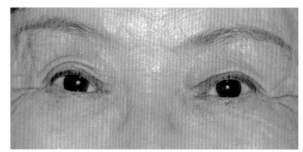

图 6-9-1-6　正位微笑，观察下睑抬升，眼台收缩，对睫毛倒伏情况的影响

2. 右眼外上转（图6-9-1-7）

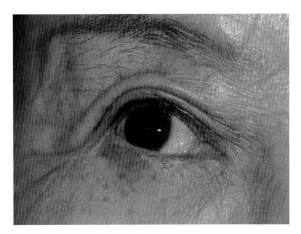

图6-9-1-7 正位，右侧眼球向外上注视，可在巩膜的白色背景下，明显观察到倒睫

3. 右前斜45°位照相（图6-9-1-8A、B）

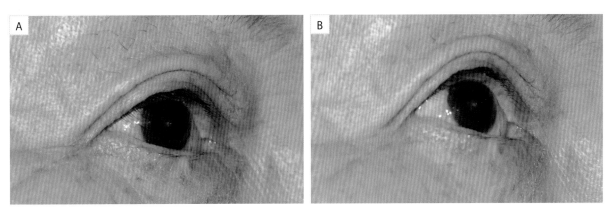

图6-9-1-8 右前斜45°位，拍摄右眼，观察倒睫情况。A 平视；B 上看。通过转动眼球，转换提供白色、黑色背景，观察有无白色、黑色睫毛形态，确认有无倒睫及细节情况

4. 左前斜45°位照相（图6-9-1-9A、B）

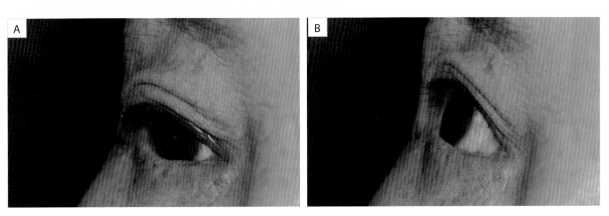

图6-9-1-9 左前斜45°位，观察远侧眼（右眼）内侧部分的倒睫情况。A 平视，倒睫在黑背景下不明显，不容易被观察到；B 右眼外转，倒睫在白色背景下，显得非常明显

■ 5. 下前斜 45° 位（仰头位）照相（图 6-9-1-10）

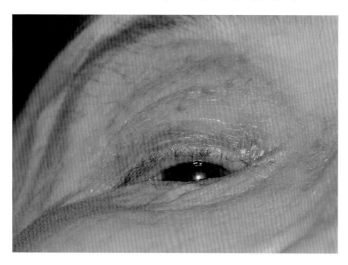

图 6-9-1-10　患者仰头下看，主要用于观察上睑睫毛情况，图中可见右上睑睫毛部分乱生，未明显倒伏

■ 6. 上前斜 45° 位（低头位）照相（图 6-9-1-11）

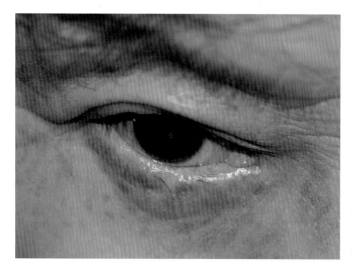

图 6-9-1-11　患者低头上看，主要用于观察下睑倒睫情况。图中可见右下睑中内段两根睫毛向内倒伏，一粗一细

■ 7. 正位牵拉下睑照相（图 6-9-1-12）

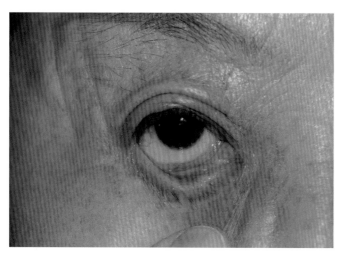

图 6-9-1-12　患者正位上看，检查者下拉患者下睑。下拉眼睑的检查造成睑缘移位，睫毛位置和方向发生改变，可能导致难以发现倒睫。但是，此法可以用来测试患者是否能改善刺激症状，用于寻找、追踪不明显的倒睫区域，甚至用于鉴别、检查结膜异物等

临床应用提示

（1）睫毛位置是否正常也是检验眼整形美容手术效果的一个重要方面。

（2）一些患者术前就存在睫毛的数量、形态、分布、生长发育的异常，要注意观察、分析记录。

（3）睫毛的照相，需要不断提高自己的专业认知和照相技术。

（4）照相技术建议：

- 大多数患者需要黑毛避开黑底，通过眼球转动，创造白底。对于中老年人，不要忘记可能有白色睫毛的倒睫，此时则需要用黑底衬托了。

- 侧位照片，对整排睫毛的倒向，有观察意义。单根睫毛容易被遮挡，而倒睫通常内侧较多，此方位照片观察意义较小。

第二部分　重睑术后上睑睫毛外翻（过度翘睫）

 模板选择

基础模板+仰头下看+低头上看。

简化模板：正位6张+仰头下看+低头上看。

根据情况补充：前斜45°位平视，眼球转动照；正位，眼球转动照；眼睑翻转照等。

 案例照相

以简化模板——正位6张+仰头下看+低头上看+眼球转动照+眼睑翻转照等为例进行照相描述。

■ 1. 正位6张照相（图6-9-2-1~图6-9-2-6）

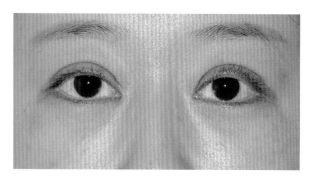

图 6-9-2-1　平视，可见双侧上睑缘前唇上移、外翻，睫毛散乱、过度上翘，左眼较右眼严重

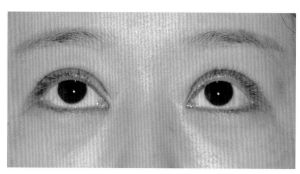

图 6-9-2-2　上看，观察上睑睑缘，可见前唇上移，高于后唇，前后唇之间组织显露明显，睫毛极度上翘

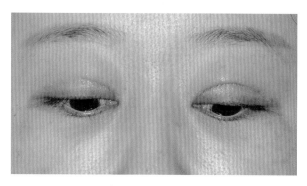

图 6-9-2-3　下看，显示上睑缘外翻、露红，睫毛平直指向前方。睑板前皮肤绷紧，可见明显竖纹

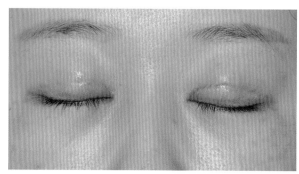

图 6-9-2-4　闭眼，睑裂闭合尚可。上睑缘前移导致上下睑对合不良，部分上睑睫毛不能贴附于下睑皮肤

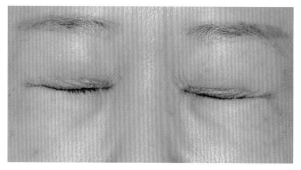

图 6-9-2-5　挤眼，睑裂紧密闭合，中内段上睑缘显露，睫毛上翘、露出。可见睑板部前层组织收缩、下移

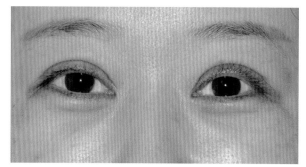

图 6-9-2-6　微笑，与平视比较，可见上睑缘下移，上睑缘前唇上移外翻未见明显变化

2. 下前斜 45° 位（仰头位）照相（图 6-9-2-7 ~ 图 6-9-2-10）

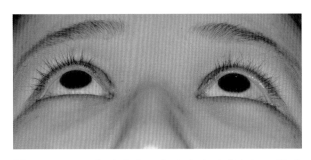

图 6-9-2-7　仰头上看，上睑睫毛过度上翘，触及重睑线上皮肤。在中段睑缘，前唇外翻上移明显，左眼为重

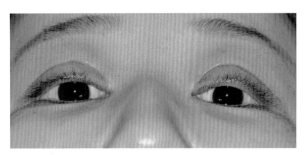

图 6-9-2-8　仰头下看，上睑缘略高，前后唇之间显露明显，睫毛上翘，散乱

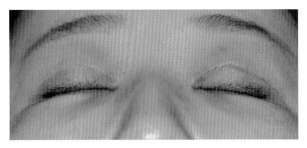

图 6-9-2-9　仰头闭眼，可见上睑缘明显位于下睑缘之前，上睑睫毛上翘，散乱，不能接触下睑。睑板前皮肤绷紧，竖纹明显

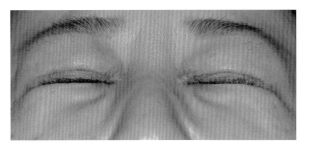

图 6-9-2-10　仰头挤眼，睑裂紧密闭合，中内段上睑缘显露，睫毛上翘、露出。可见上睑前层组织下移不良

3. 左侧位照相（图 6-9-2-11A ~ C）

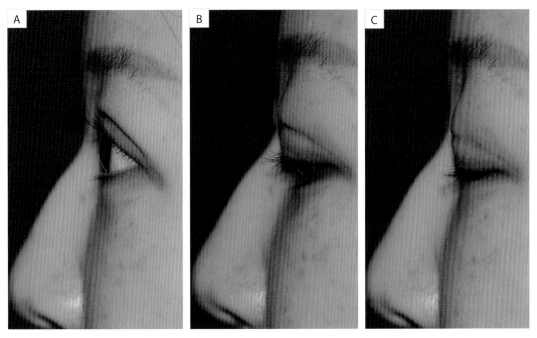

图 6-9-2-11　患者左侧位照相。A 侧面平视，睫毛呈整排上翘明显，可见散乱分布；B 侧面下看，睫毛指向平直，未能正常指向前下；C 侧面闭眼，睫毛上翘，未能正常触及下睑皮肤

三　临床应用提示

（1）注意临床上过度强调睫毛上翘的危害。除了美学上的缺陷，更重要的是影响睫毛功能，甚至影响眼睑运动和上下睑闭合。

（2）睫毛过度上翘，通常和重睑过宽、上睑皮肤短缺等有关。

（3）无论是初眼重睑，还是重睑修复，都要把睫毛翘度作为一个重要体征进行照相记录。

第三部分　眼袋术后下睑睫毛倒伏

下睑近睑缘切口眼袋整复术后，有可能因切口过于接近睑缘、皮肤去除过多、电凝损伤等，造成下睑睫毛脱落、乱生、外翻、倒伏等。本部分以外切眼袋术后下睑睫毛倒伏为例进行示范照相和说明。

一　模板选择

建议基础模板+下前斜45°模块+上前斜45°模块。

此处以正位6张+部分侧位+仰头照相+低头照相为例。

二　案例（外切眼袋术后8个月）照相

■ 1. 正位6张照相（图6-9-3-1～图6-9-3-6）

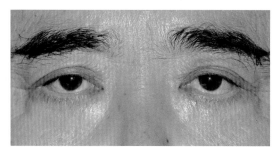

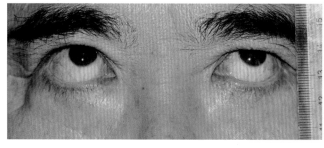

图6-9-3-1　正位平视，双下睑睫毛整排向外下倒伏

图6-9-3-2　正位上看，显示双侧下睑睫毛，均呈整排向下倒伏，贴附于皮肤

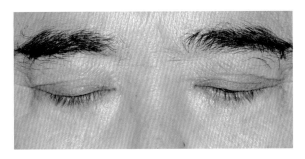

图 6-9-3-3　正位下看

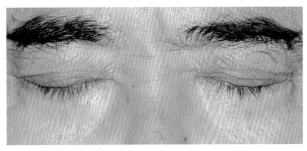

图 6-9-3-4　正位闭眼，下睑缘睫毛被上睑完全遮挡

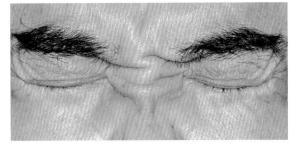

图 6-9-3-5　正位挤眼，不能看到下睑缘睫毛

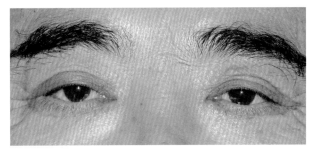

图 6-9-3-6　正位微笑，可见下睑睫毛倒伏

2. 右侧位照相（图 6-9-3-7A、B）

图 6-9-3-7　右侧位照相。A 平视；B 上看。均可见下睑睫毛整体向下倒伏，贴附于皮肤

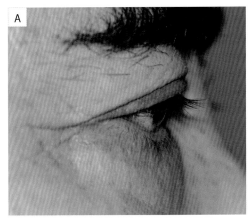

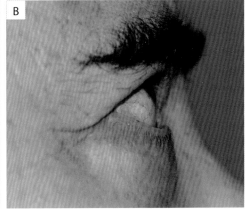

3. 右前斜 45° 位照相（图 6-9-3-8）

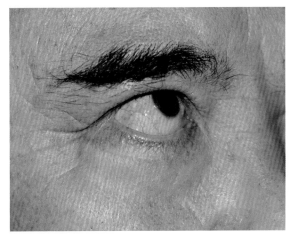

图 6-9-3-8　右前斜 45° 位照相，患者上看

■ 4. 下前斜45°位（仰头位）照相（图6-9-3-9～图6-9-3-11）

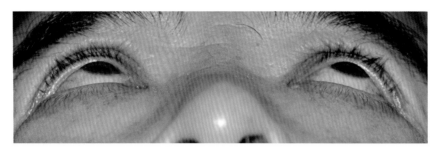

图6-9-3-9　患者仰头上看，可见下睑睫毛整体向下倒伏

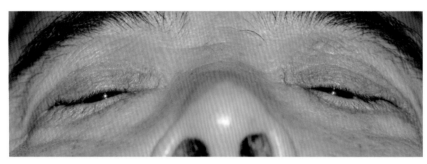

图6-9-3-10　患者仰头下看

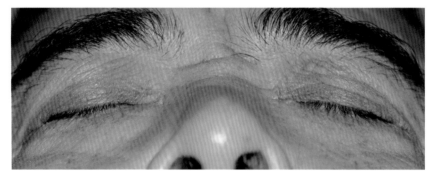

图6-9-3-11　患者仰头闭眼

■ 5. 上前斜45°位（低头位）照相（图6-9-3-12）

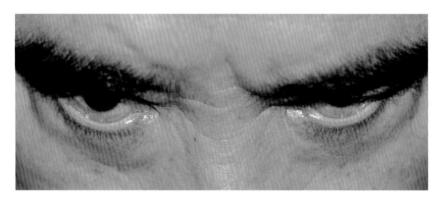

图6-9-3-12　患者低头上看

临床应用提示

（1）眼袋手术的量很大，如果手术造成睫毛倒伏，会失去睫毛的正常功能和形态美学。医患双方除了关注下眼袋的矫正效果，也要关注睫毛的术后情况。

（2）在眼袋术后下睑畸形的修复中，也要注意下睑情况的全面采集，包括睫毛的生长状况。这也是需要修复改善的一项重要内容。

第四部分 内眦部毛发的照相

内眦部的毛发分布、形态、生长发育和功能还没有得到临床医生的足够重视。由于开内眼角手术（内眦赘皮矫正术）的广泛开展和滥用，以及各种术式的臆想效果，导致对内眦赘皮和内眦部形态、结构造成不同程度的破坏，乃至影响生理功能。内眦部毛发就是非常值得注意的一项。本文予以照相示范和说明。

 模板选择

基础模板（前斜45°位以同侧内眦为对焦点）+检查模块。
简化模板：正位6张+前斜45°（左、右）位+分开检查。

 案例照相，内眦赘皮矫正术后

1. 正位 6 张照相（图 6-9-4-1～图 6-9-4-6）

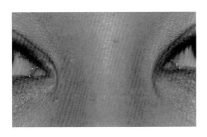
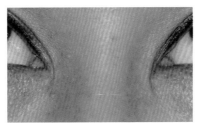
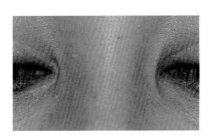

图 6-9-4-1 正位平视　　图 6-9-4-2 正位上看　　图 6-9-4-3 正位下看

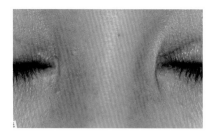

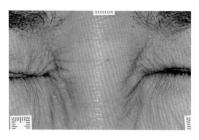

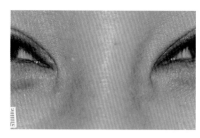

图 6-9-4-4　正位闭眼　　　图 6-9-4-5　正位挤眼　　　图 6-9-4-6　正位微笑

■ 2. 左前斜 45° 照相（图 6-9-4-7、图 6-9-4-8）

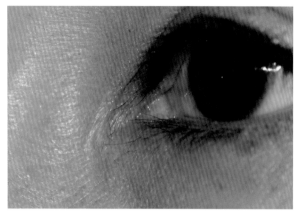

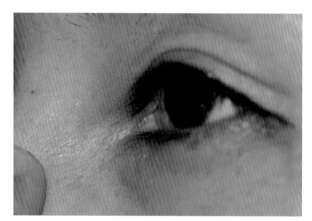

图 6-9-4-7　左前斜 45° 位，患者自然平视　　　图 6-9-4-8　左前斜 45° 位，患者平视，检查者用食指向内下牵拉鼻侧皮肤，以显露内眦

■ 3. 右前斜 45° 位（图 6-9-4-9、图 6-9-4-10）

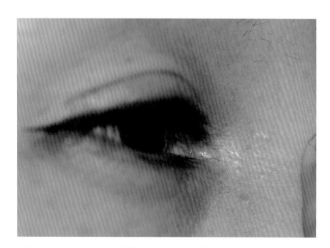

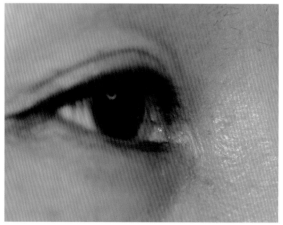

图 6-9-4-9　右前斜 45° 位，患者自然平视　　　图 6-9-4-10　右前斜 45° 位，患者平视，检查者用食指向内下牵拉鼻侧皮肤，以显露内眦

临床应用提示

（1）内眦部毛发照相，建议使用微距镜头。

（2）照相对焦点为内眦角部。

（3）要有整体观，包括内眦结构和功能。不要忽视内眦部毛发，但也不要眼里只有毛发。

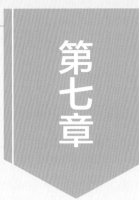

第七章

眼整形美容的场所照相

医生诊室照相

张诚

- ▸ 诊室照相的场地和配置
- ▸ 诊室照相中的几种常见照相位置的动线分析
- ▸ 诊室照相的时机
- ▸ 诊室照相的照片使用、传输、保存
- ▸ 诊室照相的发展

诊室照相是当前眼整形美容照相的最核心部分。眼整形照相不是为了"到此一拍",不是为了应对纠纷而拍照,也不是为了走流程而拍照。眼整形照相的实质是最大限度地检查、诊察,尽可能采集眼部以及相关部位的信息,以便于更好地评估,做出准确的诊断,从而制定出科学、全面的手术(治疗)方案和预案。

诊室照相以问病史为线索,适时完成"**模板照相**"和"**要点照相**"。根据患者的抱怨点和诉求,进行"**指示点照相**"。既有常规的照相采集通用信息,也有"**探寻性照相**"进一步追索信息。诊室照相真正实现了**体检性照相**的功能作用。

但是,诊室看诊的过程,毕竟时间受限,非疑难病例,不要在照片采集上耽误太多时间。可以按眼整形照相**中模板**(参见第五章第二节)为基础,完成常规照相,再加上患者的关注点拍照,即可完成大部分主要信息采集,既做到了重点突出,又不会无限扩大照相工作的时长。

根据患者眼部情况的复杂性,可以适当扩大选择至大模板或全模板。

有条件的诊室,可采用高清大屏显示照片,医生和患者共同观察、分析眼部情况,评估相应问题,为制定方案达成一致认识。

也可以根据患者拟做的主要项目,追加相应的检查性照相,比如内眦赘皮的检查、上睑下垂的检查、问题重睑的检查、下睑外翻及松弛的检查等,既有即时检查、评估的作用,又可放大分析,并能留档供长期调阅使用。

下面针对诊室照相的场地、配置、动线分析、照相时机、照片使用、传输及保存等问题进行详细阐述。

一 诊室照相的场地和配置

每个诊室都可以装配成适合看诊+照相的场所。根据背景布相对于医生和诊疗桌椅的方位，诊室照相可以分为**侧方照相**、**前方照相**和**后方照相**。侧方照相（图7-1-1），就是照相背景布、照相设施位于看诊医生的侧方，根据房间情况和医生习惯，可设置左侧看诊照相，也可设置右侧看诊照相。**前方照相**（图7-1-2），背景布位于医生办公桌的前方，照相时要隔着办公桌操作，或者需要医生起身走到办公桌前方的照相区域，增加了医生看诊动线和环节。**后方照相**（图7-1-3），是指照相背景布位于医生的后方，通常因为房间较为狭长，医生不用离开座椅，转身就可以开展照相工作，医生动线几乎不受影响，但是患者的动线要相对拉长，并有所重复和混乱。如果房间足够大，可以在后位空间设置大屏进行影像分析，更容易建设分段式看诊和影像分析流程。相比较而言，侧方照相是医患双方动线最合理的照相，也是最节约的一个方位。

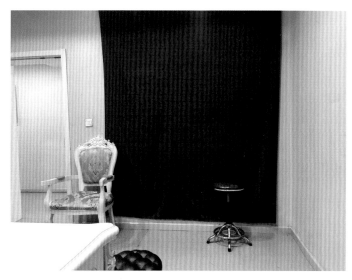

图7-1-1 诊室中简单设置的右侧方照相。在医生的右侧墙面悬挂蓝色背景布，即可开展诊室照相了

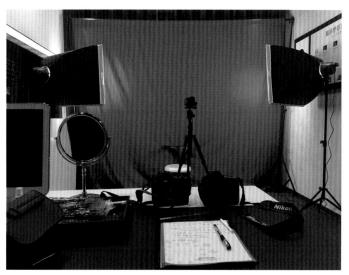

图7-1-2 前方照相。背景布悬挂于医生前方面对的墙壁上，照相活动位于诊桌的前方区域

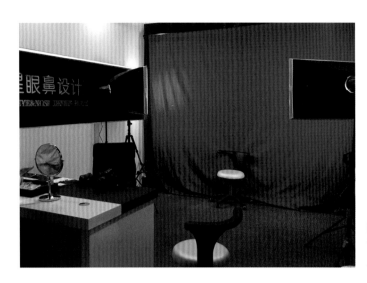

图 7-1-3　后方照相，背景布悬挂于医生背后的墙壁上，照相活动位于医生后方，医生通过转身即可衔接照相流程

看诊的位置及医生和患者看诊时的侧别关系，可以根据房间的开门位置、光源、医生的看诊习惯、利手等合理调整。一般不建议采用医生和患者以桌子相隔的面对面看诊关系。

诊室要以完成看诊为主，照相是完成眼整形看诊的重要方式方法。诊室首先要有相应的办公桌椅、电脑等。设备从最简单的照相机+白皮墙，到有条件地配置各种照相器材。一般在看诊时，患者所在侧的侧方墙面上悬挂背景布，背景布前贴上地贴，用于指示患者方位，场所够大时，可以配上补光灯等设施。要注意门窗等来源的光线对照相的影响。

注：感谢北京叶子、重庆星辰、北京世纪坛医院、呼和浩特市五洲、长春珍妮、唐人美天、北京苏亚、联合丽格第一医院等医院对我的照相看诊工作的理解、支持和帮助，感谢他们专门为我建设诊室照相室！感谢美莱、艺星、华美等体系下多家医院对我看诊照相的支持！

 二 诊室照相中几种常见照相位置的动线分析

诊室照相中，以办公桌和看诊医生为坐标原点，常见的几个背景布位置有侧方、前方和后方，侧方包括左侧方和右侧方。诊室照相中的动线主要包括医生动线、患者动线和咨询师动线，患者动线和医生动线是两条主线，咨询师动线是配合医生和患者的影子动线。动线可分为3层，最里层为医生动线，向外第二层为患者动线，第三层为咨询师动线，动线层之间的关系也是需要关注的。下面分别以右侧方照相（图7-1-4）、后方照相（图7-1-5）和前方照相（图7-1-6）为例，对患者动线、咨询师动线和医生动线进行详细分析说明。

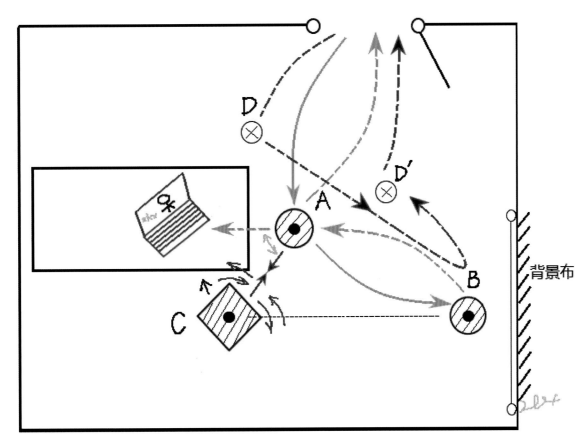

背景布

图 7-1-4　诊室右侧方照相动线说明。医生和办公桌位于诊室的左侧略靠前，患者看诊时位于医生的右侧。背景布悬挂于右侧墙壁，背景布前置圆凳（B 处）。动线分析：1. **患者动线**，以蓝色粗线表示，连续线表示入路，间断线表示回路。患者入门，达 A 位置落座，此时可去除影响看诊的外套、帽子、装饰物等；患者位于 A 处时可能会有面对咨询师、桌上电脑、镜子和面对医生进行交流等情况，通过身体左右旋转（如粉红色箭头所示）即可实现面对，一般不需要离开座位；医生予以问病史、听诉求及眼部检查后，嘱患者移步侧方 B 处配合眼整形照相；照相完毕后患者回到 A 处，医患双方共同分析照片，评估问题，得出诊断，给出相应的诊疗计划，双方达成相应的美学目标和医学目标，完成看诊；患者收拾个人物品，起身道别，离开诊室。2. **咨询师动线**，以黑色间断线表示。咨询师敲门，带领患者进入诊室，站位 D 处，协助患者去除影响看诊的外套和装饰物，协助患者落座 A 处，协助医生和患者完成问诊和眼部检查、模拟等；协助患者起身、移步侧方 B 落座，咨询师在 B 处完成协助工作后并不过多停留，取 D' 处（照相机取景范围之外）站位，观察患者在照相中的眼部变化，做好扶助、安慰、引导；协助患者回到 A 处，医生再次检查评估，分析照片，听取医生的诊断和治疗计划；看诊完毕，协助患者收拾个人物品，道别后引导患者离开诊室。3. **医生动线**，砖红色线表示。医生落座于 C 处，只需要面对 A 处患者、面对桌上电脑和面对 B 处患者并照相，通过转动座椅完成方向调整，一般不需要大幅度地移动，基本不需要离开 C 处。看诊完成后礼送患者

诊室侧方照相动线分析。医生、患者和咨询师三者的动线，是 3 种诊室照相类型中动线最短的；属于最节能的一种状态；医患动线之间几乎没有交叉混层，咨询师和患者之间也是交叉极少，除了必要的照护时可能会出现动线交叉。

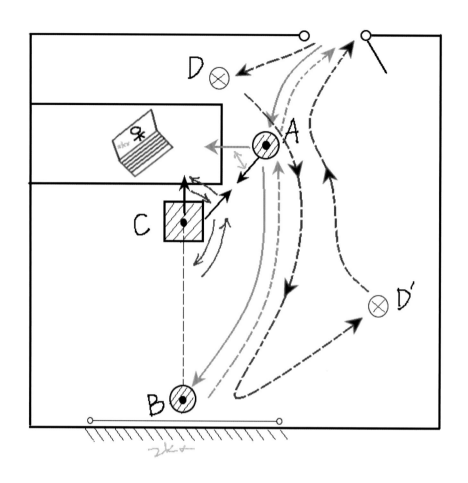

图 7-1-5　诊室后方照相动线说明。医生和办公桌位于诊室的左侧靠前，患者看诊时位于医生的右侧。背景布悬挂于医生后方墙壁，背景布前置圆凳（B 处）。动线分析：1. **患者动线**，以蓝色粗线表示，连续线表示入路，间断线表示回路。患者在咨询师引导下入室，到达 A 处落座，此时协助患者去除影响看诊的外套、帽子、装饰物等；患者位于 A 处时可能会有面对咨询师、桌上电脑、镜子及面对医生交流等情况，通过身体左右旋转即可完成（如粉红色箭头所示），一般不需要离开座位；医生予以问病史、听诉求及眼部检查后，嘱患者移步后方 B 处，配合眼整形照相；照相完毕后患者回到 A 处，医患双方共同分析照片，评估问题，得出诊断，给出相应的诊疗计划，双方达成相应的美学目标和医学目标，完成看诊；患者收拾个人物品，起身道别，离开诊室。2. **咨询师动线**，以黑色间断线表示。咨询师敲门，带领患者进入诊室，站位 D 处，协助患者落座 A 处，协助医生和患者完成问诊、眼部检查和重睑模拟等；照相环节协助患者起身、移步后方 B 处落座，咨询师在 B 处完成协助工作后并不过多停留，站位 D' 处（照相机取景范围之外），观察患者在照相中的眼部变化，做好扶助、安慰和引导；照相完毕后协助患者回到 A 处，医生再次进行检查评估，分析照片，听取医生的诊断和治疗计划；看诊完毕，协助患者收拾个人物品，道别后引导患者离开诊室。3. **医生动线**，砖红色线表示。医生落座于 C 处，只需要面对 A 处患者、面对桌上电脑和面对 B 处患者并照相，通过转动座椅完成方向调整，一般不需要大幅度地移动，基本不需要离开 C 处。完成看诊后礼送患者

　　诊室后方照相动线分析。医生动线和患者动线在看诊时有相交点，但是没有错层交叉；咨询师动线位于最外围，与医生动线无交错，与患者动线触点较多，并且在围绕患者的 A 处有交叉和错层，体现出服务于患者的功能；主要问题是患者和咨询师的动线比较长。

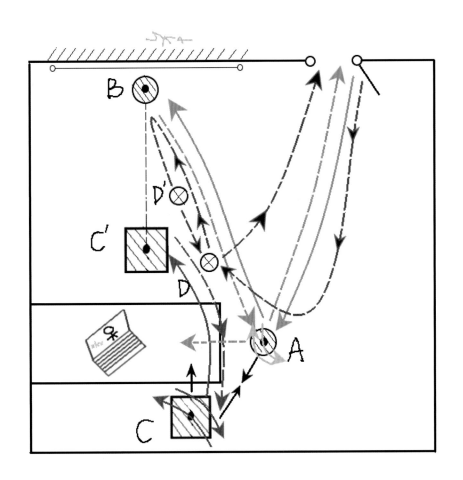

图 7-1-6 诊室前方照相动线说明。医生和办公桌位于诊室的左侧靠后，患者看诊时位于医生的右侧。背景布悬挂于医生前方墙壁，背景布前置圆凳（B处）。动线分析：1.**患者动线**，以蓝色粗线表示，连续线表示入路，间断线表示回路。患者在咨询师引导下入室，到达A处落座，此时协助患者去除影响看诊的外套、帽子、装饰物等；患者位于A处时可能会有面对咨询师、桌上电脑、镜子及面对医生交流等情况，通过身体左右旋转即可完成（如粉红色箭头所示），一般不需要离开座位；医生予以问病史、听诉求及眼部检查后，嘱患者移步前方B处，配合眼整形照相；照相完毕后患者回到A处，医患双方共同分析照片，评估问题，得出诊断，给出相应的诊疗计划，双方达成相应的美学目标和医学目标，完成看诊；患者收拾个人物品，起身道别，离开诊室。2.**咨询师动线**，以黑色间断线表示。咨询师敲门，带领患者进入诊室，站位D处，协助患者落座A处，协助医生和患者完成问诊和眼部检查、模拟等；照相环节协助患者起身、移步前方B处落座，咨询师在B处完成协助工作后并不过多停留，站位D'处（照相机取景范围之外），观察患者在照相中的眼部变化，做好扶助、安慰和引导；照相完毕后协助患者回到A处，医生再次进行检查评估，分析照片，听取医生的诊断和治疗计划；看诊完毕，协助患者收拾个人物品，道别后引导患者离开诊室。3.**医生动线**，砖红色线表示。医生落座于C处，只需要面对A处患者、面对桌上电脑和面对B处患者并照相，通过转动座椅完成方向调整。照相时需要起身离开C处，到达办公桌前的C'处，完成照相后再次回到办公桌后的C处，和患者共同分析照片，再次检查模拟，做出诊断，给出相应的治疗方案，医患双方达成医学和美学目标的一致或相应看法，完成看诊，礼送患者

前方照相的动线层分析。咨询师动线层和患者动线层交叉增多；医生动线层切割了患者的A处动线黏合点，造成较大的动线扰动。

3种诊室照相动线比较。

侧方照相，占地最小，房间利用率高，与看诊过程结合度高，医生动线最小，咨询师和患者的动线也比较简短。推荐一般诊室面积不是很大的机构使用。

后方照相，占地较大，房间利用率好于前方照相。医生动线较小，只需在远处转动座椅，即可完成面对办公桌上电脑、面对侧方患者和面对后方的照相幕布。患者的动线较侧方照相略长，咨询师动线最长。后方照相的优点是，如果房间面积较大，可以在后方设置较专业的照相设施，配备大尺寸显示屏，将看诊的照片分析后移到照相处，会更加高端和专业。

前方照相，占地较大，房间利用率不高，照相与看诊过程有些割裂，医生要中断看诊，起身从办公桌后面走到办公桌前面，然后才能开始照相，完毕后再回到办公桌后面，围绕办公桌在医患之间形成了一个扰动环，在患者面前造成较大干扰。患者的动线较侧方变长，咨询师动线相对变小。前方照相区域的灯光、设备等可能会干扰医患双方的看诊注意力。一般不推荐使用诊室前方照相。

三　诊室照相的时机

从看诊流程来看，大概有4个主要的照相时机。

进入诊室后，首先要去除相应的挎包、外套等，再进行必要的问候、询问，然后通过一般情况的问诊、记录，逐渐切入眼整形看诊的主题。

引导患者指出眼部的不足或存在的问题，即主要的抱怨点。这时就是**第一照相时机**，捕捉拍摄患者此时指出的问题，并拍摄相应的手法检查情况。

接着是**第二照相时机**，嘱患者在背景布前坐下，按照6张照相法采集正位照片，按照同样6个动作采集双侧斜位、侧位照片，完善各个方位的照片采集（中模板，5630照相法）。还可以根据需要拍摄瞪眼、皱眉、张口、伸舌、龇牙、鼓气等动作照片，必要时加拍其他方位的照相模块。

随后把照片转入电脑或大屏，展示给患者，放大显示患者面部和眼部的全部或局部，在照片上进行观察分析，指示、标记出拟改善点和想要达到的效果。在医学和美学认知上双方达成一致，并储存图片。

医生针对患者所呈现的问题提出全面的治疗方案，也可以根据患者的需求、认知、时间安排、经济条件等给出相应方案，给咨询助理和患者留下项目选择和组合的余地。

针对某些细节的再次拍照，从不同方位、不同动作下拍照，甚至调整光源，突出某个问题。这是**第三照相时机**。并将照片用来分析、强化、补充或调整之前的诊疗方案。至此，最重要的诊察活动基本结束。

此后，患者如果有新的要求或发现，再次进行照相补充，这是**第四照相时机**。

以上均为医患双方明确指示后的摆拍，医生也可以在与患者沟通、聊天的过程中，进行抓拍，捕捉患者在某一个眼位或表情姿势下的眼部表现，比如看手机时的阅读位异常，抬眼看他处时的异常，以及患者表情放松以后，无意间有些眼部情况得已呈现，此时要迅速进行**捕捉性照相**。

四 诊室照相的照片使用、传输、保存

诊室照相的照片主要用于现场即时分析、评估，结合病史和患者诉求，给出诊断和治疗方案。诊疗活动结束，照片的使用功能就完成了大部分。后续的使用，可能在其他医护环节、手术室以及术后的溯源分析中。

照片的传输，由于照片数量较多，大多需要插卡读取。

诊室照相的照片由诊疗医生整理，或由照相室管理人员统一上收、整理，并入该患者文件夹，备份保存。

有些机构采用过另外的方式，患者就诊前，先到照相室拍照，然后传输到诊室的电脑上，医生可以和患者共同针对照片进行分析。这种方式的缺点是：目前很多的患者教育不够，会认为就是看一下，照相配合度会差一些；照相室照相偏模板化、机械化，不是医生的视角，对问题的显示不一定充分；有些角度和细节，还是需要医生在诊室照相中进行完善。

诊室加装照相设施，进行诊室照相的一个好处是，看诊的地位和作用得到了体现和突出，医生和咨询师之间的一些争论也迎刃而解了。

诊室照相的真正好处是突出了照相的检查、诊断意义，照相的真正作用才得以体现。通过诊室照相把看诊活动做成了立体的闭环，凸显了照相的诊断作用。以前单纯的照相室照相，在整个诊疗过程中是割裂的、孤立的、游离的环节，对诊疗过程几乎没有帮助，只是一个形式上的文件记录。诊室照相采集完照片信息，随即就可以在显示器上显示，并且进行标记、分析，从而形成一个直观的、医患双方共同参与的方案。使得看诊过程变得准确、形象、高效，并且极大提高了看诊的专业度。

再也不用纸和笔这些原始的工具进行抽象的画草图解释了。就像房屋装修，从草图变成样板间，更直观、更客观，也更可靠。

五 诊室照相的发展

诊室照相最理想的方式，是在诊室实现一个小型的影像采集、分析工作站。诊室照相实现①照片拍摄（采集阶段）、②缺陷寻找和评估（审丑阶段）、③方案、预案制订（预实现阶段）、④效果模拟与比对（审美阶段）这4个方面或4个阶段的工作，才算是真正完整的看诊过程。照片分析不仅仅可发现问题、寻找缺陷和分析问题。更重要的是，经过分析后，要让患者看到在照片上进行手术效果的良好推演和模拟，从而推动眼整形美容从审丑式看诊，逐渐推进到审美式看诊。

患者看到了照片的用途，对照相的认可度提高，照相参与度、积极性也极大提高，眼整形照相的诊室照相也就更容易取得患者的密切配合了。

第二节　照相室照相

张诚　韩雪峰

▸ 照相室的行政设置和人员配备

▸ 照相室场所设置

▸ 照相室的功能分区、布局和动线分析

▸ 照相室设备、设施

▸ 照相室的工作内容

▸ 照相室照相的模板选择建议

▸ 照相室照相与诊室照相的关系

照相室照相是当前的整形美容照相的主要形式，也几乎是当前各家机构运行中的唯一进行照相的地方，也是各机构不太关注的地方，也是各机构、医生对照片质量抱怨最多的地方。因为照相室是某些单位全机构的唯一照相节点，所以，把照相室照相的各个方面进行厘清，从而完成高质量的眼整形照相，就显得尤为重要了。

现状是，大多数机构都有专门的房间作为照相室，也根据一些文献材料和习惯，列出了各个部位的拍照内容。但是，由于照相观念落后和内容陈旧，照相室工作人员很难拍出质量很好的规范照片。加之一些机构领导不重视，也没有真正理解照相室的工作，对照相室没有进行很好的投入，使得照相室在将就的情况下运转。照相室只能被动地完成程序性工作，无法有效提升照相室的拍照水平和医院内照片的管理和流通。

一　照相室的行政设置和人员配备

照相室要有高级别的机构领导直属管理。厘清行政隶属关系，明确照相室（影像部门）在行政序列中的地位，重视相关人员的使用和成长路径。提高摄影师的地位和职业荣誉感。

照相室科室设置照相室工作人员、视频组人员、档案管理及联络员等职能岗位，早期可以并岗使用或一岗多能，在完成各项照相任务同时，推动照片的收放和流动。

照相室人员要有良好的照相工作经验，同时要加强相关医学知识学习，促进眼整形美容照相技术水平的切实提高。

相关人员要签署保密协议，关键岗位要签署禁业协议，以防数据流失，造成不可估量的损失。

二　照相室场所设置

照相室的选址和设置要注意以下几个方面：

（1）面积要足够大。

（2）根据人员动线，考虑照相室在机构位置中的"聚散系数"。

（3）要依据当前和发展，考虑照相室的工作负荷和人群容量。

（4）上、下游环节的流畅衔接。

（5）重点兼顾术前准备、手术室、换药室、治疗室、咨询室、诊室的位置关系。

（6）照相室与其分支部门，如视频组的设置关系。

（7）注意防火、防盗、防水等安全设置。

机构中的照相室是医院智能化、影像化的核心，是"照片流"的心脏部位，决不能把照相室"委屈"地设置在某个楼梯间、茶水间，甚至在某个不好用的废弃房间随便挂牌，就设置成照相室了，这实在是一种低水平认知的表现。

三　照相室的功能分区、布局和动线分析

（一）照相室的功能区域

功能区域划分至少要包括①办公接待区、②更衣整理区、③照相区、④器材区及⑤资料管理区等区域。患者等待区要设在室外，以免两拨拍照患者同处照相室内，造成诸多不便。照相室的功能区域，还可以根据医患双方的活动范围，分为患者区域和医者区域，二者是相对分开的，只是在动线的某些点上相互接触。一定不要两个区域交叉混设，造成混乱。功能区域之间没有明显界线，要根据患者动线和照相师动线进行合理布局。办公接待区要设置在入室门边，并面向大门。照相室办公区域设置不合理大概有以下几种情况：①办公区域在入室门边了，但是照相师背对着门；②办公桌正对侧面墙壁，造成照相师背对入室人员；③办公桌和照相师处在照相室的中、后部，接待患者时，要多走冤枉路，并造成延迟。照相区域一般设置在照相室的后方比较合理，背景布在正后方时最符合医患双方动线，背景布放置在后方侧面墙壁者次之。非常不提倡把照相区域前置，设置在照相室的最前端。

（二）照相室的动线

涉及照相室和其他部门环节部门的动线（外动线、部门间动线）以及照相室内的工作人员和患者动线（内动线、室内动线）两部分。照相室的外动线，要考虑照相室处于医疗流程的哪个位置，以及和其他部门之间的关联。

■ 1. 照相室的内部动线（图7-2-1A、B）

主要包括3条：患者动线、照相师动线和陪同工作人员动线。

（1）**患者动线**：入室，接待，登记，宣教，在仪容整理区去除围巾、外套、妆容，入位，照相，回到仪容整理区穿外套、拿随身物品，离开照相室。医者要注意各环节的紧凑、得体、连续，减少患者的折腾。医者要把烦琐的工作留给自己，把简洁明了、轻松愉快留给患者。

（2）**照相师动线**：接待登记、检查患者仪容、宣教、指引患者入照相位、入位、照相、指引患者回到仪容整理区、确认照相工作完成、礼送。照相师每天接待大量的患者，要以简洁的动线和患者契合；否则，混乱、重复、交叉的动线很可能会带来混乱的工作状态。

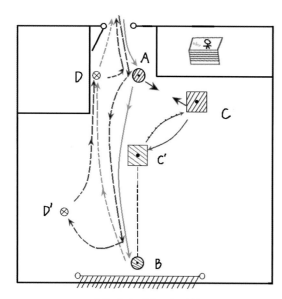

A　照相室内后方照相动线图　　　　　　　B　照相室内侧方照相动线图

图7-2-1　照相室内动线图。照相师办公桌位于房间右前方，接近房间入口，面向外面，利于第一时间接收患者。背景布悬挂于房间后部墙壁，背景布前置圆凳（B处），照相活动位于房间后部。动线分析：1.**患者动线**，以蓝色粗线表示，连续线表示入路，间断线表示回路。患者在咨询师引导下入室，到达A处，此时可去除影响看诊的外套、帽子、装饰物等；患者位于A处接受照相师的简单沟通后，移步后方B处，配合眼整形照相；照相完毕后患者回到A处；患者收拾个人物品，离开诊室。2.**陪同工作人员动线**，以黑色间断线表示。陪同工作人员敲门，带领患者进入照相室，站位D处，协助患者与照相师沟通、去除饰物和协助照相宣教，协助患者移步后方B处落座，咨询师在B处完成协助工作后并不过多停留，站位D'处（照相机取景范围之外）；照相完毕后协助患者回到A处，协助患者收拾个人物品，道别后引导患者离开照相室。3.**照相师动线**，砖红色线表示。照相师位于C处完成接待和宣教；照相时需要起身离开C处，到达后方的C'处，完成照相后再次回到办公桌后的C处，在照相文件上确认完成照相，礼送患者

（3）陪同工作人员动线：敲门入室、协助患者登记和宣教、与照相师进行文件交割、协助照相师帮助患者整理仪容、帮助患者入位、离开镜头区域、陪伴照相、照相结束后迎接患者回到仪容整理区、帮助患者整理仪容收拾个人物品、与照相师道别、陪患者离开照相室。陪同工作人员主要是陪伴患者，同时协助照相室完成工作。陪同工作人员的动线是基于患者动线和照相室动线的隐线。

患者、照相室和陪同工作人员，在照相室内除了动线规划外，也有着相对固定的位点。照相师和陪同工作人员要及时做好自己的站位，引导患者进入合适的位点，便于迅速、连贯、流畅地开展工作。

2. 照相室的内部部门间动线

主要包括照相室和相关影像部门的动线，比如视频组、演播室等之间的动线；这些要做好动线规划，便于高效工作。

3. 照相室的外动线

照相室的外动线，要考虑照相室处于医疗流程的合理位置。其动线主要是照相室和非照相场所部门之间的流程关系。优先考虑患者在诊疗活动中的动线关系，从而考虑照相室和诊室、咨询室、化验室、手术室、治疗室、换药室等部门的衔接，减少患者的行走路线，减少患者的折返，减少患者的重复运动，以最优化的路线，实现高效工作，并提高患者的体验度。

照相室设备、设施

照相室需要配备良好的器材、办公设备和利于患者使用的一些生活设施。

照相器材需要良好的照相机、镜头、补光设备、三脚架、背景布、指示标贴（地标、注视标）及转凳等。

注意环境灯光的均匀、稳定，避免使用射灯。避免门窗的光线干扰。

办公设备，主要是指用于转移、整理、存储照片的设备，包括电脑、硬盘、读卡器等。并适应新的需求和进步，进行硬件和软件更新。

化妆间、化妆用品，帮助患者卸妆，去除一些特殊妆容。对于一些仅仅看诊并不做相关治疗的患者，照相后可以帮助患者补妆。

衣帽柜、架，用来帮助患者存放外套、帽子、围巾，以及患者的手提包等。

头箍、发卡等，用于箍拢患者的头发，便于面部的良好显露。

用于身体照相的更衣间，或其他房间更衣后再来照相。

眼整形美容照相通常采用坐位拍照，给患者和拍摄者各配备一个坚固的，便于移动和转动的可升降圆凳，便于调整拍摄者与患者的位置关系，并根据相互高度情况调整凳子的高度。

五 照相室的工作内容

照相室主要完成程序性照相工作，协助、指导各场所和人员进行照相，收集、整理、传输、保存照片，完成视频拍摄、制作等工作，行使相应的管理、教育职能等。

照相室照相，通常为标准化、模式化、流程化的工作程序照相。按要求完成标准的序列照片即可，一般不需要特殊拍照（普通的拍照人员也很难像专家医生那样进行发现性、探寻性的照相）。对于机构，设置标准、公用的照相室是必备的。在眼部整形美容修复的看诊中，不能完全依赖照相室照相，还需要进行更加详细、全面的诊室照相和分析。

拍照内容，主要根据成熟的照片体系（通常建议采用基础模板），完成通用的照片采集工作，并根据需要传输给诊室、咨询室、手术室等部门，协助看诊和手术。

六 照相室照相的模板选择建议

以眼整形为主的机构，建议采用中模板（基础模板、5630照相法），应用于包括术前照相和术后随访照相。也可根据业务需要，增加拍摄内容。

普通整形美容机构，不是以眼整形为专业的机构，可以采用小模板。

七 照相室照相与诊室照相的关系

通常诊室照相在内容上会大于照相室照相，因为它会包含更多的方位、动作和细节，以及特殊部位、特殊体征的照相记录。

诊室照相，有时限于时间，或者看诊过程比较紧迫，也可能只有部分程序拍照和部分特殊拍照，需要照相室予以完善程序拍照。

两者的区别是，照相室照相通常用于存档，是程序性拍照。而诊室照相则需要现场拍照、现场显示和标记分析，甚至进行必要的模拟，是体检性、诊察性照相。有条件的机构可以先行照相室照相，并把照片作为诊室看诊的分析资料，使照相室照相得到前置，很好地完成了诊室照相的大部分功能。医生在看诊过程中，再根据需要进行补充、加强拍摄。

无论是照相室照片还是诊室拍摄的照片，必要时都需要在手术室的显示屏上播放，实时帮助医生进行手术和治疗。

照相室照相的功能主要是影像的采集和管理，没有照片分析功能。照相室，某种意义上，也是眼整形照相的核心库房和管理机构。

　　当前，有些机构的照相室照相，纯粹是为了程序性照相和证据性照相，没有实现相应的医疗用途，此等行为很大程度上可能会造成对患者肖像权的侵权。这一点要引起警醒和注意，并做好相应医疗用途的改进和提升。

手术室（治疗室）照相

张诚

▸ 手术室照相涉及的各项照相

    ▸ 补充、完善术前照相

    ▸ 平卧位后一些变化的照相、记录

    ▸ 手术设计画线的照相

    ▸ 术中发现的照相

    ▸ 术中重要步骤的照相

    ▸ 手术取出物、去除组织的照相

    ▸ 术后即刻效果的照相

    ▸ 手术室场景照相

    ▸ 一些重要材料、仪器、操作的照相留存等

    手术室（治疗室）是一个特殊的场所，在眼整形美容的实践中，涉及的手术室照相主要包括以下几个方面：①补充、完善术前照相；②平卧位后一些变化的照相、记录；③手术设计画线的照相；④术中发现的照相；⑤术中重要步骤的照相；⑥手术取出物、去除组织的照相；⑦术后即刻效果的照相；⑧手术室场景照相；⑨一些重要材料、仪器、操作的照相留存等。在一些注射、填充用的治疗室（也类似于手术室）中，需要对画线、治疗中、治疗后的情况进行拍照记录和对比分析。

    手术室照相，是整个照相系统的一个重要采集节点，除了常规拍照留存，也具有一定的分析、评估功能。

    手术室（治疗室）的场所特殊性、严肃性，决定了完成手术室（治疗室）照相需要有一些特殊的技巧，并要遵守相关规定。要注意遵循相应的伦理学要求。每一类型的照相都有一些相应的技巧和要求。下面对以上几种类型的手术室（治疗室）照相分别进行阐述。

一　补充、完善术前照相

入室时，接收人员要做好查对工作。眼整形美容照相（照相室照相）是病历规范的一个重要组成部分，要像查看病历内容、化验检查单一样进行查对。有的单位是盖章、签字表示已拍照，这种情况看不到照片的完成数量和质量。建议可以在纸质照相单的照相细分项目上打钩，手术室人员可以通过U盘、网络传输等方式，进行手术室接收、查对。随后要做到在手术室显示屏上播放，供医护人员术中参考。

发现照片张数不足或者照片质量存在问题时，条件允许者可以回照相室补拍（除非时间充裕，否则不建议回流补拍，容易造成患者对照相室的不良意见）。不方便流程上回流者，可以在手术室补拍缺少的照片或质量不高的照片。

照片查验人员只能和相关工作人员对接交流，不要和患者直接点评照片的张数不够或照片质量不佳。

还有一种需要在手术室拍摄术前照片的情况，比如急诊外伤和眼整形术后的并发症急诊处理等。在适当地清洗、显露、探查后拍照留存。注意轻重缓急，注意爱伤，注意拍照区域的整洁。

二　平卧位后一些变化的照相、记录

面部、眼部组织立位和仰卧位时，会因为充盈度和重力方向的改变，从而出现组织的位置、形态和大小等方面的改变。

眼整形中常见眼袋或上睑凹陷从立位到卧位的改变，从而引起重睑形态和睑缘位置的改变。甚至立位的多重睑、上睑凹陷、重睑弧度不良、睑缘疑似下垂，都可能在仰卧位变成多重睑消失，重睑弧度良好，上睑凹陷不明显，上睑也没有了下垂。此时会给术者带来很大的困惑。卧位产生的改变也是一些眼袋和重睑修复手术需要检查评估的内容。所以平卧位的检查、照相及评估也非常重要。

平卧位照相包括几个方面：①平卧位正面照相；②平卧位侧面照相；③平卧位头侧照相；④平卧位尾侧照相；⑤平卧位侧45°照相。稍显不太重要的照相为平卧位侧45°照相，多可用于观察内眦赘皮。

通常，术前手术台上平卧位照相，术后即刻也要进行相同体位、方位和动作下的照相。

三 手术设计画线的照相

这是手术室照相非常重要的一项工作！

眼部整形美容手术，不同于其他外科手术，皮肤层面的设计和标记非常重要。一般的外科手术，皮肤表面只是手术入路，可以从皮肤纹理和表面解剖标记方面判断，来临时选定切口的位置和长短。有些时候涉及部分梭形切除皮肤，一般不需要进行术前设计、标定。

而眼部美容手术的效果主要通过局部皮肤软组织的折叠、牵张来显示，所以皮肤的切口设计就显得尤为重要了。再加上眼部组织结构细小，组织疏松柔软，在麻醉和操作干扰下，形态、大小、位置都会发生改变。通常很难依靠经验在术中肿胀状态下进行临时判定，眼部美容整形手术的术前标记具有独特性，而且手术开始后即发生改变直至消失，所以，必须加以拍照记录，这是完善手术治疗内容、步骤的忠实记录。

术前设计画线的拍照（图7-3-1）也是术后效果评估中回溯的重要基础内容和依据。

通常于患者闭眼、睁眼时分别照相，有时需要绷紧相应部位来完整显露设计画线，有时需要拍摄患者挤眼等动作，显示画线与深部组织结构的一些对应关系。以重睑、内眦设计画线为例，通常需要拍摄睁眼平视照片和闭眼照片（图7-3-2A、B），内眦赘皮的设计画线会有部分被遮挡，通常要辅助暴露后再照相（图7-3-3、图7-3-4），必要时加拍上看等眼部动作照片。

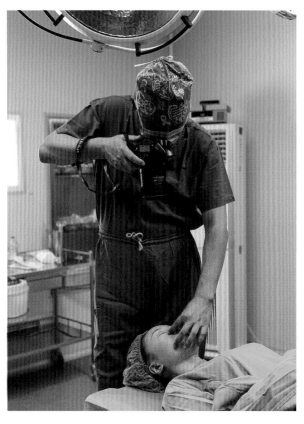

图7-3-1 医生在画线设计结束后，对患者眼部画线进行拍照留存

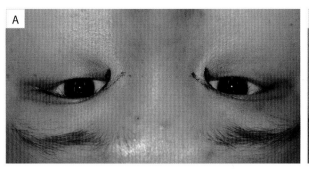 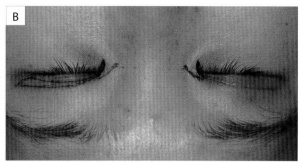

图 7-3-2 重睑内眦修复术设计画线的照相。A 患者睁眼；B 患者闭眼

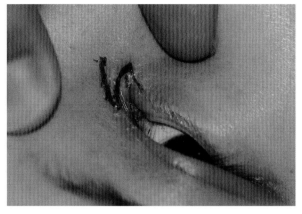 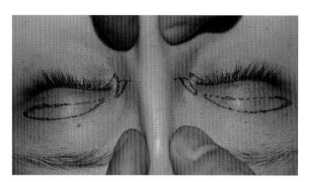

图 7-3-3 内眦赘皮设计画线的照相，因为部分有遮挡，辅助暴露后照相（画线设计 张诚）

图 7-3-4 鼻部和眉间捏起，辅助暴露内眦部画线（画线设计 张诚）

四 术中发现的照相

这里的术中发现，通常是指术前没有预料到的发现，或印证术前判断的发现，作为重要结构、重要部位，术中需要予以照相记录。

通常包括结构的破坏，瘢痕增生粘连，间隙的消失，腱膜前脂肪的组织缺失、移位，泪腺增生和移位，之前移植脂肪的异常增生和变化，上睑提肌腱膜的裂孔、断裂，固定线结的松脱、移位，血管神经等的解剖发现，韧带的走行、增厚，以及一些处理步骤施行前后眼睑位置和功能的变化等。

这些都需要主刀医生有着良好的预见和术中敏锐判断能力，并及时予以照相记录（图7-3-5、图7-3-6）。

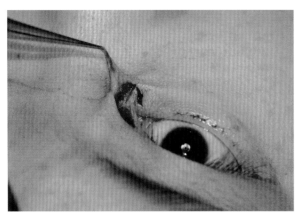

图7-3-5　术中照相，记录内眦赘皮Z字形矫正术切开分离后的局部表现（术者　张诚医生）

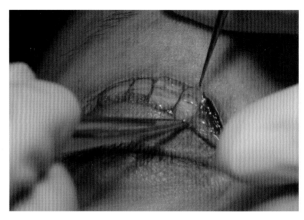

图7-3-6　保留血管网的重睑术，术中可见垂直于睑缘的数组血管（术者　刘志刚医生）

五　术中重要步骤的照相

　　手术步骤的照相，要注意清洁患者和伤口，换用干净的巾单遮盖不必要暴露的部位，术者的手套要擦洗干净，移除不必要的手术器械，术野内的器械要擦拭干净，避免血迹、污迹。手术部位要暴露清楚，重点突出，减少物件干扰。

　　术区展示要遵循伦理规范，以不影响手术进程为基准。

　　以重睑切开法重睑的缝合过程为例（图7-3-7A～E）：

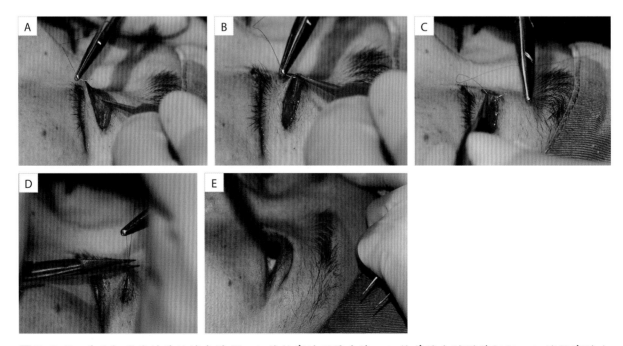

图7-3-7　重睑切开法的重睑缝合过程。A 缝针穿过下唇皮缘；B 接着缝合腱膜前组织；C 缝针穿过上唇皮缘；D 打结、剪线；E 患者睁眼，医者查看缝合后重睑形成的情况（术者　杨瑞年医生）

六　手术取出物、去除组织的照相

眼整形手术的取出物和去除组织，通常包括异物，增生、赘生物，多余的皮肤、肌肉、脂肪组织等。对其进行大体照相（图7-3-8、图7-3-9），并按规定进行病理检查。

眼部美容手术最多见的去除物为脂肪、皮肤、眼轮匝肌等。随着眼部脂肪移植的广泛开展，眼部移植的脂肪结节的取出量也增多了。也有的为玻尿酸、骨粉、奥美定等注射成分。

术中组织和异物等去除物的照相可分为**显露照相**和**离体照相**两部分。

显露照相，通常为了显示拟去除组织（物）在眼部的位置和毗邻关系。通过拉钩、镊子、蚊式钳等辅助暴露，必要时放比例尺。拍照时要注意擦拭干净，术野清洁、整齐。

离体照相，通常要全方位拍摄离体组织的大小、形状，置比例尺，或装入带刻度容器内，如注射针管内。建议拍照时加上患者的一般信息的标牌、标贴，便于区分。

去除下来的组织要及时拍照，以防水分蒸发后干瘪，失去正常组织的大小、形态和色泽等，不能真实地反映去除组织的情况。

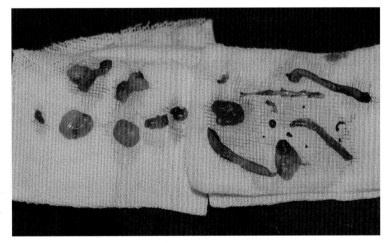

图 7-3-8　照片中的取出物为切开重睑的去皮物、去脂物和内路眼袋的去脂物

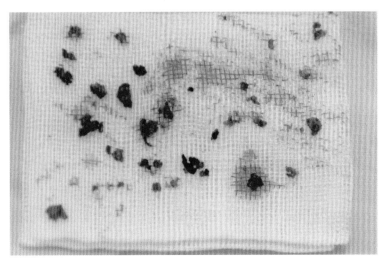

图 7-3-9　眶内取出的骨粉。患者5年前进行骨粉隆鼻，骨粉误入右眶上内较深处

七 术后即刻效果的照相

术后即刻效果的观察和判断，对远期效果的呈现，有着极大的对应关系。

术后即刻效果的照相、观察，以重睑为例，目前有两种意见：一部分医生主张卧位观察、拍照；一部分主张坐位观察、拍照。两种意见分歧较大。少部分医生执行卧位观察，坐位再观察一下，然后评估，结束手术。笔者也曾经总结发表了《仰卧位4+1照相法在重睑成形术止停点判断中的应用》一文，对重睑术后即刻的照相、评估做了总结，笔者更倾向于卧位观察、照相。但是，对于年龄较大者，面部组织松弛，弹性降低，移动性较大，面部软组织形态受重力影响较大，建议卧位观察为主，结合立位（坐位）观察（图7-3-10）。卧位和立位转换观察中，要等待相应的时间，让组织完成重力下相应体位的复位，越是年长的患者，等待的时间相应越长。

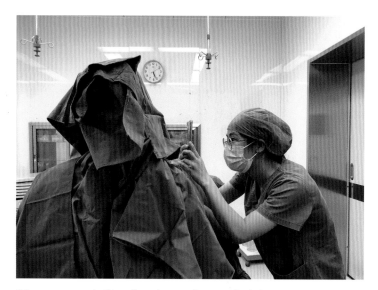

图7-3-10 术毕，采用坐位照相，观察手术效果和寻找不足

目前大部分机构和医生无论是采用坐位还是卧位，拍照主要是取正位睁眼和闭眼两张照片，通常这是不够的，除了要增加上看、下看的眼部动作，有时还需要辅以侧位、斜位照相。

术后即刻效果照相的模板选择：选用有创期模板。

无论是坐位还是卧位，观察眼睑整形美容的术后效果，建议拍摄正位平视、上看、下看、闭眼4张照片（图7-3-11A～D），基本足够反映眼部的术后即刻情况。没有必要拍摄瞪眼、挤眼、微笑等动作，表情有点不合时宜。有的眼部动作幅度和张力太大，也会影响组织缝合的稳定。

对于需观察睑球分离和睫毛位置者，除了上述的正位眼部动作拍照，还要分别从头侧和尾侧进行拍照。观察上睑时，可在患者卧位时，从其尾侧拍摄患者上看、下看的动作，观察睑球分离情况和睫毛翘度情况（图7-3-12）；观察下睑时，可在患者卧位，从其头侧拍摄向上看的照片，观察下睑的睑球关系和睫毛情况（图7-3-13）。

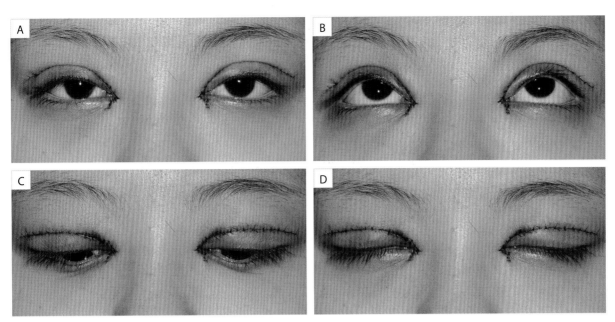

图 7-3-11　切开重睑术＋内眦赘皮矫正术，术后即刻照相。A 平视；B 上看；C 下看；D 闭眼（手术医生　张诚）

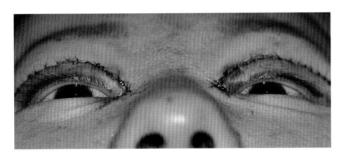

图 7-3-12　从尾侧拍摄患者下看动作，观察上睑的睑球关系和睫毛翘度（术者　张诚医生）

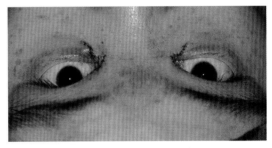

图 7-3-13　术后即刻，从头侧拍摄患者上看时的下睑，观察睑球关系和睫毛翘度（术者　张诚医生）

 ## 八　手术室场景照相

手术室是一个非常重要的工作场所，无论是在平常的工作场景中，还是在一些会议、活动的手术室工作中，总会有一些重要的场景和美好的瞬间，需要予以拍照记录。比如医生、护士的正规操作；无影灯下，光影塑造的美好形象、美好瞬间；带教老师在讲授、讨论知识时；一些重要的操作；交流、培训、会议的转播需要，包括手术过程的转播记录；场景的转播记录等（图7-3-14）。

对手术室场景照相的建议：

抓拍为主，减少摆拍。

遵循手术室各项管理规定，做好人数控制，做好入室人员的安全宣教。

人员、设备和医生之间保持安全距离。

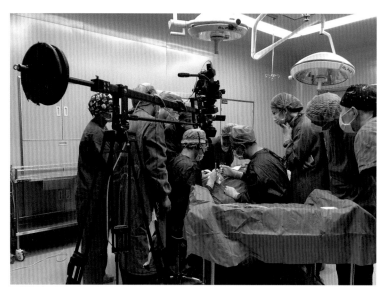

图 7-3-14　手术室进行手术转播，手术正在进行中，参观人员正在认真地参观手术

保持安静，减少走动。

所用设备保持清洁、注意维护；设备安装稳定，物件固定确切，不能失重倒塌、落物；设备摆放要以手术为中心，不能影响手术操作和麻醉机、电刀、吸引器等相关仪器设施的布局和使用；不能影响手术人员的占位、换位和操作；注意各仪器设备和人员的合理站位，减少设备间的干扰，减少人员的扰动。

各种电缆、传输线路要整齐、隐蔽，不能凌乱、将就，以致影响仪器设备移动，影响人员通行。要非常注意照相设施、设备等非医疗用品的清洁工作（图7-3-15、图7-3-16），以及相应设备和医疗操作面之间的位置关系。

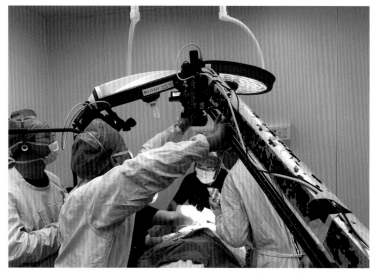

图 7-3-15　摇臂上面油漆斑驳，并且有可能经过术区，事前要注意相应的清洁和包裹

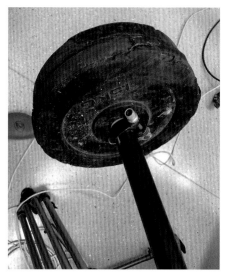

图 7-3-16　摇臂的配重块锈蚀、剥落严重，应当避免这样的物品进入手术室

为了加强宣传效应，手术室墙壁可以适当张贴机构名称、标志、活动名称等，但不要喧宾夺主，甚至把手术室搞得像游戏厅，失去手术室该有的样貌，造成工作场景失真，影响手术人员的手术室感觉和工作投入。

九　一些重要材料、仪器、操作的拍照留存

整形美容手术经常会用到昂贵的整形假体、填充物、耗材和高级的仪器设备，比如乳房假体、鼻假体、玻尿酸、肉毒素等，水动力吸脂的管道耗材、水动力机器的使用，拍照、拍视频留存，既是对患者的负责，也是保证医疗链条的完整性和可溯性，使得整个医疗过程透明、安全，链条完整。

眼整形美容通常会涉及各种注射物，有极个别商家机构存在侥幸心理，因为种种原因，准备做出以次充好或者"缺斤少两"行为，是不愿意也不敢拍照留存相关信息的。

作为正规的医疗机构，恰恰可以通过术中照相、摄录视频、物料留证等方式，给患者最好的告知和展示，也使得医疗安全和医疗质量得到保证和提高。

总之，手术室的一切拍照活动，即便是医疗程序中必须做的记录照相，也必须要以患者为中心，以医疗活动为中心，把对手术室的医疗工作的干扰降到最低，做到有机结合，促进医疗技术的进步。

手术间内的相关工作人员，尤其是巡回护士，有义务完成、协助各项手术室照相工作。照相记录是其工作职责的一部分。

手术室的各项活动都要符合相应的法律法规，遵从一切为了患者的指导思想。对入室人员做好教育、强调隐私原则、严格执行无菌原则，遵守各种"允许原则"，手术室管理人员和巡回护士要做好相应人员的活动监督与纠正。

换药室照相

张诚

- 换药室照相的意义
- 换药室照相的关注点
- 换药室照相的方法
  - 模板选择
  - 动作
  - 方位
  - 体位
- 注意事项

换药室的工作主要是换药、拆线及不良问题的检视与处置，完成伤口、敷料的检查、处理是首要任务。在当今医疗水平的发展和各项工作进展的基础上，加强各个环节的管理、记录，做到有据可查，做到可回溯，是一个需要重视的工作，所以换药室照相成为一个重要的工作内容。

一　换药室照相的意义

换药室的照相和视频摄制成为需要重视的工作，甚至成为换药室工作的一个重要步骤。当然，首先要遵从严格的换药程序完成换药、拆线工作；其次是在最小干扰的情况下，做好必要的影像记录。换药室照相，也是整个眼整形美容照相系统的一个影像采集节点，并具有一定的观察、评估功能。

照相的主要内容是伤口的愈合、恢复情况。其次，眼部包扎情况也是需要观察、记录的内容之一。

换药室照相有几个主要照相节点：去除敷料前、去除敷料后、伤口清洁处理后、拆线前、拆线后以及其他需要照相的节点。还可以分为床旁照相和床上照相。可以在换药室的适当位置悬挂背景布，注意换药室光源的布置，适当增加室内亮度，避免从窗户进来的室外光线造成的阴阳光和照度强弱变化。

二 换药室照相的关注点

眼整形美容患者的换药室照相，大概有以下一些方面需要重点关注：

（1）检视患者的敷料包扎，建议拍照留存，尤其是包扎松动、移位、渗出、浸湿者。

（2）拆除敷料后，发现组织的正常或异常情况，以及一些压迫、错位情况。

（3）清洁后的局部情况。

（4）再次敷贴后的情况。

（5）拆线后的情况。

（6）一些异常情况，比如淤青、出血、血肿的处理，连续变化情况。

（7）炎症、渗出、肿胀的变化情况。

（8）伤口或创面的愈合状况及进展。

（9）皮瓣灌注和存活情况。

（10）线结等异物的夹存、刺激情况。

（11）异常处置点，比如电刀烫伤处的恢复情况。

（12）留置物的观察、处理：引流条、吊线、伤口减张物等（图7-4-1）。

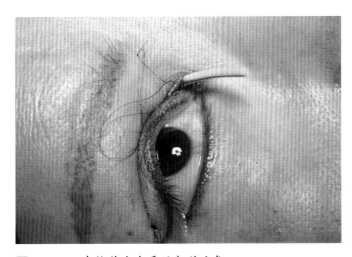

图 7-4-1 在换药室查看眼部引流条

三 换药室照相方法

照相模板选择：选用有创期模板。

眼部整形美容手术后换药、拆线的拍照，因为局部肿胀等原因，除非必要，一般不要求患者做出很多眼部动作。

建议动作：通常为4个，即上看、平视、下看、闭眼。

建议方位：一般拍摄正位即可，有条件的可以加拍斜位和侧位，此时一般只需要拍摄平视、闭眼2张照片。

体位选择：患者需要继续包扎的，建议都在换药室的检查床上卧位拍摄。拆线后不需要再次包扎的，建议在检查床旁背景布前立位（坐位）拍摄。视具体情况灵活选择。

四 注意事项

换药室照相，属于损伤期、恢复期照相，可以做非剧烈、非过度运动的动作，通常包括：上看、下看、平视、闭眼、左看、右看、左上看、左下看、右上看、右下看，相当于九宫格照相+闭眼。

挤眼、皱眉、瞪眼等动作，在眼部有创期属于相对剧烈的过度动作，有可能牵拉、撕扯脆弱的组织粘连和挣脱缝线。不利于伤口稳定和愈合。

微笑在有创期属于心理不适动作，在肿胀期、疼痛期，患者通常难以做出或做到位。

第五节 现场咨询室（师）的照相

张诚　李孝君

▶ 咨询室照相的好处

▶ 照相方法

▶ 照相模板

▶ 照相内容

▶ 注意事项

　　现场咨询师和客人交流不是以精准的医学诊断为主。咨询师的工作主要分为术前咨询和术后随访维护。在术前咨询中，其主要的工作是记录患者的需求，帮助患者发现不足，提供解决问题的可能方向（注意，用"方向"，而不是"方案"）。主要是为医生的诊断和制订方案做好筛查和预处理。在术后随访中，主要是做好安慰和帮助康复护理，并指导院外患者拍摄照片，以及亲自对来院患者拍摄咨询师随访照片，做好基本服务或信息上报。

　　咨询室照相，主要是采集有限的几张照片，进行分析、评估，并做好照片资料的信息传递作用。

一　现场咨询室照相的良好用处

　　（1）让顾客（患者）更清楚地了解自己问诊项目目前可以进行改善的原因，具体的治疗操作部位和操作基础原理，有利于建立医患之间的沟通信心。

　　（2）利用成像化的资料结合专业数据分析进行项目设计规划，方案更具个性化、更具适应性，不再是千人一面的方案。

　　（3）更好地记载与顾客（患者）交流过程、方案的推演过程，有效减少术后因沟通理解问题偏差而出现的矛盾和纠纷。

　　（4）针对一个部位，多角度拍照，可单照片分析，也可拼图分析，让顾客通过一张图片就能全面、清楚地了解到自己的综合性问题。咨询师通过拍照分析咨询，做到具体形象，言之有物，"有图有真相"。在和患者交流，以及和其他院内环节交流时，用照片说话，简单、形象、高效。

（5）提高科技感，推进无纸化办公。

（6）适应现代科技发展，利于文件保存、使用、传输等。

（7）提升本岗位和机构的专业度。

二　照相方法

为了更好地完成照相工作，并且能够实现咨询室（师）照相的标准化、程序化、链条化、可重复，实现与相关环节的照片流互动，在照相的具体操作中，给出以下建议：

（1）咨询室悬挂纯黑色或深蓝色背景布进行拍摄。

（2）手机拍照，杜绝美颜！像素高、清晰度好的工作手机即可，不要求使用单反照相机等太正式的照相方式，给后续诊室照相、照相室照相留有空间。

（3）拍摄后根据项目以及分析设计习惯将多角度照片进行多图拼接。

（4）通过微信或其他途径传入便于分享的较大屏幕电脑，最好是智能大屏。可以放大、缩小照片，分部观察患者的眼睛和面部。要和患者一起观察，共同发现、印证和分析一些不足点。

（5）采用一些简单的美图软件，进行不足点标记和修改。有条件的可以进行更加完善的图片处理，给患者模拟出更好的感官效果。

（6）图片复制、粘贴到咨询文档中，保存。

（7）输出，可以给患者微信发送咨询记录，也可以打印备用。

也可以简化为采用平板电脑拍照、处理流程（图7-5-1、图7-5-2）。显示方式也可以升级为各种形式的显示大屏，比如桌面屏。根据各家机构的条件来选定。

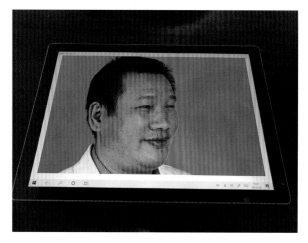

图 7-5-1　咨询师用平板电脑给患者拍照，并在屏幕上进行放大、分析

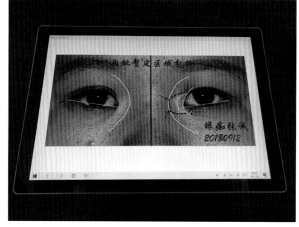

图 7-5-2　咨询师采用平板电脑拍照、处理，有针对性地对一些患者进行讲解

三　模板选择

现场咨询师在接待患者（顾客）时的拍照，通常采用微模板，也即咨询师模板，也称242拍照法，或称4+2+2照相法，共拍摄8张照片。在模板选择上，以能够完成咨询师层次的评估和方向制定即可。

四　拍照内容

正位4张，包括：上看、平视、下看、闭眼。口诀：上中下闭。侧位2张，包括：睁眼、闭眼。

五　照相注意点

（1）取景范围一般包括从头顶到锁骨。

（2）虽然正位6张采集信息较全面，一般简化为平视、上看、闭眼、微笑4张。必要时进行补充。

（3）咨询过程中也可以先不要一次系统性拍完全部照片，可以先拍几张照片分析，然后，再拍，再分析。

（4）一般不需要斜位拍照。可根据需要补充。

（5）注意拍照时的灯光，不可在强光或弱光下拍摄。

（6）拍摄过程中注意顾客身体不能歪斜，注意拍摄角度。

（7）注意顾客头发的位置是否形成阴影和遮挡。

（8）顾客是否带妆，化妆的效果是否会对方案评估造成影响，根据情况可建议顾客卸妆后拍摄。

（9）拍照手机一般为机构工作手机，照片不可外泄，需要加强咨询师保密管理。

（10）如果顾客针对拍照有异议，需要给予良好解释。如果遇到特别抗拒照相的顾客，可改为在监控录像环境下进行咨询沟通。

咨询师照相不同于照相室照相和医生的诊室照相。咨询师照相只是为了辅助咨询工作，用于提升咨询的档次和专业度，不要繁复到超越照相室的系统拍照和诊室的体检性拍照，这样就会把咨询工作复杂化了，而且会影响效率，甚至影响后续专业照相和看诊环节的工作。

　　所以咨询工作中只需要按流程采集最少的照片张数（咨询模板），进行初步分析，可以使用一些简单的图片处理软件进行标记、调整、展示，给出治疗"方向"。注意给医生留下空间。咨询师的拍照、分析工作，为患者的正确认知与合理期望做出了良好铺垫，帮助患者顺利转入后续的医疗进程。

　　对于术后随访患者，通常采用有创期模板照相，或者根据患者的抱怨和诉求，进行一些特写照相，做好初步判断和与患者的交流等服务。对一些需要医生或上级参与的情况，要及时传输照片和交流情况，寻求最好的安全服务。

眼整形美容照相：实用眼整形照相诊断学

第八章

眼整形美容照相管理

眼整形美容照相的机构设置

张诚　陈军　王乾　王德宇　夏小飞

▶ 重视照相

▶ 配备专业人员

▶ 设立专门照相室

▶ 配备照相器材

▶ 制定制度和标准

▶ 完善流程

眼整形美容照相的机构设置非常重要，没有好的照相场所，没有相关人员岗位设置，没有良好的照相设备，没有好的技术标准和管理制度，是无法做好眼整形照相的。一定要重视眼整形美容照相的机构设置，注重流程建设和制度建设。

■ 其一，要领导重视，带动全员重视。

一定要认识到眼整形美容照相的重要性，要有眼整形美容照相的检查意识、诊断意识、数据意识和保密意识，把影像部门的工作地位至少要提升到与医疗技术部门同等重要的地位，在某种程度上，照相室至少相当于综合医院的影像检查的科室。照相机一定程度上相当于是整形美容行业的MR或CT。相信在不远的将来，大家会意识到照相室可能是整形美容机构中重要的部门之一。

领导层中要有专人负责领导及协调照相事务。做好部门设置，设置照相室、视频组、档案管理等部门。厘清行政隶属关系，明确照相室（影像部门）在行政序列中的地位，重视相关人员的使用和成长路径。提高摄影师的地位和职业荣誉感。

■ 其二，眼整形美容照相要配备专职照相人员。

可以招聘具有相关专业（摄影、设计等）知识的人员，进行一定程度的医疗卫生知识和工作流程培训，强化摄影师对被拍对象的了解，需要去深入了解手术，了解眼功能、眼解剖，了解发育学，甚至人类学、社会学的知识。领会眼整形美容照相的重要性，做好照相和临床相结合。为临床提供高质量的照片资料，临床医生也可从照相室人员的劳动中获得医疗技术上的反馈和进步。

避免拿护士、医生助理、咨询师等临时抓差，随便拍照了事，出现了貌似人人负责，其实人人不负责的局面，根本就没法执行什么规范的动作和体位要求。

条件较好的大机构至少要有2名专职拍照人员，兼顾不同部门的照相室工作和轮岗休息。负责培训、督促换药室、手术室、咨询室等环节照相，并做好照片收集、整理、制作工作。

■ 其三，一定要设立专门的照相室。

提供位置优越、宽敞明亮、交通便利的房间作为照相室，房间要足够大。

要注意照相流程设计，形成良好的人员流动线。在机构装修阶段，就要把照相的场所在整个流程中的位置及其与各部门的衔接都考虑好，注意患者和工作人员的动线合理。现有的老机构，也可以进行适当的改造，达到照相室和整个场所、流程的和谐匹配。千万不要随便找个小房间或者楼梯间充当照相室，连工作人员都不想进，患者就更不愿意进去拍照了。

对于一些较小的公立医院科室或小型诊所，可以采用"建筑针灸"式的改造，适当调整房间用途，不需要大动干戈地去改造，不追求大体量，不追求全体系。在诊室、换药室等处先挂上背景布，实现部分拍照功能，然后在诊室（办公室）、手术室悬挂显示屏，能够显示图片，就可以实现初步功能了。

■ 其四，建设照相场所，配备相应的照相器材。

无论是照相室照相还是诊室照相，都需要配备较好的设备，并注意维护和更新。咨询室可以使用平板电脑或手机照相。手术室、换药室等要配备照相机。各照相场所要配备地贴和背景布。诊室和照相室，要配备补光灯和细化的指示标贴。

如果看诊过程中的诊室照片采集比较完善，甚至可以省去照相室拍照这个环节。

看诊医生、主刀医生毕竟不能时时刻刻在等着拍照，大量拍照工作还是需要专门的照相室人员去做。照相室除了拍照，还有汇总整理、存储和管理职能。

作为眼整形美容照相的核心，类似于人体大脑区域的照相室，一定要加强办公设备的配套，购买较好的照相机、镜头、电池、存储卡、背景布、补光灯、引闪器、三脚架、存储设备和办公电脑等。

■ 其五，制定工作制度和相关技术标准。

工作制度是要让相关工作人员知道要做什么、怎么做、什么能做和什么不能做，保证照相工作的顺利开展。技术标准是工作内容的体现，包括如何接待、记录、卸妆、拍照、话术、拍照流程、拍照体系（模板）等。

建立交接班制度，对照相器材、手头工作、工作需求等都要进行日交班。保证照相部门的器材、人员等能够良好衔接、连续平稳运转；保证当天事项的检点、完成；保证物理存储和网络存储状态良好；保证延续工作的向后交代；保证一旦发生换岗、离职等情况，不会造成一无所知和混乱。

做到管理有序，岗位责任上墙，拍照体位、机位、用光规范，存储、整理及时，调阅、使用遵守规定等。

■ 其六，强调完善流程。

决不能因为流程不合理，导致"照片流"梗阻，好事办坏。甚至因为照相流程不合理，造成顾客（患者）不满意，工作人员之间工作不和谐，使得照相成为勉为其难的工作，这就失去了照相的意义了。

眼整形美容照相不是为了照相而照相，更不是初级的证据性照相。照相不是目的，而是一种有效的医疗活动方式，也不仅仅是停留在照了几张照片这个层面。照相是诊疗活动，通过照片的采集、分析、流动，实际上促进了机构诊疗、管理机制的调整。以照相室为心脏，以诊室为核心应用，把咨询室、诊室、手术室、换药室、治疗室等场所串联起来，形成链条，进而交织成网，最终形成诊疗活动的智能化循环。通过照相这个影像系统，改变医疗活动的管理方式，改变医疗活动的行为方式和技术的评价方法，提升顾客（患者）的体验感，提升机构和技术的先进性，从而造福行业，造福顾客（患者）。

第二节　照片的整理、保存和调阅使用

张诚　沈正洲　刘宝　赵云　何忠波

▶ 照片的整理

▶ 照片的保存

▶ 照片的备份

▶ 照片的调阅和使用

　　眼整形美容照相，每天要产生大量的照片，需要有专人进行整理，做好备份保存，并对照片的调阅、使用进行合理化规范。

一　照片的整理

　　照片的整理工作非常重要，甚至可以说，没有整理，等于白照。

　　曾经见过有的机构好几年的照片都没人整理，从相机存储卡拷贝后随机放在硬盘里，硬盘成为杂乱照片的"坟墓"。机构相关人员查找照片和识别照片都非常困难。尤其是某些地域性的机构，不少顾客（患者）在长相上不具备明显区别的特征，加之患者术后产生了较大变化，经常是连患者及其家人都难以相信手术前后是同一个人，医院工作人员就更加难以辨别了。没有整理，自然也谈不上科学保存，更谈不上照片的良好调阅和使用了。

　　照片拍摄完成后，要及时共享，做好院内衔接与网络化。相关人员能够很容易地获取照片并对照片进行观察、分析；在诊室环节，如果没有诊室照相，可以将照片及时传输到诊室，作为诊察、评估、制订方案的基础材料；进入手术环节，能够在显示器上呈现，在医生手术中提供参考。

　　所有照片都要及时下载、整理、转存，要做到"今日事，今日毕"。有条件的，照完相就要转存、整理、备份。在照片数量较大的机构，一天的疏忽和累积，就会造成后续整理工作量的成倍增加。

二 ▶ 照片的保存

目前，已经是数字时代，各机构的照片都是数码照片，已经很难见到使用胶片拍照的情况了。照片的存储也相应以数码方式进行存储。照片的存储以日期、姓名、编号、项目、手术医生等要素为文件名，做到路径清晰，不杂乱，便于检索。

诊疗次日或一定时期以后，对患者随访或其有新项目要做时，需要再次照相时，其新拍摄的照片要按新日期整理，另行建立新的文件夹，不建议整理并入之前的文件夹。

务必注意！不要把工作电脑的硬盘空间当作存储空间，无论电脑硬盘容量是几百G，还是几个T的。牢记，**此电脑只是工作平台，不是存储设备**。可以存储常用的软件和资料，作为素材、工具和平台使用。最多把电脑硬盘作为过渡存储空间，完成转存、备份后，及时清空。

整理照片的一个小经验：从相机存储卡复制照片，转入电脑，整理完毕，转入存储硬盘A，转入备份硬盘B，最后删除相机存储卡上的照片文件。切记不要直接剪切相机存储卡上的照片文件，接着在电脑上进入整理程序。因为这些都是单向操作程序，而且照片都是孤本，一旦出现意外情况，原始资料可能会就此丢失。当然，现在也可以进行一些数据修复，但也还是建议做稳妥的、保险的操作，减少发生意外的环节和机会。

三 ▶ 照片的备份

照片的物理备份非常重要。

至少要A、B盘备份，备份完成后，每天要把它们分开存放，最好在不同的建筑物内。注意防水、防火、防盗。

网络存储与备份。

在科技发展迅猛的今天，网络存储成为一个很重要的途径，包括各种网盘。网络备份有很多优点，不占物理空间，可以远程调阅，有权限者可以多人、多地同时调阅。

但是，网络存储与备份也有相应的问题与不确定性。比如停电或没有网络时，无法调用照片资料；一些网盘运营公司可能会因为资金不足、管理不善等原因倒闭；照片资料、视频资料可能会因为有血迹、敏感部位暴露等原因造成被监管、失效；网络存储，有被黑客攻击、窃取的风险等。关于网络存储，建议只把它作为物理存储的补充，不要过于依赖，更不能把它当作唯一的存储方式。

尽量不要把宝贵的东西放到受制于人的地方。

四 照片的调阅、使用

照片的调阅是指院内各个环节和相关人员申请查阅照片、使用照片，发挥照片在临床各个环节的作用。

照片的使用，包括很多方面，主要是用于咨询，检查，诊断，手术室参考，术后回顾，患者全链条回溯，群体分析（手术项目区分、医生区分、技术区分、关注点区分、组合因素区分等），纠纷处理，以及学术交流等。

照片要能够在机构内形成"照片流"，在各个"影像分析站"之间流动，充分发挥照片的检查、评估、诊断作用，为眼整形临床工作的各个环节做好服务，这是眼整形照相的最基本用途，也是最重要的用途。

在遇到相关的医患认知差异及纠纷时，照片可以作为最客观的原始材料呈现。

照片的调阅、使用，一定要设置审批流程和使用权限，谨防照片资料的流失和被人挪作他用。制定患者照片院内查阅、流通的细则和权限规定，合理、安全使用照片资源。但是，也要注意，不能因为过于严格管理，过于强调防范，造成照片调阅、使用困难，数据不能流动起来，如此一来存储设备就成了照片的"坟墓"。

如果照片不能够起到帮助患者、帮助医生做评估和决策的作用，这种管理就失之偏颇了。应该让照片数据发挥最大的作用，使得人人受益。最大的受益者是患者，其次才是医生、拍照者、相关人员和机构，最终是行业受益、人们普遍受益。

第三节　照相资料的补充、完善

张诚　任冲　何忠波　刘宝

- ▸ 照相资料补充的重要性
  - ▸ 补充拍摄什么内容?
  - ▸ 照相时机
  - ▸ 补充照相的作用和意义
- ▸ 具体需要补充照相的内容细化

　　有不少医美机构,把患者的照相工作只归结于照相室,在流程上把患者带到照相室就算完成工作了。认为只有照相师是唯一责任人,其他人无须关注。这是一种不正确的认知,或者说至少是不够全面的认知。

　　照相室拍照,只是一种工作上的流程拍照、制式拍照,照片的采集是受到一定限制的,不一定很全面。在患者的咨询、诊疗、手术、随访等过程中,还有很多有用信息需要采集。更多的照片信息采集,一方面是用于评估患者情况,帮助患者得到最适合的方案和保养、治疗;另一方面也是医疗行为的进一步完善、汇总,对医务人员、医疗机构和全行业都有着重要的完善和提升作用。因此,照相室以外照片资料的收集、补充与完善,就显得非常重要了。总的原则是全员重视,当患者来到机构时,每个工作人员都要想到要拍照、留存和分析。

　　要从以下几方面引起重视,并进行可行性操作。

■ 首先,是照相内容,要拍哪些?

　　既往内容主要包括:患者既往的各种影像、照片资料、身份证、工作证、毕业证,以及在别处就诊的病历、相关照片等;患者可以允许公开的一些生活照;甚至一些患者和相关医生的信息往来等。

　　当前内容,主要是患者在本机构内美容治疗后的各个时期恢复情况。患者每次复诊,医者都要做好照片等影像的拍摄、细致分析和评估。患者有其他新项目要做时,建议医者也要捎带上老项目的完整拍照,并给出相应的状态评估和保养建议。

■　其次，是照相的时机。

患者进院以后无论是咨询还是复诊，都是补充照相的时机。甚至陪亲朋来院咨询或就诊时，都可以补充拍照。

对一些不能及时来院复查的患者，有条件的也可以采用上门随访的方式，进行检查、拍照、评估。

每一次拍照都是为了更好地记录、观察、评估，用于患者。

■　再次，补充照相的用处。

照相资料的补充，实际上就是为了完善患者的各项资料，事前完善最好，有助于全面评估，制订计划。事后完善也一样有用，可以帮助对之前的治疗效果进行评估，对既往计划治疗过程进行复盘和补充印证。一个患者的完善拍照，资料全面，有助于更好地制订计划，有助于更好地指导康复，取得经验，也有助于后来的患者。每一位患者的完善拍照和完整资料汇集起来，有利于整个患者群，也有助于行业的前进。

■　最后，明确照相的重要性，了解补充照相的意义。

全员重视起来，增强照相和补充照相的意识，同时给予患者最好的、最周到的、最具科学性的医疗技术和服务。一定注意不要为了拍照而进行各种补充拍照，拍照是为患者服务的手段，而不是为了医疗机构取得资料。

■　需要照相资料补充、完善的内容，总结如下：

（1）咨询环节：咨询师对患者抱怨的"点"和自己发现的"点"进行拍照留影，并可以放大分析。

（2）诊室环节：诊疗过程中的4个节点是重要的拍照时机，可以根据需要进行补充拍照。

（3）照相室环节：除了程序化的拍照，照相师可以对自己的发现或者有疑问的"点"进行拍照记录。

（4）手术室环节：手术室患者卧位以后可能会有不同于坐位（立位）的变化，需要拍照记录。术前画线、术中细节、术后即刻效果、手术去除的组织等，都需要拍照记录。

（5）换药环节：每个患者肿胀、淤青的情况不同，每个患者的恢复过程也不尽相同，所以换药时，需要拍照记录。

（6）拆线环节：这是一个重要时间节点。拆线前后眼部会有些变化。拆线后患者就进入了正常程序的恢复期，通常不再依赖医生和医疗机构了。拆线后，大多数患者就不再回到医疗机构进行随访了，除非患者有疑问或发现某些问题时，才会再次回到医疗机构。

（7）随诊环节：术后2周、1个月、3个月、6个月，甚至更久，最好有随访记录。一些并发症也需要记录、观察。

（8）远期拍照：患者此前有本院就诊眼睛项史或有眼部手术史，此次来院随诊或有可能是为了做其他项目。

（9）专程赴外地拍照：对外地不能回院复诊者，医者如果有条件、有机会，也需要上门随访、拍摄、检查、记录、分析。

（10）偶遇拍照：偶然遇到的时候，也要注意拍摄。有一些患者自己观察不到、意识不到的情况，拍摄下来也会很有意义。

（11）陪同环节：患者陪同亲戚、朋友来院咨询、治疗的过程中，一定要给予相应的看诊、评估，并拍照记录。

（12）患者指示点、抱怨点的拍照：患者有时会专程来院，诉说一些不好的感受，或者一些不理想的点，这些都需要进行拍照记录、放大分析和评估，并给出下一步方案和具体措施。

（13）患者的自媒体展示区、交流区：可以发现一些有意义的局部表现，或者是化妆造成的变化，或者是一些表情、观察角度造成的眼部变化，相应图片也需要收集、记录，并进行对比分析。

（14）对于小睑裂综合征等家族遗传性疾病，除了摄取患者本人的影像资料，还要尽量收集其患者家族其他人的资料，如调查收集其兄弟姐妹、父母辈、祖父母辈等类似病例，利于进行遗传学调查。

此处，对眼整形美容照相的"全"提出了新的要求。在眼整形美容照相的模板章节，笔者提出了全模板的概念。这是一种点状的"全"，是指在患者诊疗过程中的某个环节，尤其是在术前诊察阶段，要做到全方位、全动作照相，做到信息采集最大化。本节对患者的照相提出了环节不能遗漏，而且要注意补充，来保证照片资料全面。这是一种线状的"全"。患者从就诊到术后康复、随诊，有一些明显的节点，比如看诊、手术、换药、拆线及随访等，要注意这些节点不能遗漏。有条件的，还要加强这些环节的视频采集；再注意采集患者之前在外院诊疗情况照片和一些能够发现和/或佐证眼部异常情况的照片（包括生活照、毕业照以及各种证件照片等）。这样就更全面了。

在眼整形美容照相中一定要注意这两种"全"。首先做到每个环节点上的"全"，注意不要遗漏方位，不要遗漏动作，从方位和动作上进行审视和梳理。其次是在患者就诊链条上完善线状的"全"，针对每个患者，从环节层面一个环节、一个环节进行梳理，不能遗漏重要环节，并且要注意补充，要重视术前、术中、术后这三大节点以外的环节。

眼整形美容照相，做到了线状的"全"和点状的"全"，才是真正意义上的"全"。

第四节 眼整形美容照相中的允许原则

张诚

▶ 患者允许

▶ 条件允许

▶ 管理允许

眼整形美容照相的"允许"，主要包括**照片拍摄的允许**和**照片使用的允许**两方面。照片使用的允许，需要被拍摄者进行相应的授权，被授权者才能在授权许可范围内使用照片。本节主要阐述照片拍摄中的一些允许原则，注意和遵守各种允许原则，才能更好地完成照相工作。

关于拍照的允许原则，有很多问题值得探讨。以前没接触过摄影的时候，很多人认为照相是件很神奇的事，是一件激动人心和令人向往的事。能够被镜头对准是个很难得的机会，更多的是希望走进镜头，不会拒绝，更没有反对之理。

曾几何时，某些医美机构不当使用明星的照片导致了肖像权官司；某些照相馆使用了未经允许公开的照片，惹来麻烦和官司；以及随着近年来网络的发展，有些照片因各种原因被散发出去，甚至被恶意PS等，造成了不良的社会影响，导致很多人害怕被照相。由于被拍摄者担心自己的照片被用于讲课或者在会议上被当众点评，在医美机构的诊疗工作中，也有个别人不愿意配合照相，甚至会有过激反应。

针对眼整形美容照相的现状和发展需求，我们在肖像权、医疗管理等相关法律法规的指导下，提出了眼整形美容照相的一些"允许原则"，主要包括3个方面：①患者允许；②条件允许（场合允许）；③管理允许。

■ 首先是"患者允许"。

针对患者，采用一些合规的、便于理解和执行的流程和工作方式方法，取得患者配合，是非常有必要的。

由于我们需要拍标准体位、特殊体位、特殊动作、特殊表情来表现患者的问题，这样的摆拍，其实是很折腾人的。有的患者就说，好像被警察审查拍照，心里不舒服。有的患者开玩笑说，像是在做表情包。反复的摆体位、做表情，如果解释不到位，患者耐心不够的话，则很难坚持良好配合。这还仅仅是术前，如果是在术后复诊，因为担心影响恢复、害怕疼痛等原因，患者能积极配合的程度则更低了。

为了适应"患者允许"原则，机构要形成眼整形美容照相的规范化工作流程使得拍照人员专业化，对有疑义的客人，给予耐心、细致的解释，让其认识到照相的诊察作用和重要性，不要误解照片的扩散，不要误解照片的单方面证据作用。照相带来的好处是双方的，除了有益于医疗活动，有利于医疗行业的进步，主要是给患者的诊断、治疗以及术后康复带来益处。

■ 其次是"条件允许"。

眼整形美容照相，各家机构条件不同，有的机构限于条件很难有理想的场地、灯光，也没有相对轻松的时间。所以要合理使用，充分利用好现有的条件。

闪光灯灯光、快门声、摄影者的走动，或者拍摄者站在手术者身后造成的威压感，都是影响被允许摄影的因素。要注意避免。

手术、治疗中的摄影、摄像，拍摄者要学会见缝插针，不能干扰手术者的操作，并且要尽量征得患者的同意，以免事后患者纠结于拍照可能产生的干扰，从而怀疑手术效果。

■ 最后是"管理允许"。

拍摄活动是整个医疗活动的一部分，即便医疗有需求，也要取得管理上的允许和流程上的配合，这是顺利开展工作的重要条件。

拍照工作要遵循各种法律、法规的约束。

拍照工作要遵循医疗工作的特点。

在各种场合，都要遵守相应的管理规定，比如手术室的无菌原则。

尽量减少打扰。眼整形美容照相是为了采集信息、提升医疗效果，只是一种辅助手段，不能无限扩大拍照时间及角度，否则会造成过多干扰。

充分理解和应用好眼整形美容照相的这几个"允许原则"，医患双方协力配合，共同做好眼整形照相，以最完善的术前信息采集，得到最准确的诊断，做出最合理的决策，从而得到最优良的效果。

眼整形美容照相的相关法律基础知识和肖像权知识，参见第一章第五节。

第九章

眼整形美容照相拓展与视频

第一节 眼整形美容照相法指导下的视频拍摄

张诚 沈正洲 蔡薇 赵云

- ▶ 加强视频拍摄的原因
- ▶ 关于视频时代
- ▶ 视频拍摄
  - ▶ 正面拍摄
  - ▶ 前斜 45° 拍摄
  - ▶ 侧面拍摄
  - ▶ 注意事项

本书大量的篇幅都在阐述为什么要拍照，怎样拍照片，怎样去解读照片，以及拍照工作的合理安排和衔接。这些在当前的平面媒体上还是非常有用的。随着传输、播放形式的改变，以及受众的需求转变，甚至专业研究也需要进入视频层次，那么，视频拍摄就成了一种必须要做的项目。眼整形影像就不能仅仅局限在照片这个层次了，虽然有些机构和人员还不能较好地拍摄和运用照片，时代就进入到另一个层次了。

本节将对眼整形美容照相法指导下的眼部视频拍摄进行简要的阐述。

一 视频拍摄的理由

相较于视频，照片存在一定的局限，照片是记录单个特定的瞬间，照片是静态的、非动态的。照片缺乏更多的连续变化的细节，缺乏对动作的观察。

视频，可以将一系列静态影像以电信号的方式进行捕捉、记录、处理、存储、传送及重现。连续的图像变化每秒超过24帧以上时，根据视觉暂留原理，人眼辨别不出单幅的静态画面，看起来是平滑连续的画面效果，这种连续的画面称作视频。

视频记录的是连续的多个瞬间，内容更加丰富。在眼部情况的记录、观察中，有些动态的连续变化，只有通过视频才能记录和表现，比如上睑睁开的速度和力度，以及动作执行过程中的情况，

332

用视频才能更好地记录。眼部动作，从启动到止停，用拍照记录，只看几个固定的节点，还是不够的。需要观察连续的过程，需要看从一个位置到另一个位置的速度、时间、流畅性等，以及双侧的动作同步性（对称性）。这些都需要通过视频来记录、展示、分析。

特殊情况下，可能需要通过高速摄像、慢速播放来分析眼部动作的完成情况，比如观察睁眼时眼睑是否启动迅速，过程流畅，止停及时、准确。

照片和视频的关系，基本上相当于将连续拍摄的照片连接成视频这样理解。

照片主要基于现阶段的载体和传播途径成为较主流的应用。但是，无论是在文章发表、书籍出版等方面，相关视频的传输和提供已经成为趋势和必须。许多语言、文字，甚至照片的描述相较于视频都是苍白的。

那么，视频能取代照片吗？大概率上讲，单张照片的拍摄，以后会逐渐减少，甚至消亡。以后应该不需要像现在这样按一下快门，得一张照片（一个画面）。据现在的视频理解，已经可以从视频中选取一张，用作照片。只不过由于视频质量的限制，照片的质量还不够太好。4K视频的照片质量已经有改善了，目前已经有8K的视频拍摄，照片质量就更高了。视频取代单张照片是一种必然趋势。

二 现阶段是否可以直接进入视频时代

随着载体和传播途径、阅读显示工具的发展和完善，人类的记录载体从石刻到竹简，再到布帛，再到纸张，成为文字图画的进展。但是纸质传播显然具有很多缺点，不便于携带，书写麻烦。不易保存，信息容量有限。以前汗牛充栋的书籍，现在只需要一个优盘就全部装进去了，甚至是网盘的某个角落就够了。随着影像的广泛应用，让人突然生出一种"文字会消失的感觉"！也许以后，在纸上起笔写字会像现在的书法作品一样稀少。

当前受众的需求、阅读习惯、对信息接收的方式都发生了重大变化，已经很容易接受短视频类信息，而且视频的传播速度、保存介质都达到了很好的情况，技术上不存在问题，但是，目前主流的知识载体还是纸质媒体，即便电子版的文章，使用的图像信息还是以照片为主。相较于多年前，有些文章的发表连线条图都没有，仅仅是文字的描述，后来有了模拟图，再后来有了照片，甚至手术过程都是用画线、切开、止血、分离、去除、缝合等过程的单张照片来表述的。当前视频展示已经成为重要的内容形式。一些杂志、书籍中也可以通过相关链接得已观看视频。

限于当前的文化知识传播方式，建议仍然要重视和加强照片的拍摄。在机构和个人的影像工作中，逐步加强视频拍摄工作，并不断增加设备、引进人才、购买软件，努力推进视频拍摄工作，抢占视频拍摄工作的先机。

怎样更好地完成视频拍摄

眼整形的视频拍摄遵循一般的拍摄规律，所不同的是眼部视频拍摄又是一个医学问题。需要按照特定的环境、要求和检查顺序进行拍摄。

当前有一些眼整形影像，无论是照片还是视频的片段，基本就是反复做睁眼、闭眼的动作，没有遵从眼部动作的全面性和相应的顺序，不能够很好地记录眼部信息，更不能完成"体检性视频"拍摄。

在本书大部分章节，花费了很多精力描述照片拍摄的方位、动作，以及每张照片的分析，然后又组合成各种拍摄模板，甚至针对每一个解剖部位和手术操作名称进行了模板化拍照总结。每一个眼整形拍照的应用者，完全可以做个"拿来主义"者，随机拿来就可用。而这些在眼整形照相中成体系的知识，恰恰可以将"拿来主义"应用在眼部视频的拍摄上。每一段眼整形视频的拍摄，都要纳入相应的眼部动作，完成对眼部的全面检查记录。

避免拍摄那种只有睁眼、闭眼的视频，甚至有的拍摄者不知道给患者下达什么动作指令，盲目录了一段视频结束。

眼整形视频拍摄中眼部动作推荐如下：

正面拍摄视频，通常拍摄"上中下闭挤笑"6个眼部动作就可以了，由于视频拍摄没有单张照片拍摄时的一些延时，可以在较短的时间内拍摄更多的动作，只要条件允许，可以再加拍"瞪眼、皱眉、眯眼"动作，还可以拍摄眼球九宫格动作"左看、右看、右上看、右下看、左上看、左下看"等。

对于需要观察面神经支配情况者，可以拍摄鼓气、吹口哨、龇牙、伸舌等动作。

也可以加拍咬合关系的视频。

下颌瞬目综合征的视频拍摄。

Bell现象的拍摄。

眼睑松弛度和弹性的拍摄。

重睑"灵动性""灵活度"的拍摄。

一些眼部检查方法和结果的视频拍摄等。

拍摄前斜45°视频，可以简化拍摄"上中下闭挤笑"6个眼部动作。根据检查者的需要增减。

拍摄侧面90°视频，简化拍摄"上中下闭挤笑"6个眼部动作。"上中下闭"在面部静态情况下是最重要的眼部动作。需要观察面部表情及上颌部组织隆起状况时，可拍摄"微笑"动作视频。

对侧前斜45°和90°侧面，视频拍摄同上。由于每个人的面部都不可能完全对称，加上躯干、四肢、颈部的一些偏斜因素，甚至头型的偏斜、不规整等，都有可能造成两侧表现有差异。所以，双侧拍摄是不可省略的步骤。

注意事项：

注意光照强度，注意光照的均匀、对称情况。

注意不要为了拍摄而拍摄，所有拍摄都是检查性的，要取得患者的同意和配合。

对于术后患者，一般不要做挤眼动作的拍摄，非必要情况下，要避免微笑动作的拍摄。

注意摄像机的对焦和景深调节，保留最大量的细节。

机构要做好相应的场地、人员、软件、硬件以及流程的升级。

随着智能手机的普及，拍摄照片和视频已经是一件人人可为的事情了。

无论是照片拍摄还是视频拍摄，影像拍摄只是一种记录手段，无论记录手段怎么升级换代，演员的表演始终是最主要的。放在眼整形的拍摄上，就是无论拍照片还是拍视频，都需要让眼睛做出各种动作，让设备有内容可拍。眼整形影像的拍摄，虽然有动作模板可以套用，每当面对一个新的患者时，照片拍摄和视频拍摄反映的是当事医生对眼部情况的了解和思考，了解得越深入，需要常规系统性拍摄的内容就越多；思考得越多，需要多角度探寻性的拍摄就越多。

对眼整形了解得越多，思考的越深入，医生就越离不开相应的影像（照相、视频）拍摄、分析，就越离不开相应的眼科检查（眼科影像记录）。对眼整形影像的理解层次，某种程度上反映了相关人员处在眼整形金字塔中的层次。

眼整形美容照相法指导下的视频面诊

张诚 蔡薇 王乾 刘宝 贾凤华

▶ 视频面诊

▶ 视频面诊的影像采集

▶ 视频面诊中的注意事项

由于一场史无前例的新冠肺炎疫情的爆发，不少地区和城市实施了减少人员流动、聚集的措施来控制疫情，很多人的出行受到影响，面对面接触和交流也受到很大影响。疫情发生前并不被大家看好，甚至被一部分医生抵制的"视频面诊"，在整形美容界一时成了一个热点名词。一些机构为了减少疫情带来的客流影响，也通过各种途径，踊跃开展视频面诊。

视频面诊不是一个新鲜的事物，很早就有网络会诊、远程会诊了，包括远程手术。只不过是整形美容界在疫情期间及后疫情时期，把"视频面诊"推向了一个新的"热度"，都不能说是"高度"。视频面诊所涉及的很多新的内容及法律问题不在讨论之列，本文仅就视频面诊中的一些专科内容和影像技术进行一些阐述。

视频面诊可分为实时在线视频面诊和延时视频面诊。实时视频面诊是在直播状态下，医患双方实时交流，医生对患者的即时视频表现进行观察和评估，并初步给出指导意见。而延时视频面诊，是指医患双方不同时在线，医生可以根据患者提供的视频、影像资料进行观察、评估，并给出相应的指导意见。当前，视频面诊通常指的是实时在线视频面诊。

一 视频面诊中的影像采集

（1）视频的取景范围：聚焦以眼部为中心，上方包括头发，下方平双肩。可根据情况调整镜头远近，来调整观察范围。不要奢求在短时间的视频面诊中能够全面了解头面颈关系及全身关系。

（2）视频中需要患者做出一些眼部动作：医生牢记"上中下闭挤笑，瞪眼皱眉眯眼左右看"这些眼部动作，适时引导患者做出相应的眼部动作，进行观察。

（3）留心观察患者自己主动展示的眼部方位和动作下的形态。

（4）充分利用患者所处环境的光线条件，争取达到最好的眼部照明条件。

二　视频面诊中的注意事项

（1）医方的环境要安静，背景画面要符合面诊场景，道具不要太多、摆设整洁、搭配不要混乱。

（2）注意仪表妆容，不要穿着太随意，也不要太刻板，根据自己的特点，保持轻松得体。即便是手术刚刚下台，也不要以不整洁的面目示人。

（3）注意摄像头与拍摄主体的位置关系。

· 医疗机构方：大多属于平齐医生眼睛的拍摄机位。不用太多调整。

· 患方：手机（摄像机）大多处于阅读位或视频观赏位，通常摄像头低于患者的眼部，患者盯着手机屏幕的画面时，又造成眼睛的注视方位低于摄像头较多。注意患者面部、眼部和手机摄像头、屏幕的位置关系，让患者多调整机位使医生能够观察到最好的画面。

· 正确做法：让患者抬高手机，视频观察时摄像头平齐眼部；患者平视注视摄像头为眼睛的平视状态；保持此体位和头位，眼睛做各种动作。

（4）视频面诊中，患者通常是单手持机，随意性较大，一方面会造成画面不稳定，另一方面则是身体单侧负重，造成的身体倾斜、肩部抬高，头颈肩关系异常，从而影响面部、眼部组织形态的判断。

（5）注意眼别，因为患者使用手机的前置摄像头，我们从屏幕上看到的患者是左右相反的，则眼别是相反的。一定要注意正确指示患者的眼别，做好相互对应的描述和交流。

视频面诊，受到患者提供的主诉、病史及视频的局限，只能说是一种交流方式，是一种"视屏交流"。视频面诊与现有的医疗行为有一定差别，属于新生事物，相关的法律法规还没有很好完善，无论参与咨询的机构人员是否是专业医生，都有可能面临一些法律风险。建议在视频面诊中谨慎使用"诊断""治疗""手术方案""手术项目"和"治疗项目"这样的医学名词。建议在诊断环节使用"评估""存在某某问题"等名词；在给出治疗计划环节，建议使用"处理方向""某某处理建议"等名词，并模糊具体的手术方式名词，只是给出方向和可能。视频面诊相当于咨询师（助理）与患者的会面、沟通，话不要说死，不要一锤定音。注意，是方向，不是方案。

诊断和方案的制订一定要以院内诊室面诊为基准。以免因为视频面诊中的患方信息不全面，造成医生的各种误判，带来不良影响。

眼整形美容照相的展望

张诚　韩雪峰　田怡　侯俊杰

▶ 单击单发照相的局限

▶ 照相方式的展望

▶ 数字化医疗与眼整形美容智能化

　　目前，眼整形美容照相还处在未能普及、缺乏体系、缺乏规范的历史阶段。而影像采集的科技发展则早已给出了更好的方式、方法。

　　本书重点介绍和推广的眼整形美容照相方法和体系，放在当今科技发展的大环境中，还是处于比较原始的"农耕"阶段，属于纯手动的方法。照相过程为，给患者指令，嘱其摆好体位；再次给患者指令，嘱其做好眼部动作；拍摄者对焦，按下快门，完成一张照片的拍摄。下一张照片拍摄再重复上述过程。这种照相属于单击单发形式，每一次只能完成一个方位中一个动作的一张照片。一个患者完成中模板拍摄（5630照相法），则至少要转动5个方位，做30次眼部动作，拍摄者要下达30次以上的指令，按动30次以上的快门，过程非常繁复。

　　单击单发照相带来的另一个问题是，同一个动作不能从各个方位同时拍摄。比如向上看，按照目前的照相方法，正位、左前斜45°位、左侧位、右前斜45°位、右侧位，这5个方位的向上看照片，实际上不是"同一个向上看"，而是5个"不同时间的向上看"。可能会因为患者动作不到位、肌肉疲劳等原因，造成所拍摄的5个向上看并不同时，不是同一个动作，动作完成度有差别。

　　同时，目前的照相缺乏很好的、直观测量功能，因为焦距和摄距的不同，造成差别较大。

　　再者，照片是二维图片，透视关系会发生某些改变，有时并不能很好地反映眼睛和面部的立体形态。

　　最后，眼睛是活动的，尤其是眼部整形美容最相关的眼睑，每天都在有意、无意的运动中，仅仅通过照相，还不能很好地反映眼睛的动态情况，包括速度、力量、幅度、过程和止停等。

　　在以后的眼整形美容照相中，要逐步实现单击多发、视频拍摄以及精细3D测量的拍摄功能。从手持相机的分散照相阶段进入集成照相阶段，解决手动的单击单发照相的弊端。先实现影像采集方式和效率上的提高和改进，后期再实现初步的计算、比对功能，给出相应的诊断方向和方案建议。

高速、高质量视频，可以更好地解决动态诊断问题，更加关注**过程诊断**，不再是照片式的**静态诊断**或**终点诊断**。本书的眼部多动作，与睁眼、闭眼这两个终点动作相比，已经增加了不少过程动作，已经具备了动态的过程诊断的思维。

在将来的眼整形影像实践中，照片可能会成为最次要的影像采集和输出方式。

当前照片的采集和分析，更多的是关注在因果关系上；而信息化、大数据的思维将更多关注在相关关系上。

思维方式、方法的进展，必然带来信息量的巨大。通常，一个医生的知识储量、思维方式、哲学思想都可能会局限自己，导致不客观地看到和不客观地分析，从而得出不客观的方案。改变这些，都需要人工智能的介入，来帮助我们实现更高层次、更完善的分析和决策。

目前来看，集成照相的设备可能还会比较笨拙、复杂，需要在专门场所使用。对于诊室、手术室、换药室，这些比较灵活的拍照场所，或者有诸多限制的场所，单击单发照相还是不能被完全取代的。除非照相器材小型化后，达到更加方便和更加完善。

笔者做了一个大胆的预测，随着眼整形影像采集、分析的发展，加上重睑原理的更新应用，再加上手术理念和手术硬件、软件的提升和丰富，眼整形中的重睑手术，可能会最早从"手工业时代"，进入"自动化工业时代"。

数字医疗已然来临，而且会得到更充分的发展。眼整形美容在检查、治疗、仪器的应用以及新的智能系统的使用上，还存在一些差距。从眼整形美容照相开始，把眼整形的影像化作为敲门砖，积极推进，从而带来更广泛、更先进的数字化进步。

第十章

眼整形美容照相常见
不良情况及改良对策

常见不良情况及改良对策

张诚 沈正洲 蔡薇 贾凤华 任冲 王乾

- ▸ 被拍摄者方面
- ▸ 拍摄者方面
- ▸ 拍摄环境
- ▸ 拍摄设备
- ▸ 拍摄技术
- ▸ 拍摄细节
- ▸ 拍摄体系
- ▸ 前后一致性等

作者数年来对数百家公立医院和私立整形美容机构眼整形美容照相进行了持续不断的实地调研，发现大部分机构都存在这样或那样的问题，大概可以分为以下几种情况：

患者方面：体位不正确、化妆、显露不足、装饰品、动作不会做或做得不到位；存在戒备心理、配合度不够等。

拍摄者方面：不是专业拍摄者，摄影和医学方面存在知识短板。

拍摄环境方面：场所狭小、光线不足或照射方向不良。

拍摄设备：普遍相机版本较低，周边设施缺乏。

拍摄技术：用光、相机参数、人机距离、角度等不准确。

拍摄细节：未能理解医疗意图，未能准确拍摄关键点。

拍照体系：没有具体实用的照相体系、模板可参照使用，拍摄混乱。

前后照片：方位、动作、相机位置、镜头、参数、用光等不一致。

所拍摄的照片质量太差时，会歪曲临床发现，甚至导致医生对图像的错误理解，最终导致误诊误判，甚至造成不良的医疗后果。所以，有必要对临床常见的眼整形美容照相不良情况进行分析和改正。

患者体位不正确

1. 常见表现

前斜45°位拍照时，患者身体不动，仅头面部向一侧转动45°。拍侧方90°照片时，就再努力转过去。这种情况最大的问题是颈部对面部的牵拉和变形。患者也很难真正转到侧方90°，动作不到位。

甚至有的机构和个人图省事：患者术后仰卧（躺）在手术床或治疗床上，让患者转头来模拟前斜45°位或侧方90°位拍照。照片的意义就大打折扣了。

2. 问题原因

比如前斜45°位，不是仅仅扭转脖子，而是要"脖子扭扭、屁股扭扭"。

除非专门拍摄转头造成的颈部、面部牵拉改变，否则，要避免这种通过扭头、转脖子造成假角度的不良做法。

3. 改进对策

保持注视方向，面部、胸腹、膝盖、脚尖在一条线上（患者正中矢状面），指向同一方向。简单讲，就是要面胸膝足四位一线连轴转（同步旋转），到达指定角度。

角度的准确确定，以拍摄者的正中矢状面和被拍摄者的正中矢状面之间的夹角来确定，而不是仅仅看患者转动方向在地标上显示的角度。

 俯拍

1. 常见表现

照片显示患者头大身子小，头部也是上大下小，形成畸形外观。

背景上的格子会呈现上大下小，垂直的线条顶部会呈现向侧方开放倾斜。

2. 问题原因

照相机镜头指向低下，拍摄者高于被拍摄者，造成俯拍。

3. 改进对策

照相机机身和被拍摄者的拍摄部位等高。

背景布采用格栅纹路，帮助拍摄者确定机身水平。

用三脚架稳定机身，并调整相机高度，使其不会在拍摄中随着拍摄者的手部位置变化而出现变动。

 仰拍

■ 1. 常见表现

照片显示患者上小下大，眼部比例、大小畸变，不真实。

背景上的格子会显示上小下大，垂直的线条顶部会呈现向中心汇聚倾斜。

■ 2. 问题原因

以站立位时多见。拍照者比被拍摄者低，镜头挑高、抬起向上，造成仰拍。

■ 3. 改进对策

保持拍摄者眼睛、相机和被拍摄部位在同一水平线。拍摄者要有意识训练这种习惯和感觉，不要盲目相信自己的照相机是水平的。也可以用三脚架保持机位高度，此时还要注意患者的坐姿、密切关注挺胸收腹和含胸塌肩之间的坐高差别。

采用网格背景布，观察背景上网格是否在视野中横平竖直。或者调出相机的网格线，和背景网格线进行契合。

这样才能最大限度减少图像的透视变形，使得所拍摄的照片更加接近真实。

 患者矢状轴线与照片的矢状线成角

■ 1. 常见表现

患者的头像在照片上，显示向一侧倾斜。

■ 2. 问题原因

照相机旋转，造成相机的水平线倾斜。

出现这种情况，有可能与拍摄者的单眼视觉差异和判断习惯有关，也可能与拍摄者观察照相机液晶屏或取景窗的角度不正确有关。

3. 改进对策

照相机除了要高度和拍摄对象等高，还要保持相机的水平线水平，以免出现相机相对患者出现旋转。

采用网格线背景布，对焦准确后，患者背后的网格是方正的，显示照相机位置正确。

安装三脚架来稳定照相机。

以上二、三、四条，涉及照相机的位置状态，涉及照相机的俯、仰、旋转，在照相实践中一定要注意规避，坚持"横平竖直"的基本原则，来保持照片的基本拍摄面稳定、正确。

五 患者注视方向不正确

1. 常见表现

眼神不对。平视时，注视方向偏上、偏下，或偏向一侧注视，导致照片不规范、不标准。

2. 问题原因

拍照时，没有明确的注视点让患者注视，患者听到口令时，只能自己凭感觉去注视，随机寻找注视区域内可能的注视物，医患双方都不能感知是否正确。

3. 改进对策

在患者不同注视方位的上中下位置上，做好相应的标记，让患者在听到某个眼部动作的指令后，有目标可注视，基本保证动作的规范、一致。

需要注意的是，患者的身高不一，采用坐位拍照时，要及时调整患者的凳子高度，使得眼睛与平视指示标记相平，并使得患者头部处于既定的拍照圆的中心，不要前后左右移动。

六 患者的眼部动作不到位（或不充分）

1. 常见表现

睁眼不全，造成假性下垂外观；笑不出来，动作不完全、不充分，卧蚕显示不良，睑裂形态关系显示不确切。不能很好完成瞪眼、皱眉动作，造成神经支配误判。

■ 2. 问题原因

没有给予患者正确的指令，比如，向上看、平视等，要给患者一个正确的指示点，不然，患者不知道要看哪里，动作就很难标准、规范。

患者初次到一个陌生的医疗环境，可能不一定能自如地做出寻常的眼部动作，甚至紧张到"不会"睁眼和闭眼。

拍照时机与患者动作维持时间，没有很好契合。

患者之前的肉毒素注射对相关肌肉的影响。

患者之前的过度填充，造成的局部动作受阻。

患者存在隐匿性外伤史、同位素敷贴史等导致局部陈旧性损伤，没有及时告知医生。

■ 3. 改进对策

给出放松的环境和必要的示范，引导患者做出相应动作，拍摄者注意抢拍。

营造拍摄者和被拍摄者的平等、合作地位，不要有居高临下的指令性行为。

另一个注意点是动作指令顺序不要混乱，拍摄者要给出相同的动作顺序，比如"上中下、闭挤笑"等，简单重复后，患者就能自行进行了。

关注、询问患者之前的注射、填充造成的眼部影响，并做好记录、标记。

加强对有疑问现象的病史追询，嘱患者重复做相应动作，并观察、记录。

七 面部变形

■ 1. 常见表现

面部中间突起、放大，颧骨突起；面部周边缩小，额部、颞部缩窄，下面部、下巴缩窄，呈中间突起、两头变尖的面部画面。

■ 2. 问题原因

多为使用广角镜头造成的筒状畸形，是一种透视失真。小于35mm焦段的镜头容易出现。镜头离拍摄物体过近也会出现。手机的小广角镜头，凑近拍摄时，也容易出现面部变形。

对于任何一种镜头，当非常接近被摄体到一定程度时，就会产生这种失真。越接近被摄体，失真越严重。相机镜头离面部越近，畸形越明显。由于被摄体越近就会显得越大，因此在靠近拍摄时，鼻子等中面部组织器官就会显得比面部其他部分不呈比例地增大。

3. 改进对策

一般建议使用50mm焦段。笔者通常使用105mm（尼康）。

手机等镜头多为小广角，在使用中要注意远离面部，脱离失真范围；再使用变焦，将画面范围缩小。

无论使用何种镜头，都要注意镜头和拍摄物体之间的距离要合适。

八 眼部显露不全

1. 常见表现

眼睛被遮挡，显露不全。

额部被头发遮盖，没有显露，不能了解面部纵向比例和额部情况。

颞部被头发遮掩，看不到面宽。

2. 问题原因

最常见的是前额头发的遮挡、女生的刘海、男生的长发等。这些头发至少造成额部、面部两侧的显示不全。也常有一缕或几根头发遮挡在眼前，被拍入照片，造成细节遮挡。

有些是帽子等装饰物对面部、眼部的遮盖。

有些是眼妆、眼线、美瞳镜片等对眼部的遮盖。

3. 改进对策

照相之前一定要去除各种装饰物，去除外套、毛领、围巾、帽子，去除有框眼镜，卸妆，去除美瞳镜片等。

头发的处理，一定要用发卡、发箍等向后梳拢，完全显露额部和颞部。发箍一定要窄而轻便，不要用毛巾包头，不要用弹力发带！它们的重量和弹力足以改变额、眉的位置和形态，继而影响眼部真实情况。

注意发箍的消毒，做到一客一箍。

九 照片模糊不清

1. 常见表现

照片显示整个画面模糊，照片有虚影。

目标拍摄点模糊，而背景等无关紧要的画面却是清晰的。

2. 问题原因

手抖是最常见的原因。不是经常拍照的人，有可能在按快门时，出现相机抖动，再加上快门速度不够快，很容易糊片，属于动态模糊。

镜头脏了。镜头表面指纹较多，没有及时清洁，或者在冷热环境、干湿环境变化时，也容易造成镜头起雾，拍照不清晰，属于静态模糊。

对焦模糊。在多点对焦模式下，相机随机选择的对焦点，每次都不同，很有可能哪一次都没有选择我们最需要的拍摄点作为一个对焦点。采用单点对焦时，没有及时调整好对焦点的位置，在构图时，没注意到对焦点的位置不对。

M模式时，即便没有对好焦，快门也能按下去，并完成拍摄，导致照片模糊。

3. 改进对策

平时要注意相机的保养，防止镜头脏污，及时清理。环境温度、湿度变化较大时，不要着急拍照，等相机适应环境了，再行拍照。有条件者增加除湿、保温设备。一般眼整形美容拍照，都是在比较稳定的环境中，很少出现需要除湿、保温的情况。

对于手抖问题，平时加强拍摄训练。另外也可以调整快门速度来规避，比如通常快门速度不要低于1/60秒，理论上讲，要规避心跳和脉搏的频率，大于心跳和脉搏频率，减少手抖发生的概率。还要注意快门与镜头焦段的关系，比如焦段是100mm，则快门速度要快于1/100秒，才会减少抖动模糊的概率。总的来说，要注意适当提高快门速度。

有低血糖手抖或帕金森病手抖情况的人，就不要强求自己去做拍照工作了。

加强对焦训练，对焦准确，拍照时相机不要移动。有的镜头有跑焦现象，要注意甄别和调整。

照片细节不清

■ 1. 常见表现

照片整体清晰度尚可，放大后细节不清。

画面噪点太多。

■ 2. 问题原因

取景范围过大，造成眼睛局部所占的像素很少，也大多不在对焦点上。比如有人用站在船头的大场景照片来咨询眼睛状况，放大后则很难看清楚眼睛。

机身像素过低，比如相机还停留在1000多万像素层次。

镜头质量不佳。

照相时光照不足。

采用了较高的ISO，造成画面噪点，从而照片显示细节不良。

过曝造成细节损失等。

■ 3. 改进对策

眼睛照相最大范围通常也就是全面部照相，不要用半身像或全身像，更不要用旅游风光照来观察眼睛。特殊情况，要补充眼部特写照片。

照相机机身像素过低者，要更新设备。

关于各种镜头的拍摄质量，一般照相机用的都是变焦镜头，套机的"狗头"不如金圈或红圈镜头，变焦镜头通常又不如定焦镜头。眼整形美容照相建议多采用定焦镜头。笔者推荐佳能全画幅相机+100mm（f2.8）镜头，或尼康全画幅相机+105mm（f2.8）镜头。

要注意控制、调整合适的ISO值，从100开始，最好不要超过800，可以通过增加光照、加大光圈、减慢快门等方式增加进光量。

观察曝光情况，不能过曝，也要避免曝光不足。

白平衡的校正是必需的，有助于准确显示拍摄对象。

照片拍摄不全

■ 1. 常见表现

照片显示不全，有"砍头截脚"现象，可以看到被裁切了头部、下巴、侧面部的一部分等。

■ 2. 问题原因

所见非所拍。

取景时，看到的是一个想要的画面；拍摄时，因为按动快门，出现相机甩头（低头、抬头、左右偏移等）现象，造成理想的对焦画面被裁切掉一部分，没有纳入镜头，造成拍摄不全。

严重者，拍摄者身体会出现不由自主的跟随动作，造成身体倾斜，照相机镜头随之移位、甩头。

■ 3. 改进对策

多加练习：稳定握持照相机，轻柔、准确按动快门。观察和改正自己不由自主的身体随动情况。意识到按快门只是食指的一个小动作，而不是全手、全胳膊的动作，更不是全身的动作。

做好技术防范：多使用三脚架，使用快门线，使用屏幕点击等。

手机和照相机上触摸屏的操作，也要轻柔，不要干扰机身的稳定性。

背景杂乱

■ 1. 常见表现

背景不是均一的背景布，有可能是随意选取的柜子、墙面。

可见无关人员、物品出现在画面中。甚至出现鲜艳夺目的色彩。

还有的背景出现隐私内容。

■ 2. 问题原因

没有背景意识，对背景布的重要性认识不足，以为只要拍到患者的眼部就行了。

■ 3. 改进对策

不要以条件有限为借口。

可以尽量寻找干净、整齐的墙壁、规整的柜子作为背景。也可以简单悬挂一块手术布单作为背景布。

拍照时，要注意"清场"，要学会避开杂乱的物体、不规则的物体、人群等。

我们提倡诊察性照相理念。在诊室进行简单布置，悬挂背景布，备上灯箱和三脚架，设置成简易影棚。既不额外占用办公空间，又成为面诊的一个重要环节，使得看诊和照相有机融合。

需要提醒的是，背景颜色最好做到前后一致，便于对比。

 # 光线不良

■ 1. 常见表现

画面暗淡、曝光不足或过曝。

光线两侧明暗不同，造成左右阴阳脸；或者患者背对窗户、光源等造成背光，使得患者面部灰暗，甚至有眩光干扰拍照。

■ 2. 问题原因

光照不足，或过于明亮。

以为靠近窗户、光源就是增加了光线，增加了明亮度；却错误地把拍摄者面对的"光亮"、看到的"明亮"，误以为是患者面部能够投照到的"光亮"和"明亮"。这种认识误区在拍照人员和患者中并不少见。

■ 3. 改进对策

记住：光线明亮，以投照到被拍摄对象上的光量为准。

要注意照相室光线的稳定，对于光线变化的环境，要及时调整相机参数。

有条件的，采用人造光源，通过布光，达到两侧均一、参数稳定的光线投照。

避不开窗户等自然光源的，要让患者面对光源，让光线均匀投照，避免两侧明暗差别。

窗外的自然光容易受到天气影响，比如阴天、晴天；在一天中的不同时段，光照强度也不一样；即便在相同时刻，一块云彩的飘过或者建筑物的遮挡、反射，对光照强度都有影响。这些要提醒初学者注意，及时调整相机参数，避免过曝或曝光不足。

画面不干净、主体不突出

1. 常见表现

术前照相的照片中出现手、颜色花哨的头发、装饰物等。

术中照相的画面中出现无关物品（敷料、手术器械、切除的组织等）；术区血污较重，或者擦拭后可见血迹；可见分泌物（除非特意拍摄用于说明问题）；可见手术巾单血迹、液体沾染等。

2. 问题原因

术前照相没有注意拍照区域的良好显露。

常见于术中照片，有些急诊外伤，时间紧迫，可能也难以顾及更多细节。

3. 改进对策

既然要做一件事，就要做好。

去除患者的无关装饰物，避免使用花哨的发卡等。无关人员和物体远离拍照区域。

养成照相前认真整理台面、清洁术区、遮盖沾染区域的好习惯。

 # 缺少方位

1. 常见表现

大多只有患者正面照片，缺少前斜面方位照片和侧面方位照片。

2. 问题原因

术前轻视、匆忙，认为有正位的照片就够用作留影、记录了。

3. 改进对策

全面提高对眼整形美容照相的认知，照相绝不是为了到此一游的留影，而是用于诊察。

养成常规方位"面面俱到"的习惯，就像铁路工人的小锤子，每个方位都要敲到：正位、左前斜45°位、左侧、右前斜45°位、右侧等。

缺少照片张数

1. 常见表现

术前拍了正面睁眼、闭眼照片，术后拍了睁眼、闭眼、上看照片，一比较发现术前没有拍摄上看照片。

2. 问题原因

拍摄者对术前照相不是心中有数或没有深刻认知，当术后有了更多认知，就多拍了照片，却发现术前没拍，心情还是很沮丧的！

有的情况是，几年前自己的认知还是处在"一睁眼、一闭眼"2张照片这个层次，后来进步到上看、平视、下看、闭眼4张照片层次，再后来进步到"上中下闭挤笑"6张照片层次，再后来进展到增加"瞪皱眯"的9张照片层次，甚至又加入了九宫格照片。一路进步，总是会发现之前的照片张数不够，总是少东少西的。

3. 改进对策

学习先进的照相理念，尤其是本书介绍的照相方法和体系模板。虽然自己一时理解不了，甚至认为用不上，建议还是要先学着照下来，不后悔，尤其是几年后回头看的时候。

避免那种"书到用时方恨少"的遗憾，总是发现"少一张照片"或"少几张照片"。

闪光灯使用不一

1. 常见表现

术前照片用了闪光灯，术后照片没用闪光灯，或者相反。造成前后照片表现力不一，高光和暗影不一致，没办法观察、测量MRD等。

2. 问题原因

对前后照相一致性认识不足，对闪光灯的表现力了解不足。

3. 改进对策

灯光的使用要术前、术后一致！

对于一些需要着重表现的高光和阴影，建议用室内统一布光，进行拍摄。

对于眼睛的角膜映光点，建议正位时，使用照相机的机顶闪光拍摄平视动作。

灯箱的使用：不能形成良好的角膜映光点；柔光罩要去除或改进，防止其对患者进行人为美颜；医美照相要注意灯箱布光的对称性，而不是人像摄影的刻意营造光影来刻画人物。

前后照片使用的镜头焦段不一

■ 1. 常见表现

前后照片的透视出现差异，包括大小、形态和四周畸变程度。

■ 2. 问题原因

使用了不同焦段的镜头，尤其是35mm甚至以下的焦段和100mm焦距的镜头，拍摄同样大小的画面，会出现头面部透视上的差异和形变不同。

■ 3. 改进对策

首先要认识到焦段不同会造成相应的差异。

无论是单位还是个人，眼整形美容拍照时选用适宜的焦距，保持和患者之间比较稳定的距离，成为统一的要求。同一家机构，要做到一致的操作。

以上一~十八条内容，针对眼整形美容照相中最容易出现的一些问题，进行了描述和分析，并给出了解决办法，基本上能满足眼整形临床上的大部分需求。当然，深入挖掘下去，还有很多不良问题和技术细节需要改进，这些可以在大量的照相实践中不断摸索、升级，在注意到各种不良现象时予以改正。遵循本书介绍的良好照相方法和模板后，同一机构或团队，要根据自己的条件形成一套规范的、一致的操作流程和技术标准，从而稳定获取良好的照片，为临床工作做好服务。随着眼整形美容学科的发展，照相的内容、形式和方法也会不断地升级改进，作为"前进"中的机构和个人要做到与时俱进，不停地提高自己的影像采集能力和影像分析能力。

第十一章

简明问答

眼整形美容照相 33 问

张诚　侯俊杰　陈军　沈正洲　王乾　刘宝　马希达　秦涛

▶ 关于照相的用途、意义的问答

▶ 关于照相设备、设施的问答

▶ 关于照相技术的问答

▶ 关于一些岗位人员参与照相的问答

在成书的过程中，笔者不断接到一些医生朋友的咨询：有的人在眼整形美容照相上存有不少困惑，不知道怎么才能拍得更好；有的人把眼整形美容照相看得太简单了，认为快门一按，就OK了；有的人把眼整形美容照相看得太复杂了，不知道如何下手；有的人拍出来的照片效果不好，打击了自信心，对后续开展工作没有了心气。

本书的各种阐述，都是围绕眼整形美容照相临床上存在的诸多疑问展开的，主要解决以下几个问题：眼整形美容为什么要照相？不照行不行？照什么？怎么照？照片如何用？全书围绕照相和照片两个方面共5个"问号"全面展开。通过繁杂的叙述、解释、强化、劝导，明确了"照相"的事情，也说清楚了"照片"的事情，最终简化成一个可执行的"照相体系"和一个好的照片"分析方法"。

下面对眼整形美容照相临床中常见的一些问题进行简要解答，分照相的用途和意义、设备和设施、技术、一些岗位人员参与等几个板块进行阐述。

一　关于照相的用途和意义的问答

1. 做眼整形为什么要照相？做好手术不就行了吗？

整形美容工作，面对的是以形态学为主的内容，用语言无法准确、形象地去描述、记录。目前，照相是最好的记录方式。

手术固然是眼整形美容的重要环节，但是，实际上它只是一个操作、实现的步骤。对初级阶段的个人和机构，可能认为这是最重要的。随着眼整形美容工作的深入开展，这种认识就越来越不全面了。

术前的信息采集、记录和评估，才是最核心的临床工作。

眼整形美容照相，作为专科检查的重要手段，直接带来诊断的准确性，关乎方案的科学性。影像资料的采集和分析是推动临床技术进步的巨大力量。

2. 做眼整形，不拍照行吗？

这个问题似乎不用回答，可以说没有一家整形美容机构敢于不拍照！

我们反复强调要拍照，只不过是希望提高拍照认识，提高拍照技巧，尤其是提出诊室拍照，提出"诊断性照相"的理念，是想让眼整形拍照做得更好而已。

3. 患者不让拍怎么办？患者（客人）会同意拍照吗？

这是一个伪命题，是存在"我方"的臆想。

为什么患者有时不愿意拍照？是因为有些机构的拍照流于形式，是利己的，不是利他的。假如照相只是为了用于纠纷处理，甚至有时对患者是不利的，患者肯定不会配合照相。再加上存在"肖像权"疑虑，导致患者更加不愿意配合拍照。

要改变这种状况，首先，"我方"要有正确认识，拍照是诊断性活动，是为整个诊疗工作服务的。就像胃镜、MRI、CT一样，是重要的检查手段，是为了准确诊断，是为了给患者做得更好。

其次，在照片的使用上，医生、患者共同参与，对照片进行分析和设计，让患者看到问题所在，看到模拟结果，切实感受到照片的用处，自然就愿意参与照相了。

最后，让患者知晓照片不会公开使用，不涉及肖像权。肖像权需要得到患者的授权，侵犯肖像权会违反相关的法律法规。这也就打消了患者关于肖像权的疑虑了。

4. 有些机构经营者和医生认为照相太浪费时间了，怎么办？——照相耽误时间吗？

我们做过统计，一般完成正位6张照相（上中下闭挤笑）大概需要10秒。即便拍照双方都不熟练，也就花费几十秒的时间。

通过拍摄眼部各个方位、各个动作的照片，实际上是一个反复观察、推敲的过程。远不是有些医生，让患者"睁一眼、闭一眼、摸一下"所能比拟的。

拍照加上和患者共同分析照片、制订方案，整个过程，并不比传统的非照相看诊多用时间，反倒会因为照相看诊更专业、更细致，更能赢得患者的信赖。

5. 房租昂贵，寸土寸金，照相室会占用一定的房屋面积，增加成本怎么办？

照相室在房租的面积成本上，是不得不考虑的问题，尤其是一些小型诊所，更是"寸土寸金"，在满足一些卫生行政部门和消防部门的要求后，可用面积经常是捉襟见肘。

我们"体检性、诊察性照相"的理念，恰恰可以很好地解决这个问题。把照相室和诊室结合，把诊室建设成多功能的诊察和智能化影像分析中心，既省了专门设置照相室，又能适应诊断的需要，提高了诊所的智能化和专业度。

当然，对于较大的机构，建议设置完善的照相室和影像部门，组织相应的专业人员，以便更好地完成照片、视频等拍摄处理工作。

■ 6. 采用书中费尽心力介绍的眼整形美容照相方法，拍出来的照片有什么用处？

大概有以下几种用途：

现场咨询师，按方法采集患者照片，用于现场分析模拟，有利于推荐方案、建立信任，也便于各环节的交流。

网络咨询，按照拍照方法，收集患者照片，有利于针对性分析和进一步指引患者。

诊室照相，用于患者的诊断分析、互动、制订方案等，可以说是眼整形美容照相的核心用途。

专业人员，用于案例分析、总结、提升，写文章、演讲、网络交流等。

问题患者的照片分析和前后对比。

优秀案例的全方位展示和总结。

专业度、严谨度提升后，带来相应的社会效益和经济效益。

■ 7. 眼整形美容照相怎么管理？

有条件的机构设立照相部门、设置场地、配备器材。专人从事、专人管理，负责照相室及各个部门、各环节的照相、衔接、整理、保存等事宜，并协调各部门共同推进照相。

从诊断、病历完善、技术促进、纠纷处理、运营营销等各个方面完善照相工作。

完善各项工作制度。

做好照片使用的权限管理。

做好患者的信息保护。

做好患者肖像权的保护。

相关从业人员签署相应的保密协议。

■ 8. 一定要在照相室照相吗？

通常，各个场所都能照相，包括照相室、诊室、手术室、换药室等，甚至在走廊里随便找个墙壁作背景就能照相。

眼整形美容照相重点强调诊断性拍照，诊室照相和诊室照片分析才是重点，有条件的机构可以把照相室的工作前置，帮助诊室提前完成拍照。

在当前阶段，大多数机构照相室照相还只是程序性拍照，以后要弱化老的程序性照相，建立新的照相程序。

9."没有条件照相"怎么办?

眼整形美容照相不需要特殊的条件,只要拿起相机(包括手机),多拍几个方位,多拍几个动作,就很好了。

不需要使用所谓的专业设施,也不需要掌握看似高不可攀的专业技术,更不需要了解多少专业的照相理论。

拿起相机,拍就是了。有无背景布都无所谓。在拍照的过程中再不断总结、提高。

二 关于照相的设备和设施的问答

1. 眼整形美容照相的设备重要吗?

设备不重要。

今天的手机拍照功能已经远胜多年前的中高档消费类数码相机了。现在的数码单反相机,性能更是足够临床使用。所以设备不是最需要考虑的内容。

最重要的是掌握眼整形美容照相的体系和方法,学会分析和利用照片。

当然,随着自己拍照经验的增加,对拍照中暴露的问题会深入研究,逐渐改进成为发烧友,提升设备和设施,也是好事情。

2. 选用什么照相机?

照相机有很多分类方法,根据成像介质的不同,可以分为胶片相机、数码相机、宝丽来相机(一次性特殊相纸成像),目前主要选用数码相机。手机照相功能属于数码相机功能。

按画幅尺寸,通常可分为35mm相机、110mm照相机、120mm照相机、中画幅相机、全画幅相机、APS相机等。目前数码单反相机主要分为全画幅相机和中画幅相机两类。

根据取景方式可以分为平视取景照相机和单镜头反光照相机(单反)。

常用的数码相机可粗略分为单反相机、消费类相机和微单相机。

照相室或诊室照相,建议选用全画幅单反,比如佳能的5D系列和尼康的D810、D850等。女生可能会觉得这些相机相对笨重,也可以选用微单相机。经常外出使用者,也建议使用便于携带的微单相机。

手术室、换药室这些地方照相,可以购买相对便宜的半画幅单反或微单相机。

3. 眼整形美容照相选用什么镜头?

半画幅相机可以购买套机,比如18 ~ 55mm镜头或18 ~ 105mm镜头(尼康)、18 ~ 135mm镜头(佳能),也可以另外配置定焦镜头或更好的变焦镜头。

全画幅单反，建议使用定焦镜头＋变焦镜头。笔者最近几年使用的照相机和镜头是尼康D800+105mm（f/2.8）和24～70mm（f/2.8）。

■ 4. 背景布用什么颜色好？

笔者比较喜欢蓝色背景，画面干净、亮丽。有时也可用黑色、深灰色背景。

也有的机构和个人喜欢用深灰或黑色背景，甚至用黑布包头，以凸显面部。在眼整形照相中，没有发现这种做法的优势。

在整形美容的早期发展阶段，有些人会用手术的布巾单贴在墙壁上或柜子上作为背景，也有的直接就以干净的墙壁或柜子为背景，甚至有些没有背景，直接随手拍，造成背景杂乱。当前医美行业已经得到了充分的发展，在照相这个重要的环节，尽量不要将就，一定要尽可能提供更好的照相条件。

■ 5. 要不要用闪光灯？什么时候用？

通常需要闪光灯来补光或营造光的氛围。

在眼整形照相中角膜映光点有着比较重要的标记意义，涉及MRD1、MRD2的测量，对于观察睑缘的位置有着重要作用。所以，笔者推荐使用机顶闪光灯。

因为闪光灯的瞬间辉耀，有强光刺激，要避免正对婴幼儿使用。

■ 6. 要用补光灯吗？

灯箱补光是一个重要的方面，尤其是在影楼场所会常规使用。

但是有一个问题要注意，柔光罩的使用会美化照片，相当于美颜拍照，这是影楼照相所需要的，却是眼整形美容照相要避免的。使用补光灯时建议去除柔光罩。

当前条件下，建议把房间的基础光照强度设置好，光照的方向、分布也做好相应的设置，在拍照时，再使用机顶闪光灯，一方面补光，一方面营造角膜映光点。

■ 7. 要用三脚架吗？

用三脚架可以增加相机稳定性，提高照相质量，避免和克服手持操作带来的晃动、移动和抖动。有条件时，尽量使用三脚架。

照相室拍照、拍视频时，建议常规使用三脚架，增加稳定性。

诊室拍照可能面临时间较为紧张、诊室条件限制等原因，可以手持照相为主。

■ 8. 用手机拍照可以吗？

手机拍照当然可以的。

本书主要是教给读者眼整形美容照相的方法体系和评估照片的方法，拍照工具只是实现拍照目的的一个手段。

只要按照拍照的模板体系能够在良好的光照条件下采集到好的照片，用什么拍照工具都行，包括平板电脑。

在有条件的情况下，建议使用单反相机和相应镜头进行拍照，采集高质量的照片。

 # 关于照相技术的问答

■ 1. 我担心自己拍不好，不敢拍照怎么办？

建议：①从现在就拍，毫不犹豫！②多拍！不停地拍！

拍完照片要整理、分析，在此过程中就会逐渐发现自己的不足了，就会想着去改进、完善了。

刚开始不要着急，从拍开始。

多和患者、同行交流，也是一个好办法。

■ 2. 我总是担心丢三落四拍不全，怎么办？

有些人担心拍照时，拍了这张忘了那张。

不怕，有照片就比没有照片强，每多拍一张就是进步。

解决办法：记住本书的拍照口诀，形成习惯，形成肌肉记忆；多拍照，多回看；查漏补缺，总结经验，下次改进。

关键词：多拍！一直拍！

■ 3. 我也知道做好眼整形美容照相很重要，但是，坚持不下去怎么办？

不要给不拍照找借口！

比如说太忙、太累、领导不支持等。每一个松懈似乎都有借口。

说明自己没有用到、用好照片：诊室诊察时没用到照片；手术室手术时没用到照片；复盘时没有分析照片；在总结相关工作内容时也没有用到照片等。这是相关人员对自己的要求降低了。

改变这种状况的最好办法就是学会用好照片，让照片成为医疗工作中的重要的、不可或缺的事项。

发现没照片可用时，就是自己要加强拍照时。

■ 4. 眼整形美容照相，我拍什么？

首先从眼整形美容的诊断来理解我们需要关注患者的哪些内容。前面章节已经做了详细阐述，主要包括：眼部情况、面部情况、头颈肩躯干关系、全身情况。眼部情况是关注的焦点，渐次从面部扩展到全身情况。所以，广义的眼整形美容照相，需要涵盖这4个方面，狭义的眼整形美容照相仅指眼部照相，最多扩展到全面部。

一般机构或个人开展眼整形美容照相只需要完成以眼部为中心的取景范围，包含面部、发部和肩部的照片，拍摄正位、左前斜45°位、左侧位、右前斜45°位、右侧位共5个方位，每个方位拍摄指令动作（如上中下闭挤笑）。必要时加拍仰头位、低头位照片，或者加拍特殊表现点照片和检查、模拟照片。

随着对眼整形美容理解的深入，以及对患者情况探求的深入，自己就会衍生出更多的照片拍摄角度和内容。

■ 5. 感觉眼整形美容照相太复杂了，自己干不来，怎么办？

眼整形美容照相不复杂，只要是从事眼整形美容工作的人员都能很好理解。

假如真的担心不能完善进行拍照，就采取记忆和模仿的方式，先做下来，再消化改进。

可以从书中介绍的眼整形美容照相模板中选取最简单的模板开始，不要一开始就尝试按照大模板进行全面的眼整形美容照相。

■ 6. 书中介绍了重睑、内眦赘皮、眼袋等的照相，几乎各有拍照方法，我怎么拍照？得拍多少照片啊？

最简单的方法是采用5630照相法（中模板），以不变应万变，几乎能完成眼部所有项目的拍摄内容。已经很全面了。

如果还是觉得麻烦，可以先采用小模板，以后逐渐升级。

除非有特殊的症状体征、特殊的要求、特殊的检查等，需要加强拍照。

如果机构或医生在眼整形美容领域有更深入的探求，可以加拍各种照片。

关于一些岗位人员参与照相的问答

■ 1. 我是现场咨询师，眼整形照相对我有什么用吗？

眼整形照相对于现场咨询师不但有意义，而且推荐现场咨询师尽早采用我们推荐的方法，提高工作成效，提升专业度，更好地为客患服务。

本书有现成的咨询师模板可以套用，简单、方便、快捷。

■ 2. 眼整形美容照相，现场咨询师怎么做？

首先要明白，现场咨询师和客人交流不是以精准的医学诊断为主。咨询师主要的工作是记录患者的需求，帮助患者发现不足，提供解决问题的可能方向（注意，用"方向"，而不是"方案"）。为了更好地完成这个工作，并且能够标准化、程序化、链条化、可重复地衔接相关环节，建议采取以下工作方法：

①手机拍照，杜绝美颜；②通过微信或其他途径传入便于分享的较大屏幕电脑，最好是触摸屏；③可以放大、缩小、分部观察患者的眼睛和面部，和患者一起观察，共同发现、印证一些不足点；④采用一些简单的美图软件，进行不足点标记，修改，有条件的可以更加完善地处理图片，给患者更好的感官效果；⑤图片复制、粘贴到咨询文档中，保存；⑥输出，可以给患者微信发送咨询记录，也可以打印备用。

也可以简化为平板电脑拍照、处理流程。

这样做的好处：①提高科技感，推进无纸化办公；②适应现代科技发展，利于文件保存、使用、传输等；③提升本岗位和机构的专业度。

3. 现场咨询师拍照，拍什么？

有对应的咨询师照相模板可用：正4侧1，共5张照片，包括平闭上下、一侧平视。

正位4张，包括：上看、平视、下看、闭眼。口诀：上中下闭。

侧位1张（左或右）：平视。

注意点：①一般包括发部到肩部；②正位4张采集信息比较全面，必要时可根据情况加强为正位6张，平视、上看、下看、闭眼、挤眼、微笑6张；③咨询过程中也可以先不要一次系统拍完照片，可以拍几张分析，然后，再拍，再分析。

4. 咨询师照相与照相室照相、诊室照相的区别？

咨询师照相只是用于辅助咨询工作，用于提升咨询的档次和专业度。但是不要繁复到超越照相室的系统照相和诊室的诊断性照相，这样就会把咨询工作复杂化了，而且会影响效率，甚至影响后续专业环节的工作。

所以咨询工作中只需要按流程采集相应的照相张数，进行初步分析，给出治疗"方向"即可。

5. 我是手术医生，有时患者都躺到手术床上了，我才第一次见到患者，才知道咨询师给我安排的是什么项目。我怎么去做诊室照相？怎么去做诊断性照相？

这是很现实的情况。尤其是在一些渠道类型的医院，一些咨询师主导的机构也是如此。对于医生来说，好像很无奈。随着医美认知的提高，医疗质量不高造成的退费、赔偿的多发等，这种医生和患者不见面的情况已经越来越少了。

诊视患者、询问病史、检查身体、查看化验报告，这是"医生"必须要做的事情！任何借口或理由都不能推脱自己在出现问题时的责任。

即便患者已经进了手术室，也还是需要按规定迅速完成诊察、评估工作。

可以在手术室悬挂背景布，完成相应的照相诊察、分析。或者参考照相室的照片，采用大屏播放。在照相室拍照的基础上，补充拍照。

6. 手术医生在手术室出不来，经常会在手术室门口看诊，怎么拍照啊？

首先，手术室门口、入口、通道等地方看诊，就是一个很不正规的行为，把一个高大上的工作搞得匆忙、不正式了。很难给患者留下正规、专业的印象，不利于方案的制订，也不利于建立信任，更不利于留住高质量客人。一定要注意避免，争取转入诊室，正式看诊。

即便是在这些场所，也要拍摄最简要的照片（参考小模板），用照片说话。

7. 换药室拍照怎么做？

加强拍照意识。

推荐使用眼整形美容照相的有创期模板。

除了按照要求要拍什么照片，比如重睑术后拍摄上看、平视、下看、闭眼照片，也要敏锐地发现需要拍摄的点，比如渗血纱布湿透、未曾擦拭的分泌物、线结松脱异位、患者自行改变的包扎状况等。

要注意爱护患者，细致做好换药、拆线和交代、衔接事项。

8. 手术室照相主要包括哪些？

手术室拍照主要包括以下几方面：

急诊项目的拍照。

补充术前拍照。

平卧位后一些变化的拍照、记录。

手术设计画线的拍照。

术中发现的拍照。

术中重要步骤的拍照。

手术去除物的拍照。

术后即刻效果的拍照。

手术室场景拍照。

一些耗材的留痕照相等。

9. 手术室拍照要注意哪些问题？

平时多培训护士照相技术，多交流需要拍摄的部位怎么拍摄。

对术中的一些重要发现要及时拍照。

一些重要手术步骤的展示，也需要及时跟进拍摄。

手术室照相，要遵循手术室的各项规章制度。

▪ 10. 什么是原图?

一些工作人员也不一定了解什么是原图,认为"照片就是这个样子,这就是原图"。

防止对原图理解有误,没有发送原大小的图,造成图像模糊,不能放大,细节损失,影响面诊效果。

微信发送图片时,要点"预览""原图",然后再点"发送"。

微信收到图片时,一定要点开,完成照片接收,再保存到"照片"。谨防当时不点开图片,几天后图片过期,再也打不开,无法再接收和保存。

总之,眼整形美容照相只是一种信息记录方法。让自己在术前采集更多信息,制订出合理方案;让自己做过的手术从经不起推敲到经得起推敲;避免了拍胸脯,说自己专业做了多少年都没问题;或者只能拿出几个个例,而且照片方位和动作很少,很难说明自己的手术效果很好。当然,照相更大的用处在于数字化、测量化、智能化,把一个靠经验的手工活规范化、制度化、程序化,避免"盐少许、糖少许"的状态。变估测为真正的可测,使得眼整形美容学科能登上更高台阶。

假如你不想知道为什么要这样拍,那么只需要拿起照相机,按照书上给出的模板拍照就可以了。

假如你不想用照相机拍照,那么用手机也可以。只是不要忘了书上给出的那些模板,给出了要拍摄的方位和眼部动作。

假如你自己不想深入思考,那就死记硬背:重睑拍哪几张,眼袋拍哪几张,内眦赘皮拍哪几张,外眦拍哪几张,眉部拍哪几张等。

假如你实在怕麻烦,那么就记住并使用最简化的眼部拍照方法。

随着眼整形美容照相工作的深入开展,你就会不知不觉地想拍很多照片,甚至会出现拍得再多也会觉得漏了什么,总想拍得更多,从此就顺利开启了良好的眼整形美容模式了。

参考文献

[1] 孙爱英, 李健开. 浅谈医学手术摄影的拍摄技法[J]. 青海医药杂志, 1994, (2): 57-58.

[2] 张淑香, 王燕楷, 王长利, 等. 眨眼反射对评估Bell麻痹预后的作用[J]. 中华眼耳鼻喉科杂志, 1994, 29(6): 155-157.

[3] 朱惠敏, 屠晓勤, 徐乃江. 腱膜性上睑下垂及手术治疗[J]. 中国实用眼科杂志，1999, 17: 117-118.

[4] 耿波. 整形外科摄影标准的建立及实践[J]. 中国医学教育技术, 2001, 15(1): 61-62.

[5] 李伟, 李明山, 郭光照. 皮肤颜色的定量测量[J]. 中华整形外科杂志, 2002, 18(2): 111-112.

[6] 孔繁祜. 为提高整形外科照片质量而努力[J]. 中华医学美学美容杂志, 2003, 9(1): 54-57.

[7] 文小泉, 马晓光, 张晨，等. 应用数码相机手机整形外科资料[J]. 实用美容整形外科杂志，2003, 14(6): 292.

[8] 周翔. 医学摄影在医疗事故举证责任倒置实践中的应用[J]. 医学信息, 2003, 16(10): 572-573.

[9] 钟靖明, 王承珠, 董季红, 等. 充分利用网络信息提高医院管理效能[J]. 西南军医, 2004, 6(2): 59-61.

[10] 叶国花. 关于医学摄影用光的几点体会[J]. 整形再造外科杂志, 2004, 1(3): 192.

[11] 李战强, 方彰林, 汪立川, 等. 美容外科医疗文件的规范化之三——照相[J]. 中华医学美学美容杂志, 2004, 10(4): 256-246.

[12] 柯新华, 欧东, 耿波, 等. 医学摄影图片的网络化管理[J]. 中国医学教育技术, 2004, 18(6): 391-392.

[13] 冯自豪, 亓发芝. 整形外科摄影规范[J]. 组织工程与重建外科杂志, 2006, 2(1): 50-52.

[14] 强京红. 整形美容外科摄影技巧[J]. 中国美容医学, 2006, 15(3): 332.

[15] 蔡希瑶. 谈如何拍摄整形美容外科照片[J]. 中国医学教育技术, 2008, 22(4): 377-378.

[16] 张世彤, 王广琦. 医学图表的数字翻拍摄影探讨[J]. 信息记录材料, 2008, 9(6): 61-64.

[17] 姜露嘉. 关于医学摄影的性质与价值属性的思考[J]. 信息记录材料, 2009, 10(2): 62-64.

[18] 杜楚源, 何建权. 依托数字化医院建设提高医院管理效能[J]. 卫生软科学, 2009, 23(2): 141-142.

[19] 徐东强, 洪玲, 肖艳霞. 特发性上睑下垂的观察[J]. 国际眼科杂志, 2009, 9(9): 1831-1832.

[20] 梁冰. 浅谈医学摄影及发展趋势[J]. 内蒙古医学杂志, 2010, 11(4): 31-34.

[21] 马立敏, 齐向东, 李勤, 等. 不同照相参数对整形外科数码摄片的影响[J]. 中国美容整形外科杂志, 2010, 21(5): 318-320.

[22] 王亚平, 张凌. 加强医学摄影研究内容系统化的思考[J]. 信息记录材料, 2010, 11(6): 61-64.

[23] 林剑秋. 试论医学摄影构图美的视觉元素以及艺术性[J]. 医学信息, 2011, 24(4): 2216-2217.

[24] 杨梦礼. 由多媒体演示文稿的广泛使用看医学摄影专业人员的生存和发展[J]. 信息记录材料, 2012, 13(3): 53-57.

[25] 肖丽, 武群英, 杨俭伟, 等. 眼睑退缩病因流行病学分析[J]. 国际眼科杂志, 2012. 12(3): 587.

[26] 李庆江, 许靖. 数码摄影在儿童医学摄影中的应用[J]. 信息记录材料, 2013, 14(6): 61-64.

[27] 姜维, 朱伶娟, 麻华伟, 等. 智能手机照相功能在裂隙灯图像采集中的应用[J]. 中国中医眼科杂志, 2014, 24(2). 129-131.

[28] 高鑫, 杨开富, 颜红梅, 等. 自发性眨眼对瞳孔反应和注视位置的影响[J]. 中国生物医学工程学报, 2015, 34(3): 290-296.

[29] 晁文娜, 刘毅, 刘萍. 整形美容外科摄影要求与照片管理[J]. 中国美容整形外科杂志, 2015, 26(7): 410-411.

[30] 陈刚. 高清摄像机在医学摄影中的应用[J]. 信息记录材料, 2016, 17(2): 64-65.

[31] 陈程, 邱宸阳, 李琦, 等. 北京协和医学院医学生摄影认知程度横断面调查[J]. 基础医学与临床, 2016, 36(6): 872-874.

[32] 何晓健, 王岳虹, 王雅娜, 等. 智能手机及无线网络平台进行眼科医学图像远程调阅的研究[J]. 中国眼耳鼻喉科杂志, 2016. 16(6): 391-394.

[33] 张诚, 韩雪峰, 田怡, 等. 正位6位照相法在眼部整形美容手术中的临床意义[J]. 中华医学美学杂志, 2017, 23(5): 296-300.

[34] 《上睑下垂诊治专家共识》制定专家组. 上睑下垂诊治专家共识[J]. 中华医学杂志, 2017, 97(6): 406-411.

[35] 林晓曦, 陈天瑀. 人工智能在整形美容外科的应用[J]. 中华整形外科杂志, 2018, 34(2): 157-160.

[36] 齐向东, 祁佐良. 数字医学技术在整形外科中的应用[J]. 中华整形外科杂志, 2018, 34(6): 407-411.

[37] 彭博, 于玲玲, 苗苗, 等. 我国医院排行榜现状及对医院学科建设的启示[J]. 中华医学科研管理杂志, 2019, 32(2): 119-122.

[38] 中华整形外科杂志编辑部. 《中华整形外科杂志》稿约[J]. 中华整形外科杂志, 2019, 35(7): 719-720.

[39] 中华眼科杂志编辑部. 《中华眼科杂志》稿约[J]. 中华眼科杂志, 2019, 55(7): 557-560.

[40] 侯俊杰, 张诚, 韩雪峰, 等. 诊察性三段式照相法在重睑术后修复中的应用: 一种全新的理念与方法[J]. 组织工程与重建外科杂志, 2020, 16(1): 54-57.

[41] 汪淼刘元波. 标准化摄影在整形外科中的应用[J]. 中国美容医学, 2020, 29(3): 170-173.

[42] 中国医学科学院新闻中心. 2019年度中国医院科技含量值发布[J]. 中华医学信息导报, 2020, 27(3).

[43] 侯俊杰, 张诚, 刘畅, 等. 直视下腱膜前脂肪内自体脂肪锐针注射填充矫正上睑凹陷[J]. 中国美容整形外科杂志, 2021, 32(2): 77-83.

[44] 0 ROOS, STAFFAN CEDERBLOM. A standardized system for patient documentation[J]. Journal of Audiovisual Media in Medicine , 1991, 14: 135-138.

[45] MEYER D R, WOBIG J L. Detection of contralateral eyelid retraction associated with blepharoptosis[J]. Ophthalmology, 1992, 99: 366-375.

[46] KRATKY V, HARVEY J T. Test for contralateral pseudoretraction in blepharoptosis[J]. Ophthal Plast Reconstr Surg, 1992, 8: 22-25.

[47] LYON D B, GONNERING R S, Dortzbach RK, et al. Unilateral ptosis and eye dominance[J]. Ophthal Plast Reconstr Surg , 1993, 9: 237-240.

[48] GIULIO GHERARDINI, ALAN MATARASSO, ALAN S SERURE, et al. Standardization in Photography for Body Contour Surgery and Suction-Assisted Lipectomy[J]. Plast Reconstr Surg , 1997, 100(1): 227-237.

[49] DANIEL G BECKEU, M EUGENE TARDY. Standardized Photography in Facial Plastic Surgery: Pearls and Pitfalls [J]. Facial Plastic Surgery, 1997, 15(2): 93-99.

[50] BARRY E DIBERNARDO, R LOUIS ADAMS, JOHN KRAUSE, et al. Photographic Standards in Plastic Surgery[J]. Plast Reconstr Surg , 1998, 102(2): 559-568.

[51] BECKER D G, TARDY M E Jr. Standardized photography in facial plastic surgery: pearls and pitfalls [J]. Facial Plast Surg , 1999, 15(2): 93-99.

[52] FEREYDOUN D P, WOLFF D R, PARSA N N, et al. Upper eyelidptosisrepairafter cataract extraction and the importance of Hering' s test[J]. Plast Reconstr Surg , 2001, 108: 1527-1536.

[53] REHA YAVUZER, STEFANI SMIRNES, IAN T JACKSON. Guidelines for Standard Photography in Plastic Surgery[J]. Ann Plast Surg , 2001, 46(3): 293-300.

[54] STEPHEN YOUNG. Maintaining standard scales of reproduction in patient photography using digital cameras[J]. Journal of Audiovisual Media in Medicine , 2001, 24(4): 162-165.

[55] DORON D SOMMER, MARTYN MENDELSOHN. Pitfalls of Nonstandardized Photography in Facial Plastic Surgery Patients[J]. Plast Reconstr Surg , 2004 , 114(1): 10-14.

[56] T KüHNEL, S WOLF. Mirror system for photodocumentation in plastic and aesthetic surgery[J]. British Journal of Plastic Surgery , 2005, 58: 830−832.

[57] NAHAI F. The Art of Aesthetic Surgery: Principles and Techniques [J]. St Louis, MO: Quality Medical Publishing , 2005, 1: 688.

[58] KüHNEL T, WOLF S. Mirror system for photodocumentation in plastic and aesthetic surgery[J]. Br J Plast Surg , 2005, 58(6): 830−832.

[59] JENIFER LEE HENDERSON, WAYNE F LARRABEE, BRANDAN D KRIEGER. Photographic Standards for Facial Plastic Surgery[J]. Arch Facial Plast Surg , 2005, 7: 331−333.

[60] HENDERSON JL, LARRABEE W F Jr, KRIEGER B D. Photographic standards for facial plastic surgery[J]. Arch Facial Plast Surg , 2005, 7(5): 331−333.

[61] WENDY L PARKER, MARCIN CZERWINSKI, HANI SINNO, et al. Objective Interpretation of Surgical Outcomes: Is There a Need for Standardizing Digital Images in the Plastic Surgery Literature? [J].Plast Reconstr Surg , 2007, 120(5): 1419−1423.

[62] PAOLO PERSICHETTI, PIERFRANCO SIMONE, MARIKA LANGELLA, et al. Digital Photography in Plastic Surgery: How to Achieve Reasonable Standardization Outside a Photographic Studio[J]. Aesth Plast Surg , 2007, 31(2): 194−200.

[63] MARCIA SPEAR, KEVIN HAGAN. Photography and Plastic Surgery[J]. Plastic Surgical Nursing , 2008, 28(2), 66−68; quiz 69−70.

[64] KEVIN F HAGAN. Clinical Photography for the Plastic Surgery Practice−The Basics[J]. Plastic Surgical Nursing , 2008, 28(4): 188−194.

[65] HAGAN K, SPEAR M. Setting up your office for clinical photography[J]. Plast Surg Nurs , 2009, 29(4): 203−209.

[66] ZOUMALAN C I, LISMAN R D. Evaluation and management of unilateral ptosis and avoiding contralateral ptosis[J]. Aesthet Surg , 2009, 30: 320−238.

[67] SWAMY R S, SYKES J M, MOST S P. Principles of photography in rhinoplasty for the digital photographer[J]. Clin PlastSurg , 2010, 37(2): 213−221.

[68] JESSICA J PECK, SCOTT B ROOFE, DANIEL K KAWASAKI. Camera and lens selection for the facial plastic surgeon[J]. Facial Plast Surg Clin North Am , 2010, 18(2): 223−230.

[69] GARCíA−RABASCO A, MARíN−BERTOLíN S, ESTEVE−MARTíNEZ A, et al. Intraoperative photography for dermatologic and plastic surgery[J]. Dermatol Surg , 2011, 37(3): 404−406.

[70] WORLEY M W, GAL O, ANDERSON R L, et al. Eye dominance and Hering's law effect on bilateral blepharoptosis repair[J]. Ophthal Plast Reconstr Surg , 2013, 29: 437-439.

[71] THOMAS V A, RUGELEY P B, LAU F H. Digital photograph security: what plastic surgeons need to know[J]. Plast Reconstr Surg , 2015, 136(5): 1120-1126.

[72] CHEN A D, LAI Y W, LAI H T, et al. The Impact of Hering's Law in Blepharoptosis Literature: Review[J]. Ann Plast Surg , 2016, 76 Suppl 1.

[73] ANTOINE DE RUNZ, DAVID BOCCARA, MARC CHAOUAT, et al. Female plastic surgery patients prefer mirror-reversed photographs of themselves: A prospective study[J]. J Plast Reconstr Aesthet Surg , 2016;69(1): 122-127.

[74] CRAIG R. LEHRMAN, MICHAEL R. LEE, SMITA RAMANADHAM, et al. Digital Imaging in Secondary Rhinoplasty[J]. Plast Reconstr Surg , 2016, 137(6): 950e-953e.

[75] ERIK A. ROBERTS, CHELSEA TROIANO, JEFFREY H. Standardization of Guidelines for Patient Photograph Deidentification[J]. Ann Plast Surg , 2016;76(6): 611-614.

[76] JASON M WEISSLER, CARRIE S STERN, JILLIAN E SCHREIBER, et al. The Evolution of Photography and Three-Dimensional Imaging in Plastic Surgery [J]. Plast Reconstr Surg , 2017, 139(3): 761-769.

[77] RHEE S C. A Simple Method for International Standardization of Photographic Documentation for Aesthetic Plastic Surgery[J]. Aesthetic Plast Surg , 2017, 41(2): 461-465.

[78] WEISSLER J M, STERN C S, SCHREIBER J E, et al. The Evolution of Photography and Three-Dimensional Imaging in Plastic Surgery[J]. Plast Reconstr Surg , 2017, 139(3): 761-769.

[79] ZHANG C, GUO X, HAN X, et al. Six-Position, Frontal View Photography in Blepharoplasty: A Simple Method[J]. Aesthetic Plast Surg , 2018 Feb 26.

[80] GUO X, JIN X. A Simple Method for International Standardization of Photographic Documentation for Aesthetic Plastic Surgery[J]. Aesthetic Plast Surg , 2018, 42(3): 915-916.

[81] CARLO M ORANGES, FLORIAN M THIERINGER, DANIEL F KALBERMATTEN, et al. The Evolution of Photography and Three-Dimensional Imaging in Plastic Surgery[J]. Plast Reconstr Surg , 2018;141(1): 196e-197e.

[82] JOUMBLAT N R, CHIM J, AGUIRRE SANCHEZ P G, et al. Guidelines for the Standardization of Genital Photography[J]. Aesthet Surg , 2018, 38(10): 1124-1130.

[83] JONATHAN S. LAM, BENJAMIN K. SIMPSON, FRANK H LAU. Health Insurance Portability and Accountability Act Noncompliance in Patient Photograph Management in Plastic Surgery[J]. Ann Plast

Surg , 2019;82(5): 486-492.

[84] SHOGO NAGAMATSU, AYANO SASAKI, TOSHIO UCHIKI, et al. A Simple, Versatile Device for Multiplanar Photography[J]. Plast Reconstr Surg Glob Open , 2020, 8: e2916.

[85] EGGERSTEDT, MICHAEL, SCHUMACHER, et al. The Selfie View: Perioperative Photography in the Digital Age[J]. Aesthetic Plastic Surgery , 2020, 44(3): 1066-1070.

[86] 博得罗, 萨尔维妮. 场记[M]. 刘存孝, 译. 北京: 中国电影出版社, 2004.

[87] 倪逴. 眼的解剖组织学及其临床应用[M]. 上海: 上海医科大学出版社, 1993.

[88] 张书琴. 美容整形临床应用解剖学[M]. 北京: 中国医药科技出版社, 1998.

[89] 李美玉, 王宁利. 眼解剖与临床[M]. 北京: 北京大学医学出版社, 2003.

[90] 张向冰. 新闻摄影快速提高与实战[M]. 北京: 人民日报出版社, 2005.

[91] 马连弟, 刘运符. 透视学原理[M]. 长春: 吉林美术出版社, 2006.

[92] 徐乃江, 朱慧敏, 杨丽, 等. 眼整形美容手术[M], 上海: 上海科技教育出版社, 2007.

[93] 范先群. 眼整形外科学[M]. 北京: 北京科学技术出版社, 2009.

[94] 刘家琦, 实用眼科学[M]. 北京: 人民卫生出版社, 2010.

[95] 李庆功. 医疗知情同意理论与实践[M]. 李战强, 译. 北京: 人民卫生出版社, 2011.

[96] 詹尼斯. 整形外科临床精要[M]. 北京: 人民军医出版社, 2011.

[97] 黑瞳. 数码单反摄影从新手到高手[M]. 北京: 中国青年出版社, 2013.

[98] 李凤鸣, 谢立信. 中华眼科学[M]. 北京: 人民卫生出版社, 2014.

[99] 丁文龙, 王海杰. 系统解剖学[M]. 北京: 人民卫生出版社, 2015.

[100] 张绍祥, 张雅芳. 局部解剖学[M]. 北京: 人民卫生出版社, 2015.

[101] 张向冰. 冰影汇: 金陵美术馆画廊向冰摄影系列讲座课件[R]. 2015.

[102] 季国中, 杨莉. 江苏省病历书写规范[M]. 南京: 东南大学出版社, 2015.

[103] 戴菲. 商业人像摄影实战教程[M]. 上海: 上海人民美术出版社, 2016.

[104] 陈勤, 朱晓军. 大学摄影教程[M]. 北京: 人民邮电出版社, 2016.

[105] 乔尔·E. 佩萨. 面部临床解剖外形解剖学: 望浅表标志, 知深面结构[M]. 朱国章, 罗盛康, 译. 北京: 人民卫生出版社, 2016.

[106] 崔海燕. 东方人注射美容医学[M]. 北京: 北京大学医学出版社, 2017.

[107] 邢新, 杨超. 眼睑美容与重建外科[M]. 杭州: 浙江科技出版社, 2018.

[108] 罗伯特·M. 瓦赫特. 数字医疗[M], 郑杰, 译. 北京: 中国人民大学出版社, 2018.

[109] 魏锐利, 程金伟. 甲状腺相关疾病[M]. 北京: 科学出版社. 2018.

[110] 张诚, 韩雪峰, 田怡. 眼睑与眶周整形美容手术图解[M]. 北京: 北京大学医学出版社. 2018.

[111] 中山大学中山眼科中心, 中国人工智能学会智慧医疗专业委员会, 广东省标准化研究院, 广州医学人工智能产学研用协调创新联盟, 眼科标准数据集[M]. 北京: 人民卫生出版社, 2019.

[112] 张诚, 田怡. 我所放弃的重睑修复[M]. 沈阳: 辽宁科学技术出版社, 2019.

[113] 李雪刚. 手机摄影从入门到精通[M]. 北京: 化学工业出版社, 2020.

[114] Jeffrey E. Janis. 美容外科精要[M]. 李丹, 译. 北京: 中国科学技术出版社, 2020.

[115] William Chen. 亚洲人重睑成形术——原理与实践[M]. 李丹, 张诚, 田怡, 译. 北京: 北京大学医学出版社, 2020.

后记

半瓶水的晃荡

读大学的时候，我节衣缩食买了一个二手加修理过的特价海鸥照相机。照相馆的师傅说照完黑白卷和彩卷各100卷之后再去找他学习。那几年我浪费了不少胶卷。

2003—2004年，我在上海交通大学医学院附属第九人民医院（以下简称"九院"）整复外科进修学习，看到每个老师都随身背着照相机。在老师们的鼓励下，我也拿起相机，努力拍摄患者、记录手术。由衷感谢九院老师们的博大胸怀和毫无保留地教学。那时候的照相，真的都是资料性照相，大家都充满了热忱。从那以后我一直保持着这个习惯。

2013年，我进入中国医学科学院整形外科医院国贸门诊部工作，李发成教授主持门诊部工作，他非常注重照相，并进行了大力推进和改革。鉴于我喜欢照相，且一直坚持给患者照相，所以李发成教授就让我多关注、多配合照相室的工作。在这期间，我有意识地进行了关于整形美容照相的更多思考，我在眼整形美容照相上也进行了很多尝试和改进。

2015年，我同韩雪峰教授多次讨论眼整形美容照相的布光、体位、张数等问题，一不留神弄出了一个240张的眼部照相体系。因为体系太大、张数太多，医生自己都记不住怎么拍，患者也不容易接受，自然是很难真正"落地"。我每次提出一个想法或方案，韩雪峰教授总会通过"以子之矛攻子之盾"的方式来帮我推敲。我对眼整形美容技术的思考越多，向眼整形美容照相要的东西就越多，导致我的眼整形美容照相体系越来越庞大、越来越复杂，也越来越顾此失彼。李发成老师也就此批评过我，说我陷得太深，考虑太多、太细，不具有实用性，需要调整思路。在接受李老师指导的过程中，我慢慢领悟了李发成教授大道至简的医学哲学思想，所有的技术都要考虑"落地"。李老师的教导坚定了我继续深入探索眼整形美容照相技术和体系的决心，并时刻注意简化和实用。

第一次进行眼整形美容照相体系推广的尝试，是受邀到艾尔健京沪论坛讲课，会议地点就在距离我们单位一个街区的SK大厦。我当时是配合面部注射（玻尿酸、肉毒素）议题，讲解面部照相。我的讲题是《5631照相法在眼部整形美容中的应用》，基本内容就是对上看、平视、下看、闭眼、挤眼、微笑这6个眼部动作，在正面、左斜、左侧、右斜、右侧5个方位分别进行拍照，得到5×6=30张照片，再加上1张皱眉照片，共31张照片。对这31张照片进行分析，给面部注射的医生提供参考。当天的讲课内容受到同行好评。

受此鼓励，之后我对照相体系再次进行了精简、实用化的思考。这期间艾尔健公司的刘麒麟博士给予我很多优化的建议。经过对大量照片的观察、分析、筛选，去繁求简，最终确定以正位6张照相为突破口，进行眼部照相方法定型。我总结了之前大量的案例，和韩雪峰教授、田怡博士等一起在《中华医学美学杂志》发表了《正位6位照相法在眼部整形美容手术中的临床意义》一文。随后又在整形外科医院靳小雷教授的指导下，发表了一篇关于眼整形照相的英文文章。

在出诊或去外地会诊手术时，除了要携带精细眼整形手术器械，我还要常规携带照相机、摄像机、电脑及硬盘等设备，有时还要把三脚架背上。我从来没有潇洒到只拿一个小包，轻松去、轻松回，但是，我却从来没有觉得累和麻烦。

上海九院的杨军教授经常在各种公开场合对我的案例照片给予好评，非常肯定我的照相工作。

上海第二军医大学的邢新教授也多次鼓励我，对我的照相工作表示肯定。并提到他当年就是背着照相机，用照片点点滴滴记录各种病例，才有了《皮瓣移植实例彩色图谱》（已经出版第3版了）这本书。

近些年，因为参加会议、手术演示、会诊手术、会友等，我到访过国内很多医疗机构，包括各级公立医院烧伤整形美容科室（中心）和各类民营医美机构，粗略数了一下，超过了200家。每到一家医院，我首先会参观照相室，其次才是参观手术室、诊室这些医疗部门。几乎每家照相室我都拍照留影。我每次都苦口婆心地劝人家改善照相条件，增加人员，增加设备。甚至有时候，我跟他们讲，照相室代表着一家医美机构的水平，照相得到重视，这家医院和工作人员的水平一定高，反之，不重视照相的，医疗水平一定不会很好。我对一家医院的场地、流程和工作状态的观察，几乎都是用"照片流"来审视。我曾经想过用"照相指数"来评价医院层次和医疗水平，因为缺少更多的样本，缺乏实际经济效益、医疗水平的考察手段，没能做成。

后来，我对眼整形美容照相的观察思考，从照相的实用技术和规范建立转移到照相的系统建设。目光从照相室转移到了诊室，又从诊室扩展到医院的各个重要场所和部门，对照相的作用、理念、管理和流程进行了全方位的观察和思考。

一些医院邀请我演讲眼整形美容课题，主要想让我讲一些实用、有特色的手术技术，但是，我每次都会强调眼整形美容照相的重要性，不厌其烦地告诉大家怎么去做好眼整形美容照相。受我的影响，有不少医生向我咨询如何购买照相器材，咨询如何良好地使用照相设备等问题。有的医院就非常重视，在照相上加大投入，甚至把诊室都加上了影棚。受我影响，西安一家医院，有几个医生同时购买了照相机、摄像机和三脚架，不仅照相，还坚持手术录像。后来，这几个医生成长非常迅速，在全国会议上介绍手术经验时，手术演示的照片和视频都非常规范。

在我参与和举办的各种眼整形培训班上，基本上第一讲就是眼整形美容照相，反复强调照相的重要性，给出照相方法，给出照片分析方法，给出照片处理和保存的经验。

在自己的实践中，我已经到了"不照相怎么能看诊？"的地步了。随着眼整形美容照相的深入开展，以及对手术技术的痴迷与改进，我又进入了"不录像，怎么能手术？"的阶段了。当然，手术录像是另一个话题，虽然这也是眼整形美容影像化的一个重要方面。

只要条件尚可，我都会把诊室进行适当改造，使得诊室成为一个可以随时照相、随时进行影像分析的小型影像中心。桌、椅、凳子都经过了一些调整，医生、助理、患者的站位和动线也进行了合理规划。在实际运行中已经取得很好的效果。

我相信，在以后医美机构的建设、运行中，影像系统（照相只是其中一部分）会成为整个机构最重要的"血液循环系统"，照相室（含诊室照相）就像是心脏，诊察性照相理念就像是大脑，其他照相环节是重要节点，智能化办公是这个系统的管路，手术技术和理念是抓手，整个机构体系都可以在这个血液循环系统的基础上运行、提升。在当今世界，要学会用影像系统（照相及摄像等）去延长、拓展自己的心、眼、手，要舍得抛弃过往的一些落后的方法和认识。

经过这些思考和实践，总觉得自己在眼整形照相上有着千言万语要说，有很多经验要讲，有点迫不及待地要去分享。当我真正开始收集、整理文稿的时候，发现以前写的那么多文稿，其中有不少都像"呓语"，都是些知识碎片，没有多少价值。有些的确是深夜醒来摸黑写的，只能证明在某个思考点上落过脚。再重新落笔的时候，才发现自己只有那几句话可说。拿起照相机，我会迷茫，我对照相理论和技术知之甚少；面对一双眼睛的时候，我又眼花缭乱，看不到眼睛的边界和深处；而我，却又总想把照相机和眼睛拉到一起，用照相机去更深刻地走进眼睛。我想表明一个观点的时候，却发现自己文献复习得还远远不够，往往会陷入无知和自以为是中……

但是，我从内心深处还是想把这件事做好，就硬着头皮去写。也许，我的工作对眼整形美容照相这件事能起到一点点的促进作用，对眼整形美容行业的发展能够有些积极的影响。

我希望读者读完这本书以后，能够记住："照相很重要；照相是检查、诊断、分析工具；书中有推荐的照相体系可用；照相可以促进技术、理念提升；不只是照相，还有很多的影像手段可以应用到眼部整形美容中；医院的经营管理者也能从眼整形美容照相中获得'黄金屋'。"记住这些，就足够了。实在不行，那就请记住一句话：每次面诊，不管照相不照相，都要让眼睛这个演员反复做至少6个动作（上中下闭挤笑），并从不同方位去观察！

写这本书，其实就是一个"打架"的过程：和时代"打架"，和对面的劝说对象"打架"，更多的是和自己"打架"。

首先说和时代"打架"。我把眼整形美容照相这个微不足道的小事情，人为提高到一定高度，无疑是和行业现实有着很大的冲突。而且时代在进步，我们今天认为正确的事情，可能今天就不一定正确，都不一定等得到明天。这种"小我"和行业大主流的冲突、"打架"，因为自己太渺小，都没想过胜算。我是在晕头转向中把自认为有意义的工作坚持下来了。

其次是和说服对象"打架"。这里的"打架"对象有3个，一个是患者，一个是医院，一个是"我"之外的整形美容医生。

其一，是和患者的关系。很多人担心最多的是患者的拒绝与不配合，医患之间会在照相上"打架"。而患者恰恰是我最好的拥护者，若干年来一直配合我的照相面诊，我才取得了这些有益的认知。我们之间从未"打过架"，却在相互配合中一路走来，做得越来越好。

其二，是和医院在眼整形美容照相上的"打架"。医院是推广眼整形美容照相的场所，没有场所，在哪里拍照？在我的游说下，有些医院做了相应的改进、调整；但是大部分的医院也就表面听听而已，没有当面反驳或当场表示不屑，就已经很给面子了。在和医院"打架"的过程中，有些人嫌我看诊拍照啰唆，就不再邀请我了（也许是我的手术效果太差）。这让我感觉到推广的困难，也让我更加感觉到推广眼整形美容照相的必要性，我要担负起这个责任。虽然一己之力太有限，也太势单力薄，但是，我是真的想把业已证明非常有用且很好用的眼整形美容照相技术推广出去，分享给大家，一起前进。

其三，是和其他医生在眼整形美容照相上的"打架"。每次外出手术、开会、会友，我最喜欢和同道交流、探讨眼整形美容照相，也会劝说一些医生拿起照相机多拍照、多观察，甚至把相应的照相配置、简单的设备、使用方法和注意事项都打包相送了，但是，有的医生却差点把我"拉黑"。令我欣喜的是，相当多的医生已经认可并坚持使用我的正位6张照相法。也有的医生深入理解了我的眼整形美容照相思想，把照相融入了看诊、手术及术后的各个环节中，他们很快就提高了自己的眼整形美容知识和学术水平，并且在各种演讲中能够有翔实的材料和详细的证据，充分体现了照相的重要性，也坚定了我继续推广照相的决心。

最后，最大的"架"其实是和自己打的。自己和自己"打架"，是一个非常痛苦的过程。上面所说的各种碰壁，都是"小打架"而已，也很容易克服和化解。它们只会促使我更加深入思考和改进眼整形美容照相：怎样做才更合理？怎样做才能给投资方带来可见的效益？怎样才能帮助医生获益？怎样做才能让大家都认识到这项工作的重要性？每一次思考，都会带来改进和提升。

一位多年老友对我在眼整形美容照相上的忠告和规劝，差点成为压垮我的最后一根稻草。经过大脑系统崩溃、全盘否定、关机闭户、重启减负的一个长夜漫漫的、非常痛苦的过程，我又活了过来！感觉自己还是要坚持下去，哪怕是一时不能够被别人理解。因为我是"眼痴"，"人生本是痴，不悟不成佛，不疯不成魔"。也许这就是命，也许是性格使然，改不了了，也就不想着改了。

在眼整形美容临床工作中，虽然我是第一届全国眼整形技术大赛的金刀奖获得者，但是，我更愿意标榜自己是做整形美容照相的，甚至有时想暂时放下手术刀，去帮助别的医生完善照相工作。

经过艰苦的构思、大量阅读、写提纲、写章节、拆分调整章节、推翻重写、攻克重点内容、承前启后、文字标点修改、照片裁剪、绘图、广泛征求建议、回到临床、再回到写作等，反反复复（有些重点内容都要磨出"包浆"了），总算把眼整形美容照相这件事说得我自己基本明白了。本书用略显繁杂的描述把眼整形美容照相的方方面面基本说清楚了，并针对各种场所、工种，给出简单易用的照相模板选择，使得眼整形美容照相成为简单操作。

书稿封笔的那一刻，我在微信朋友圈发了"自此再无照相郎，一任宝刀续轻狂"的感想。是照相不重要了吗？是要放弃照相了吗？不！我会继续照相。只不过照相已经成为我眼整形美容体系的血肉成分，融进了生命里，不需要再专门强调了而已。书稿写完了，对于我来说，就算是过去了，实际上也已经落后于我的新思考了。这本书只是我曾经走过的台阶而已，我还有更高形式的影像工作要做。况且，我是医生，手术刀是我的根本，我得用手术继续优秀下去。

　　我有两只手，一手照相机，一手手术刀。我用心去做眼整形美容手术，照相机长在眼里，手术刀长在心里。

　　实际上我就是半瓶水，甚至是只有那么几滴水，却总想晃荡，总想发出点儿声音。一边晃荡，一边矛盾，一边思考，一边向前。

张诚

2020年10月16日

南京